# 이석증 정복하기

## BENIGN PAROXYSMAL POSITIONAL VERTIGO

대한이과학회 어지럼 연구회
Korean Otological Society Dizziness Study Group
1990KOS

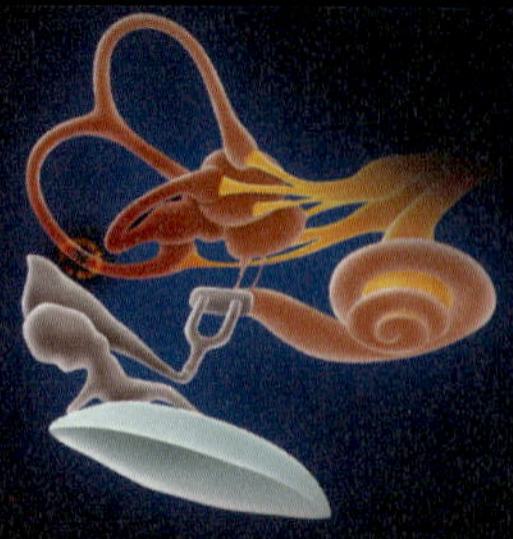

# 발간사

대한이과학회 어지럼 연구회는 2011년 9월 이후부터 연구모임을 가졌던 기존의 ORIC DIZZINESS 분과모임을 발전시켜 승계된 연구 모임입니다. 이 모임을 통해 어지럼증에 대한 연구와 치료를 이·신경학적 관점 뿐 아니라 생리학적 관점에서 연구하며 성장, 발전 하고 있습니다.

우리의 몸은 놀라운 균형과 조화 속에서 작동하는데 그 중에서도 균형 감각은 우리가 세상을 탐험하고 일상적인 활동을 수행할 수 있게 해주는 필수적인 능력입니다. 이 중심에는 이석 즉 우리의 균형과 방향 감각에 영향을 미치는 귀 내부의 작은 결정체들이 있습니다.

저는 그 동안 어지럼 연구회 회원으로서, 어지럼 환자의 진료와 전정계 분야의 연구 활동을 하면서 어지럼을 치료하시거나 관심 있는 분들을 위해 흔한 질환별 소책자의 발간이 필요함을 느껴 왔습니다. 이에, 본 연구회는 어지럼 연구회 회원들과 함께 어지럼증 질환 중 가장 흔한 질환으로 알려진 이석증 환자들의 치료에 도움을 주고자 <이석증 정복하기>라는 책자를 발간하게 되었습니다.

<이석증 정복하기>는 크게 5 chapter로 구성되어 있습니다. 첫 번째는 이석증에 대해 쉽게 이해할 수 있도록 소개하고 두 번째 chapter에서는 진단과 치료, 세 번째는 이석증의 재발 및 예방에 대해 소개하고 있습니다. 네 번째 chapter에서는 근거 중심의 이석증 치료법에 대해 설명하고 마지막 chapter에서는 Q&A로 구성되어 있습니다. 각 chapter에는 내용을 이해하

기 쉽게 그림으로 설명하고 있어 이석증 환자를 진단하고 치료하는 임상 선생님들의 진료에 많은 도움이 되리라 확신합니다.

<이석증 정복하기> 출판를 위해서 귀한 원고를 보내주신 많은 저자분들과 함께 노력해주신 모든 동료분들에게 마음 깊이 감사드리며, 김민범 편찬위원장님을 비롯한 여러 편찬위원분들의 헌신적인 노고에 감사드립니다. 그리고 어려운 여건에도 출간을 맡아 수고해주신 세종의학에게도 감사의 마음을 전합니다.

대한이과학회 어지럼연구회 회장

남 성 일

2024년 4월

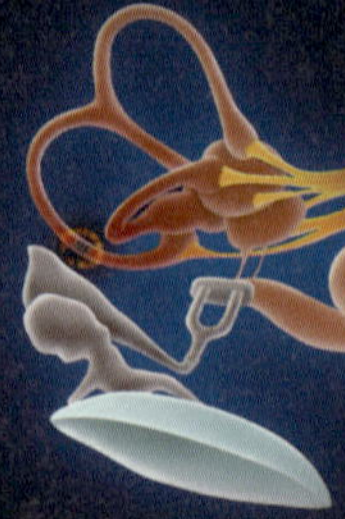

# 추천사

'이석증 정복하기' 책자 발간을 축하하면서

대부분의 어지럼증이 귀와 연관되어 발생하기 때문에 어지럼증의 진단과 치료에 있어서 이비인후과 의사의 역할은 갈수록 커지고 있습니다. 이에 따라 최근 이비인후과 의사들의 어지럼증 연구가 보다 활발해지고 있습니다.

그 중에 이석증은 어지럼을 일으키는 가장 흔한 질환이며, 이석 정복술이라는 비교적 간단한 치료법으로 빠르게 증상을 완화시킬 수 있는 질환이지만, 다양한 비전형적인 양상을 보이는 경우들이 생길 수 있어서 심도 깊은 내용을 문헌에 근거하여 공부하기에 어려움이 있었습니다.

이에 대한이과학회 어지럼증 연구회에서는 "이석증 정복하기"라는 단행본을 발간하게 되었습니다. 주지하는 바와 같이 이석증은 어지럼증의 가장 흔한 원인으로, 2022년 건보공단 통계에 따르면 한 해에 무려 약 46만여 명의 환자가 진료를 받은 것으로 되어있습니다.

이 책에서는 이러한 이석증의 병태생리와 진단 치료 및 예방까지 전 분야의 주제에 대해 망라하여 어지럼증 연구회 소속 교수님들이 심혈을 기울여 원고를 작성하였습니다. 다양한 그림과 함께 각 단원마다 심화학습을 통해 이석증에 대한 이해를 높이고자 하였습니다.

앞으로 이 책자가 이석증에 관해서는 표준이 되는 지식을 전달할 수 있을 것으로 생각합니다.

더불어 대한 이과학회에서는 어지럼증 전문가 과정 등을 운영하여 어지럼증 치료에 이비인후과 의사들이 보다 더 적극적인 역할을 할 수 있도록 노력하겠습니다.

이 책자를 위해 수고해주신 어지럼 연구회 남성일 회장님과 김민범 편찬위원장님의 수고에 다시 한번 감사드립니다.

2024년 3월 대한이과학회 회장 최재영

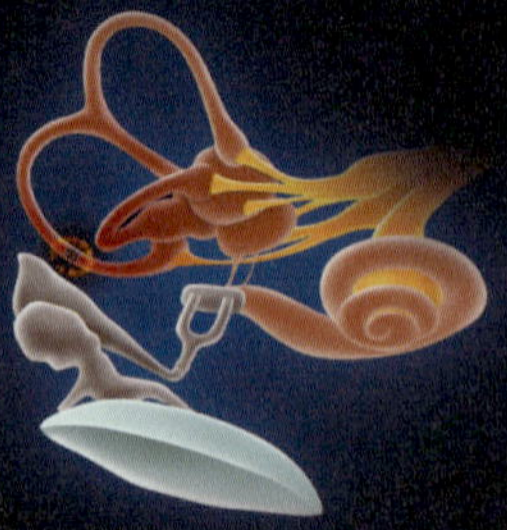

# 집필진


[편찬위원장]

**김민범** 성균관대학교

[편찬위원]

**박상호** 신사호 이비인후과
**변하영** 성균관대학교
**이동한** 건국대학교
**이민영** 단국대학교
**이세아** 순천향대학교
**이정엽** 압구정현대 이비인후과

[집필진]

**구자원** 서울대학교
**김규성** 인하대학교
**김민범** 가톨릭관동대학교
**김민범** 성균관대학교
**김성헌** 연세대학교
**김창희** 건국대학교
**남성일** 계명대학교
**박홍주** 울산대학교
**배성훈** 연세대학교
**변재용** 경희대학교
**서명환** 서울대학교
**심대보** 한양대학교 명지병원
**안성기** 경상대학교
**안용휘** 을지대학교
**이민영** 단국대학교
**이전미** 인제대학교
**이종대** 순천향대학교
**이환호** 고신대학교
**전은주** 가톨릭대학교
**정원호** 성균관대학교
**정재윤** 단국대학교
**채성원** 고려대학교
**최지은** 단국대학교
**한규철** 가천대학교
**홍석민** 경희대학교
**홍성광** 한림대학교


(가나다순)

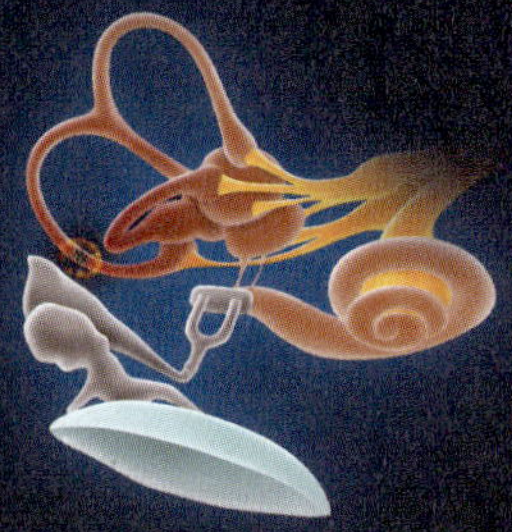

# 차례

이석증 정복하기

# 1

# 이석증이란?

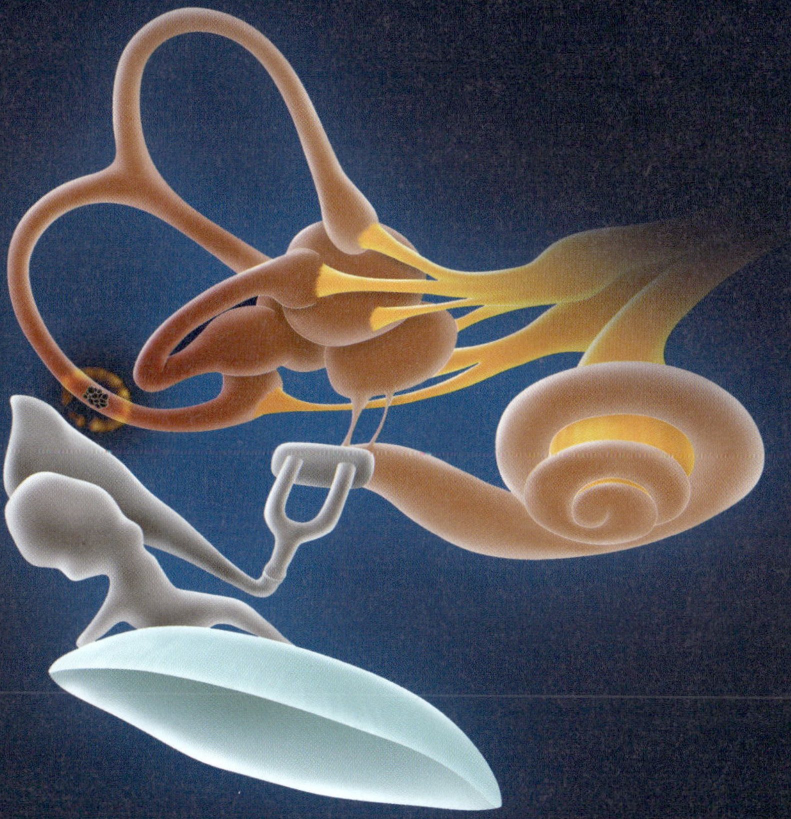

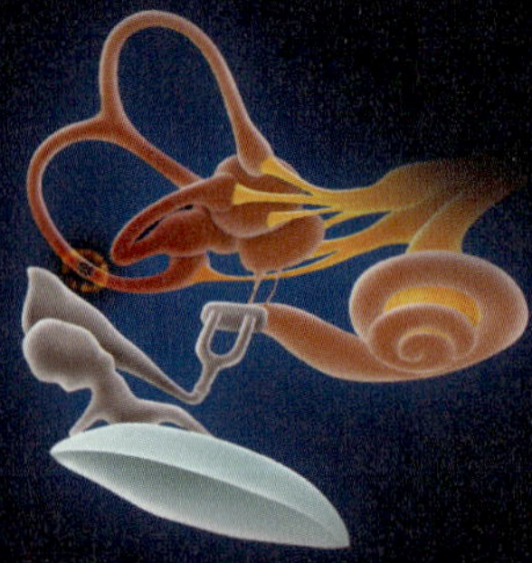

# 1.1

# 정의, 역사와 역학, 원인과 병태생리

가톨릭관동대학교 김민범/계명대학교 남성일

## 1.1 정의, 역사와 역학

### 정의

이석증의 정식명칭은 양성돌발성체위현훈 *Benign Paroxysmal Positional Vertigo (BPPV)* 이다. 이름처럼, 비교적 예후는 양호하나 갑작스럽게 발생하고, 체위 변환에 의해 현훈이 유발되는 것을 주 증상으로 한다. 전정기관, 특히 난형낭에 위치한 이석이 여러 원인에 의해 반고리관으로 이동하게 되고, 이것이 비정상적인 내림프액의 흐름을 유발하여 현훈이 발생하게 된다.

체위 변환에 의해 현훈이 발생하는 것이 특징적이어서, 눕거나 고개를 돌릴 때 증상이 유발된다. 따라서, 체위성 현훈보다는 체위변환성 현훈 *positioning vertigo* 이라는 용어가 더 적합하다는 주장도 있으나, 체위성 현훈이라는 용어가 워낙 오랫동안 통상적으로 사용되어 왔기에 질환명을 바꾸기는 어려운 점이 있다.

### 역사

이석증은 가장 흔한 말초 전정질환이기에 1800년대부터 비슷한 증상의 질환이 보고되었으나, 1920년대 Barany가 두위변환에 인해 발생하는 발작성 어지럼과 안진을 보고하고, 이것이 이석에 의한 것으로 병태생리를 추정하였는데 이것이 현대 BPPV의 시작으로 생각된다. 또한, 1950년대 Dix와 Hallpike가 "benign paroxysmal positional vertigo"라는 용어와 함께 질환의 증상과 징후를 기술하면서, 후속 연구가 더욱 활발해졌다

비교적 오랜 기간 병태생리가 잘 알려져 있었음에도, 최근까지 나라마다 조금씩 다른 진단기준을 사용하고 있었기 때문에 국제적인 표준 진단기준의 필요성이 대두되었다. 이에 전정연구분야의 국제학회인 바라니 학회에서 주도한 질병분류 모임 *International Classification of Vestibular Disorders (ICVD)* 에 의해, 2015년 정리된 진단기준을 발표하였다. 이 진단기준에 따르면, 뒤반고리관 이석증, 가반고리관의 이석증(반고리관내 이석증과 팽대부릉정 이석증)의 진단기준을 기술하였고, 그 이외 최근 대두되고 있는 여러 아형들에 대해 언급하고, 후속연구 필요성을 제시하였다.

### 역학

이석증은 현훈을 일으키는 가장 흔한 질환으로, 외국에서 이루어진 국가연구에 따르면 평생 유병율은 2.4%, 1년 발생율은 0.6% 로 보고하였다. 이 연구에 따르면 연령이 증가할수록 발생율이 증가하며, 여성에서 더 흔하게 발생하는 것으로 알려져 있다. 이 연구에서, 60세 이상에서는 40세 이하 성인 그룹에 비해 7배나 많은 유병율을 보였다. 특히 30대까지는 이석증이 누적 발생율이 서서히 증가하다가, 40대부터 급격히 증가하고, 70세 이후부터는 더 가파르게 증가하여, 80세에 이르면 누적발생율이 10%에 육박하는 것으로 보고하였다.

성별과 관련하여, 2006년 발표된 국내 다기관 연구에서도, 1692명의 환자 중 여성이 67.7%로 더 많았고, 평균연령은 54.8 세였다.

## 1.2 원인과 병태생리

### 원인

이석증은 특별한 원인 없이 발생하는 경우가 가장 많다. 역학연구에서 나이

가 들면서 발생율과 재발율이 높아지기 때문에, 이석기관의 퇴행성 변화와 연관이 있을 것으로 생각된다. 또, 두부 외상으로 인한 물리적인 이석의 탈락도 원인 중 하나일 것으로 생각되는데, 특히 젊은 환자인 경우 외상 관련성이 높을 것으로 생각된다. 최근에는 이석의 주성분인 칼슘의 대사문제가 원인 중 하나일 것으로 생각되는데, 골다공증이 있거나 비타민 D가 부족한 경우 이석증이 발생할 가능성이 높은 것으로 보고되고 있다.

## 병태생리

### (1) 이석기관의 구조

전정기관은 크게 반고리관, 난형낭 및 구형낭으로 나뉜다. 반고리관이 회전자극을 감지하는 것과 달리, 난형낭과 구형낭은 수평 및 수직 움직임을 감지하는 역할을 하며, 정지시에도 중력방향을 구분할 수 있게 한다. 난형낭과 구형낭 내부의 벽에는 황반 *macula* 이라는 구조가 있고, 일정한 방향으로 감각세포인 유모세포가 배열되어 있는데, 이 위에 얇은 젤라틴막이 놓여있다. 막의 바로 위에는 육면체 구조의 이석이 붙어 있어, 선형가속도와 중력에 의한 움직임을 감지할 수 있게 된다(그림 1-1).

### (2) 이석의 성분

이석은 내림프액 내에 존재하는 칼슘 결정인데, 크기는 대략 3~30 um 정도인 것으로 알려져 있다. 40% 정도 되는 단백질 기질을 탄산칼슘이 덮고 있는 형태로 구성된 육면체 결정 구조이다. 이석은 성인의 치아처럼 더 커지거나 재생되지 않고, 일생동안 매우 느리게 조금씩 녹는 것으로 알려져 있는데, 내부의 단백질 기질까지 모두 변성되는 지는 아직 밝혀지지 않았다.

최근 수술 중 뒤반고리관 내 이석을 채취하여 분석한 결과, 반고리관 내로 이탈된 이석이 난형낭에서 관찰되는 이석과 구조가 흡사하였다. 또한, 이석 간 연결섬유와 이석막의 젤라틴성분도 성분도 확인되어, 반고리관 내 이석이 난형낭에서 유래한 것임을 뒷받침하는 강력한 증거로 여겨진다.

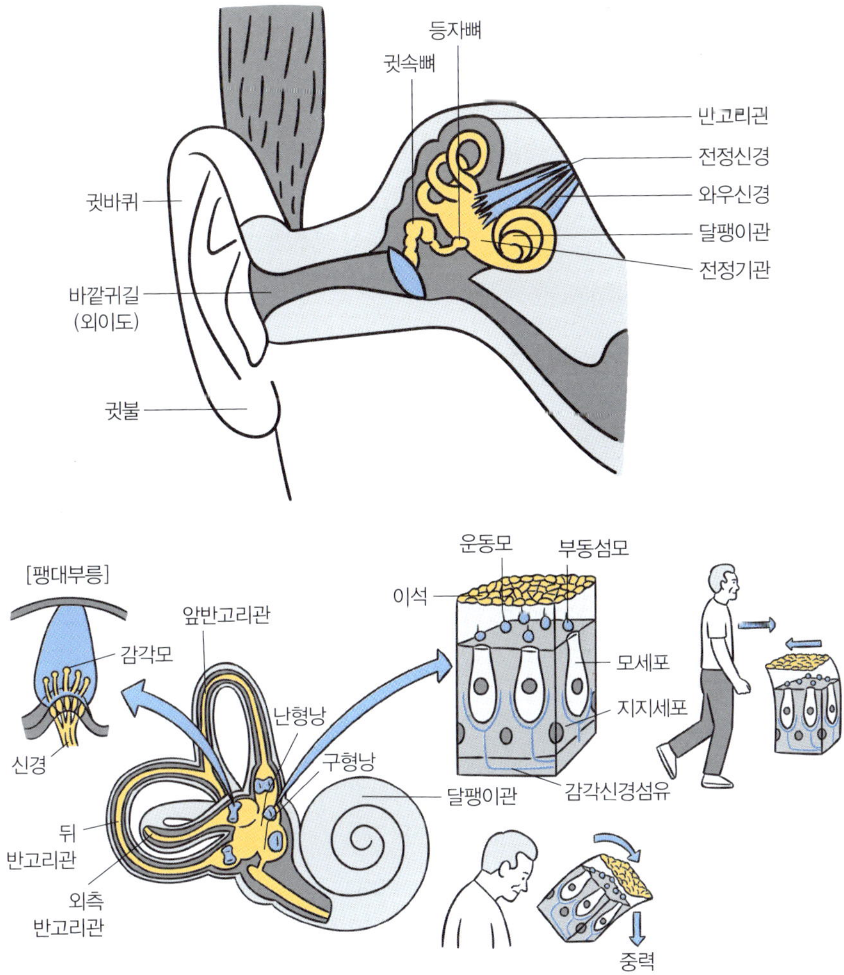


그림 1-1 귀와 이석기관의 구조

### (3) 이식의 이동

이석기관에서 떨어져 나온 이석이 반고리관으로 이동하게 되면, 머리를 뒤로 젖히거나 좌우로 돌릴 때 반고리관 내부의 내림프액 흐름을 유발하게 된다. 이러한 이석은 내림프액보다 무겁기 때문에, 고개의 움직임 이후 내림프액보다 느리게 시간차를 두고 움직이게 되는데, 이러한 이유로 Dix-hallpike 검사 또는 supine roll 검사 시 안진의 잠복기가 발생하게 된다. 잠복기 시간에 대해서는 아직 확실한 기초 연구는 없으나, 임상적으로 대부분 5초에서 20초 이내라고 알려져 있다. 또한, 움직임을 멈추고 일정 시간이 지나면 이석이 가라 앉아 더 이상 이동하지 않고 내림프액의 흐름이 멈추게 되는데, 지속기간이 20초에서 30초 이내인 것으로 알려져 있다. 이러한 이유로 이석정복술에서 각 자세는 30초 정도는 유지하기를 권고한다.

### (4) 이석의 흡수

탈락된 이석이 이석정복술 또는 자연적으로 난형낭으로 재 위치하게 되면, 이석막 위에 빠른 시간내에 단단히 재 고정이 될 수 있다는 동물실험 결과가 있다. 또한, 난형낭 내에 존재한 어둠세포 *dark cell* 가 변성된 이석의 흡수에 큰 역할을 할 것이라는 연구들이 있으나, 아직 모두가 이에 동의하는 것은 아니다.

난형낭으로 되돌아가지 못하고 반고리관 내에 남은 이석의 운명에 대해서는 아직 확실히 알려져 있지 않다. 이석증의 자연경과에 따르면, 치료 없이도 한 달 이내에 대부분이 증상이 소실되는 것으로 보아, 반고리관 내에 남아있는 이석은 서서히 분해되거나 흡수될 것이라는 추측이 있다. 개구리 이석을 이용한 동물실험에서, 내림프액 내 칼슘농도가 낮기 때문에 이석이 빠른 시간 내에 용해되어 분해되었다는 연구가 이를 뒷받침한다. 하지만, 사람 이석의 경우, 칼슘 결정이 화학적 조성의 변화에 취약하기는 하나, 이석의 중심 부분이 불용성인 단백질 기질로 이루어져 있어 완전히 분해되거나 흡수되지 않을 것이라는 가설도 있다.

### (5) 이석의 재진입(re-entry)

이석정복술 이후 추적 관찰 시, 이석이 반고리관 내로 재진입 할 가능성을 보고한 연구들이 있다. 이석의 재진입은 치료 후 재검사 시행까지의 시간 간격이 짧을수록 증가하였다고 한다. 또, 발생한 시점에 따라서 이석정복술 1일 이후 발생하는 지연성 재진입을 보고한 경우도 있었는데, 뒤반고리관 이석정복술 후 12.4%에서 이러한 재진입을 관찰하였다는 보고도 있다.

### (6) 이석의 반고리관 간 이동(Canal conversion)

이석정복술 중, 난형낭으로 들어가지 못한 일부 이석이, 원래 이환된 반고리관과 다른 반고리관으로 이동한 경우도 임상적으로 보고되었다. 가장 흔한 뒤반고리관과 가반고리관 간의 이석의 이동은 양방향으로 6% 전후로 보고되는데, 짧은 간격으로 두고 이석정복술을 반복한 경우 빈도가 증가하는 것으로 알려져 있다.

뒤반고리관과 위반고리관 간의 이동에 대한 보고는 많지 않으나, 709명의 환자를 대상으로 한 국내연구에서는 2.9%로 보고하였다. 뒤반고리관에서 위반고리관으로 이석이 이동한 경우보다, 위반고리관에서 뒤반고리관으로 이동한 경우가 상대적으로 많았는데, 이는 뒤반고리관이 해부학적으로 가장 낮은 위치에 있기 때문인 것으로 생각된다. 다만, 전체 이석증 중 위반고리관 이석증이 워낙 적기 때문에 위반고리관에서 뒤반고리관으로의 이석의 이동하는 경우를 임상적으로 자주 접하기는 힘들다.

### (7) 이석증의 자연경과

이석증의 치료로 이석정복술 없이 관찰한 Imai 등의 연구에서, 뒤반고리관 이석증이 한 달 내 자연히 좋아지는 경우는 64%였고, 증상이 발생한 날부터 증상이 소실되기까지의 기간은 평균 39일이었다고 보고하였다. 또한, 가반고리관에서는 증상소실까지의 평균기간이 16일 정도로 뒤반고리관에 비해 상대적으로 짧게 보고하였는데, 이는 가반고리관의 해부학적 특성 상 일상생활에서 이석이 난형낭으로 재위치 할 가능성이 많기 때문일 것으로 생각된다. 다만, 가반고리관 이석증의 경우, 전체적인 증상 소실율이 뒤반고리관 이석증에 비해 낮다. 이는 가반고리관 이석증은 그 아형에 따라 지속기간 및 자연경과가 다르며, 아직 각 아형에 대한 진단기준이 정립되지 않았기 때문으로 생각된다. 특히, 가반고리관에서 이석정복술을 시행한 경우와 치료없이 관찰한 결과를 직접 비교한 높은 증거수준의 RCT는 아직 없다.

## (8) 이석증의 유발인자

이석증의 유발인자로는 위에 언급한 바와 같이 노령과 여성이 가장 널리 알려져 있다. 그 이외에, 두부외상, 이전 이과 질환력, 당뇨, 골다공증 및 비타민 D 결핍과 같은 칼슘대사질환이 많이 보고되었다. 이러한 질환들이 난형낭과 이석의 변성을 유발하여 이석을 잘 탈락하게 하거나, 기저 질환으로 인해 오랜 시간 누운 자세로 있게 되어, 탈락된 이석이 뒤반고리관으로 이동하는 것이 용이하기 때문일 것으로 추정하고 있다.

최근에는 편두통 환자에서 이석증이 더 많이 발생한다는 보고들이 있는데, 편두통이 이석증을 일으키는 병태생리는 아직 밝혀져 있지 않다. 편두통이 워낙 흔한 질환이고, 전정편두통 환자에서 체위성 안진이 흔하게 관찰되기 때문에 이석증과 혼동될 수 있는 측면도 있어, 향후 무작위비교연구가 필요한 상황이다.

## (9) 반고리관 별 유병율

가장 흔하게 이환되는 반고리관은 뒤반고리관이고, 다음으로 가반고리관에서 많이 발생하며, 위반고리관에서는 드물게 발생한다. 이전 외국 연구에서는 뒤반고리관 비율이 90%에 달한다는 보고가 있으나, 국내 다기관 연구에서는 가반고리관 이석증 비율이 30%에 달할 것으로 발표하였다. 이는 가반고리관의 특성 상 자연관해가 가능하기에, 증상 시작부터 내원까지의 기간이 짧은 국내진료 여건 상 가반고리관 이석증을 더 자주 진단하기 때문일 것으로 추정된다.

이와 비슷하게 위반고리관 이석증도 위반고리관의 해부학적 위치에 의해, 일상생활 중 중력에 의해 이석이 원래 위치로 정복될 가능성이 높다. 따라서, 대학병원 등의 3차기관 중심의 연구에서는 상대적으로 낮게 진단될 가능성이 있다. 실제로 최근 증상시작부터 초진까지의 기간이 짧은 연구에서는, 위반고리관 이석증이 21%까지 높게 관찰되었다는 연구도 있다.

## 심화 학습

**1. 오래 누운자세에서 발생률이 높아지나요? 왜 그런가요?**

– 기저 질환으로 인해 오랜 시간 누워 지내게 되면 이석증의 빈도가 증가하는데, 이는 누운 자세에서 탈락된 이석이 난형낭에서 후반고리관으로 이동하는 것이 용이하기 때문일 것으로 추정하고 있다.

**2. 고령에서, 여자에서 더 많나요?**

– 이석은 성인의 치아처럼 더 커지거나 재생되지 않고, 일생 동안 매우 느리게 조금씩 녹는 것으로 알려져 있다. 따라서, 노화에 의한 퇴행성 변화가 이석증의 원인 중 하나라고 여겨진다. 또한, 여러 역학연구에서 나이가 들면서 발생율과 재발율이 높아지는 것으로 확인되었다. 또한, 외국 및 국내 연구 모두, 여성에서 이석증이 더 많이 발생하는 것으로 알려져 있다. 이는 여성호르몬과 골다공증 등 여러 요인이 복합적으로 관여할 것으로 추정된다.

**3. 비타민 D 결핍이 이석증 발생과 연관이 있나요?**

– 이석의 주성분이 탄산칼슘이기 때문에, 칼슘 대사에 문제가 생기면 이석증이 발생할 가능성이 있다. 최근에는 이런 이유로 골다공증이 있거나 비타민 D 가 부족한 경우 이석증이 더 많이 발생한다는 연구가 보고되고 있다. 하지만, 아직 비타민 D 보충으로 이석증 발생을 줄일 수 있는지에 대해서는 추가 연구가 필요하다.

비타민 D의 보충이 이석증 발생을 줄이는 것은 아직 근거가 부족하지만, 이석증 재발을 줄이는 효과는 있는 것으로 보인다. 최근에 비타민 D를 복용한 이석증 환자 실험군과 비타민 D 복용을 안 한 대조군을 비교한 다기관연구에서 비타민 D를 보충했을 때 이석증 재발 빈도가 약 27% 감소했음을 보고했다. 이석증이 자주 재발하는 환자들에게는 재발률을 줄이기 위해서 비타민 D 보충을 권고하는 것은 의미가 있을 것으로 보인다.

**4. 수면과 이석증 발생이 관련성이 있나요?**

– 수면의 질이나 수면 자세가 이석증의 발생과 위치에 영향을 일으킬 수

있다는 보고가 있으나, 아직 높은 수준의 증거를 지닌 비교연구가 없어 결론을 내리기는 힘들겠다.

## 참고문헌


1. Adler D. Ubeden 'einseitigen Drehschwindel' Dtsch Z Nervenheilkd. 1897;358–375.
2. Barany E. Diagnose yon Krankheitserscheinungen im Bereiche des Otolithenapparates. Acta Otolaryngol 1920;2:434-7.
3. Dix MR, Hallpike CS. The pathology symptomatology and diagnosis of certain common disorders of the vestibular system. Proc R Soc Med 1952;45:341-54.
4. von Brevern M, Radtke A, Lezius F, Feldmann M, Ziese T, Lempert T, Neuhauser H. Epidemiology of benign paroxysmal positional vertigo: a population based study. J Neurol Neurosurg Psychiatry 2007; 78: 710-715.
5. Moon SY, Kim JS, Kim BK, Kim JI, Lee H, Son SI, Kim KS, Rhee JK, Han KC, Lee WS. Clinical characteristics of benign paroxysmal positional vertigo in Korea: a multicenter study. J Korean Med Sci 2006; 21: 539-543.
6. Ross MD, Peacor D, Johnsson LG, Allard LF. Observations on normal and degenerating human otoconia. Ann Otol Rhinol Laryngol 1976;85:310-326.
7. Kao, W., Parnes, L., and Chole, R. Otoconia and otolithic membrane fragments within the posterior semicircular canal in benign paroxysmal positional vertigo. Laryngoscope 2017;127:709-714.
8. Lim DJ (1984). The development and structure of otoconia. In: I Friedman, J Ballantyne (eds). Ultrastructural Atlas of the Inner Ear. London: Butterworth, pp 245-269.
9. Walther LE, Blödow A, Buder J, Kniep R. Principles of calcite dissolution in human and artificial otoconia. PLoS One. 2014;21:e102516.
10. Califano L, Capparuccia PG, Di Maria D, Melillo MG, Villari D. Treatment of benign paroxysmal positional vertigo of posterior semicircular canal by "Quick Liberatory Rotation Manoeuvre". Acta Otorhinolaryngol Ital 2003;23:161-7.
11. Dispenza F, DE Stefano A, Costantino C, Rando D, Giglione M, Stagno R, et al. Canal switch and re-entry phenomenon in benign paroxysmal positional vertigo: difference between immediate and delayed occurrence. Acta Otorhinolaryngol Ital 2015;35:116-20.
12. Yimtae K, Srirompotong S, Srirompotong S, Sae-Seaw P. A randomized trial of the canalith repositioning procedure. Laryngoscope 2003;113:828-32.
13. Park S, Kim BG, Kim SH, Chu H, Song MY, Kim M. Canal conversion between anterior and posterior semicircular canal in benign paroxysmal positional vertigo. Otol Neurotol 2013;34:1725-8.
14. Kim JS, Kim M. Canal Conversion and Reentry of Otolith in Benign Paroxysmal Positional Vertigo. Res Vestib Sci. 2023;22(3):59-67.
15. Imai T, Ito M, Takeda N, et al. Natural course of the remission of vertigo in

patients with benign paroxysmal positional vertigo. Neurology 2005;64:920-1.

**16.** Baloh RW, Honrubia V, Jacobson K. Benign positional vertigo: clinical and oculographic features in 240 cases. Neurology 1987;37:371-8

**17.** Ishiyama A, Jacobson KM, Baloh RW. Migraine and benign positional vertigo. Ann Otol Rhinol Laryngol 2000;109:377-80.

**18.** Korres S, Balatsouras DG, Kaberos A, et al. Occurrence of semi-circular canal involvement in benign paroxysmal positional vertigo. Otol Neurotol 2002;23:926-32.

**19.** Jackson LE, Morgan B, Fletcher JC Jr, et al. Anterior canal benign paroxysmal positional vertigo: an underappreciated entity. Otol Neurotol 2007;28:218-22.

이석증 정복하기

# 2

# 진단과 치료

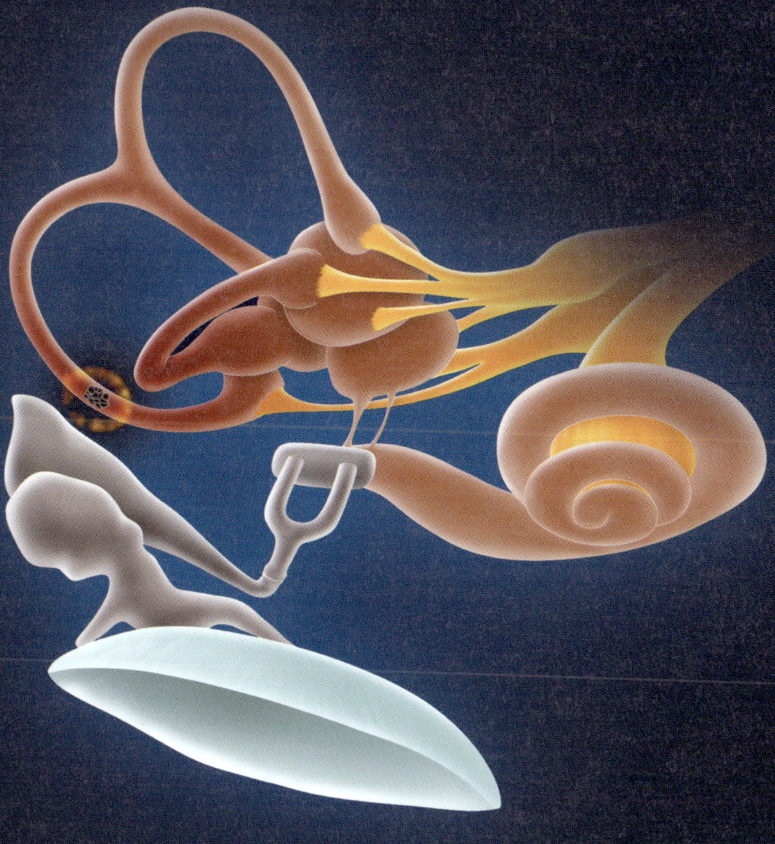

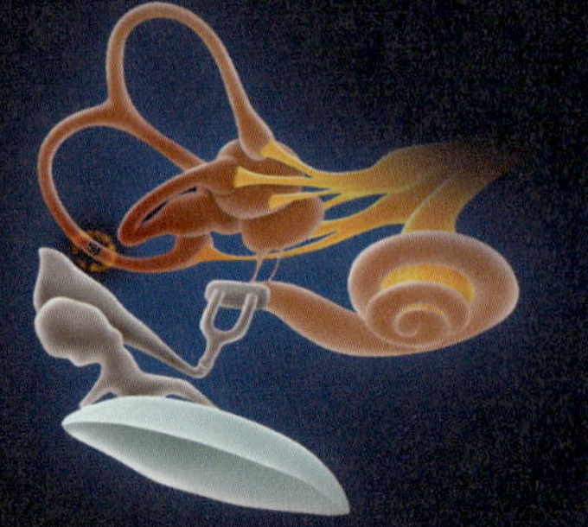

# 2.1

# 진단 및 치료의 원칙과 주의사항

서울대학교 서명환/서울대학교 구자원

## 1.1 서론

본 글에서는 이석증의 각 아형보다는 환자를 이해하고 치료하는 데 있어, 공통적으로 생각해 보아야 할 내용을 정리하고자 한다. 더불어 진료시 누구나 한 번쯤 고민하게 되지만, 아직까지 근거가 명확하지 않아 교과서와 문헌에서 정확히 언급하지 않는 개인적인 경험도 일부 기술한다.

## 1.2 병리기전에 대한 개념

우리가 CT또는 MRI에서 보는 반고리관은 외림프 공간과 내림프 공간이 모두 합쳐진 액체신호 *fluid signal* 에 해당한다. 이석증 환자에서 이석이 유입된 곳은 내림프관이고(그림 2-1A), 외림프 공간에는 이석이 존재하지 않는다. 또 그림 2-1과 같이 모든 반고리관은 앞쪽 말단과 뒤쪽 말단이 난형낭 *utricle* 에 연결되어 있어, 난형낭에서 유리된 이석이 이석증의 원인이 된다. 구형낭 *saccule* 은 반고리관과 직접적인 연결이 없고, 아주 얇은 구형낭관 *saccular duct* (그림 2-1A의 검정 화살표)를 통해 난형낭과 연결되어 있기 때문에 이석증 발생에 기여하지 않을 가능성이 높다. 과거 논문에 따라서는 치료에 반응하지 않는 이석증 환자에게 MRI를 촬영하면, 반고리관이 이석으로 막혀서 T2 weighted image에서 마치 반고리관이 단절된 것과 같은 영

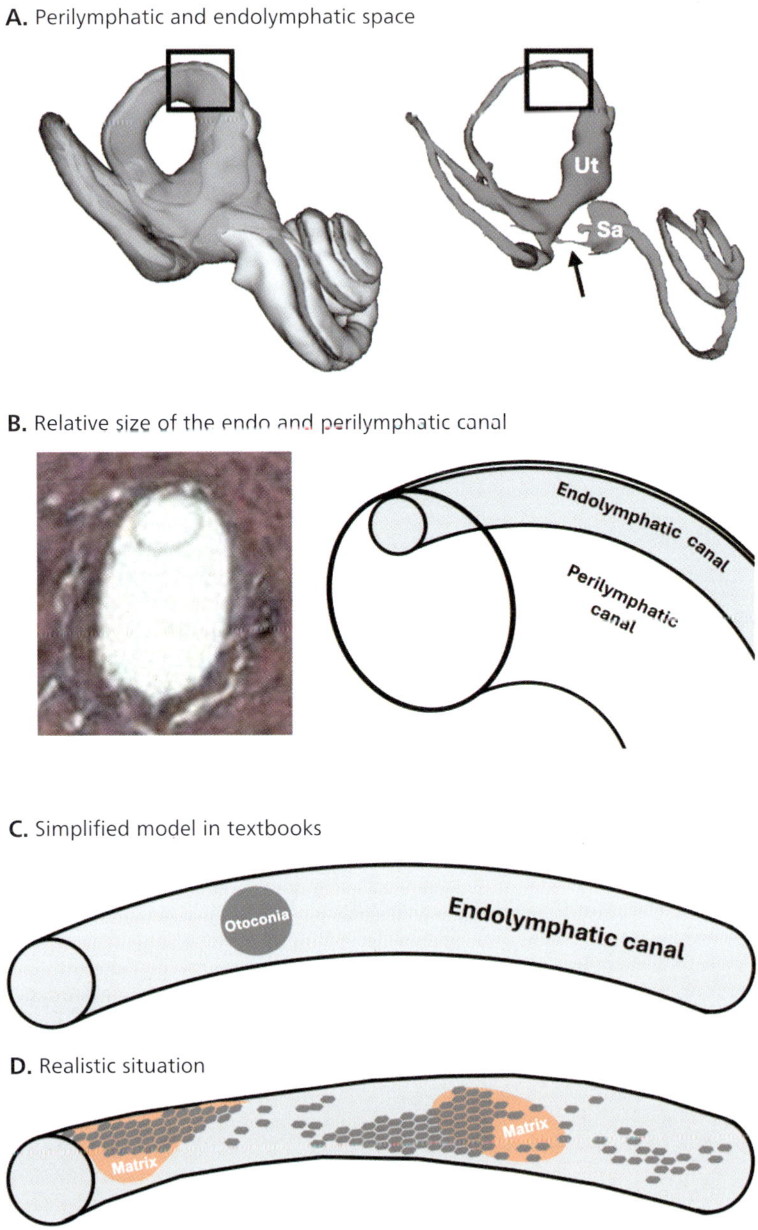


그림 2-1 반고리관의 해부학적 특징과 이석증의 병리
Black arrow, saccular duct; Ut, utricle; Sa, saccule.

상을 확인할 수 있다고 보고하였다.[6]

그러나 내림프관의 직경(0.3 mm)은 외림프관 직경(1.2 mm)의 1/4 정도로 작고, 내림프관의 단면적은 외림프관 단면적보다 매우 작다.[4,5]

따라서 이석이 내림프관을 완전히 막았다고 가정하더라도, MRI에서 액체신호에 해당하는 T2 weighted image가 단절될 가능성은 거의 없다.

내림프관의 직경은 가장 작은 곳이 0.3 mm (=300 micrometer) 정도로 추정된다. 이석 한 개의 크기는 약 1~30 micrometer이기 때문에, 1개의 이석이 이석증을 유발하기는 어렵고, 관내결석증 *canalolithiasis* 인 경우 이론적으로 약 60~70개 이상의 이석이 반고리관 속에서 부유하는 경우에 증상을 유발한다.[7]

팽대마루결석증 *cupulolithiasis* 의 경우는 500~600개의 이석이 cupula에 유착하는 경우 안진과 어지럼이 발생하는 것으로 추정된다. 관내결석증 발생 원리를 그림으로 표현하자면 그림 2-1D와 같다. 대부분 교과서에 그려진 개념도는 그림 2-1C와 같이 한 개의 큰 이석이 균질한 표면과 크기의 파이프 속에서 매끄럽게 움직이는 것처럼 표현되어 있다. 그러나 그림 2-1C와 같은 개념으로 이석증을 이해하면, 진료시 관찰되는 다양한 안진과 비전형적인 경과를 보이는 환자들을 이해하는데 오해가 발생할 수 있다. 두 그림의 대비를 통해 전달하고자 하는 개념은 다음과 같다. 1) 수 십 개 또는 수백 개의 이석이 큰 덩이리를 형성하여 반고리관 속을 움직이면서 이석증을 유발한다. 이석 덩어리가 1개로 뭉쳐 있을 수도 있지만, 2~3개의 덩어리로 분리된 경우도 있다. 2) 반고리관은 내경이 일정하고 표면이 매끈한 유리관이 아니고 굵기, 형태, 표면이 균질하지 않은 구간이 존재한다. 3) 경우에 따라서는 이석을 서로 연결하는 끈적끈적한 macula의 gelatin matrix가 함께 부유하기도 하며, 이는 주변 구조물(특히 cupula)과 이석을 유착 시키는 현상을 유발한다. 4) 이석 치환술을 통해 크기가 큰 덩어리가 해결되더라도, 작은 부스러기들이 남아 있을 수 있다. 작은 부스러기는 이석증 치료 이후에도 남는 증상을 이해하는데 도움이 된다.

## 1.3 반고리관의 해부학적 특징과 구간별 명칭

반고리관의 팽대부 *ampulla* 와 팽대부마루 *cupula* 는 세 개 반고리관 모두 앞쪽 말단에 위치한다. Cupula는 반고리관 속 내경을 완전히 막고 있기 때문에, 내림프액은 물론 부유하는 이석도 cupula를 관통하여 반대편으로 이동할 수 없다(그림 2-2). 반고리관을 중간에서 절단하여 잉크를 넣은 결과, 난형낭 쪽으로 잉크가 건너가지 못함이 보고되어 있다.[12]

이를 밀봉이라는 개념으로 hermetic seal이라고 부른다. 이석정복술은 부유하는 이석을 원래 제자리인 난형낭으로 이동시키는 치료방법이다. 이석이 반고리관 속 깊이 들어가면, cupula로 막힌 끝 부분까지 진입할 수 있다. 깊은 곳까지 들어간 이석은 밀봉된 cupula를 관통할 수 없기 때문에, 반고리관의 뒤쪽을 통해 먼 거리를 돌아서 나가야 한다. 에플리 치환술, 바베큐 치환술 등은 모두 반고리관의 뒤쪽 방향으로 먼 길을 통해 이석을 꺼낸다는 개념이 동일하다.

반고리관은 내경이 가장 좁은 지역이 존재하는데, 수평반고리관의 경우는 cupula에서 뒤쪽으로 약 5 mm 되는 지점(반고리관의 원주 중 앞쪽 1/3 지점)이 가장 좁다.[4]

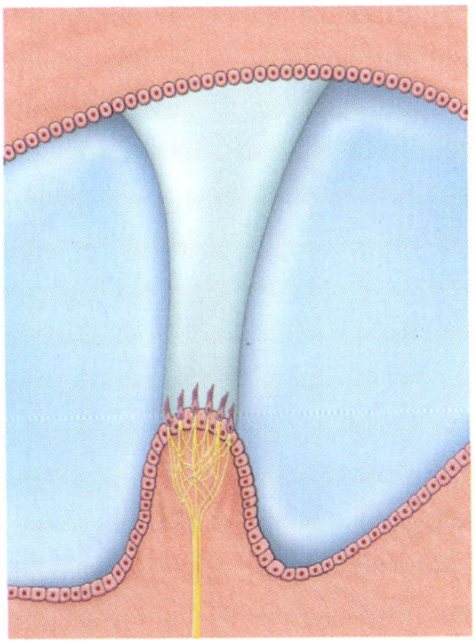

그림 2-2 반고리관 팽대부의 밀봉

이 좁은 병목지점이 중요한 이유는 부유하는 이석 덩어리가 병목지점을 잘 통과하지 못하기 때문에, 반고리관이 2개의 구간으로 나뉘게 된다는 점이다. 부유하는 이석 덩어리는 머리의 자세에 따라 이리저리 계속 움직이지만, 주로는 해당 구간에 국한되어 움직이고 병목지점을 지나 다른 구간으로 잘 이동하지 않는다. 더불어 어느 구간에 이석이 존재하는지에 따라 안진이 다르고, 치료 방법도 다르다. 이에 부유하는 이석 위치를 명시하는 구간별 명칭이 필요하다. 문제는 병목지점을 기준으로 나뉘는 두 구간을 지칭하는 용어가 문헌들 사이 통일되어 있지 않다는 점이다. 논문과 교과서에 따라 전완 *anterior arm* 과 후완 *posterior arm* 이라는 용어를 사용하기도 하고, 팽대부쪽완 *ampullated arm* 과 비팽대부쪽완 *nonampullated arm* 이라는 용어를 사용하기도 한다. 또 저자에 따라서는 단완 *short arm* 과 장완 *long arm* 이라고 지칭하는 경우도 있다. 이에 독자가 논문 또는 교과서를 읽는 경우 반고리관 각 부분에 대한 설명이 나오면, 문맥을 주의 깊게 파악하여 설명하고자 하는 위치가 반고리관의 어느 구간인지 추론해야 하는 어려움이 있다. 본 저자가 생각하기에 가장 직관적인 명칭은 ampullated arm과 nonampullated arm이다. Anterior arm은 short arm과 의미를 혼용하여 사용하는 저자들이 있는 반면, ampullated arm은 모든 저자들이 한가지 의미로만 사용하기 때문에 혼란의 가능성이 없다. 그림 2-3은 가장 많은 저자들이 사용하는 용어에 맞추어 반고리관 각 구간의 이름을 명시하였다. 예를 들어 short arm은 바

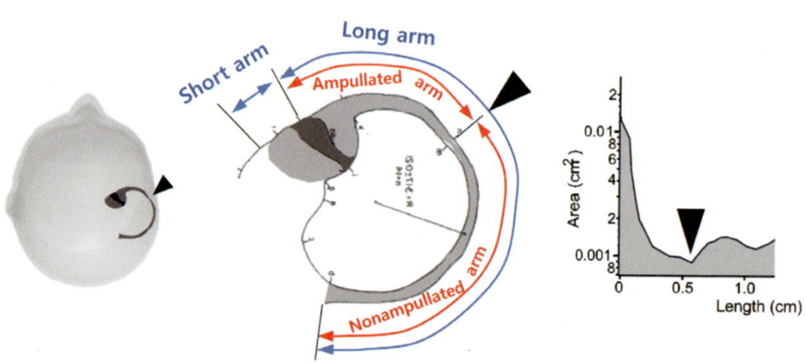


그림 2-3 반고리관 각 부분이 명칭과 단면적

라니 학회의 이석증 진단기준에서 명시한 개념을 그림에 반영하였다. 명칭이 통일된다면 혼란을 줄이고 의료진 사이 더 정확한 의사소통이 가능해질 것이다.

우리가 가장 익숙한 수평반고리관 이석증을 상기 기준에 맞추어 정확하게 표현하자면, 비팽대부쪽완 관내결석증 *nonampullated arm canalolithiasis* 에 해당된다. 즉 교과서적으로 알려진 누워머리돌리기검사 *head roll test* 안진은 이석 덩어리가 비팽대부쪽완 구간에 국한되어 움직이는 경우 발생하는 안진이다. 안진의 방향이 늘 땅을 향한다는 의미에서 향지성 방향전환두위안진 *geotropic direction changing positional nystagmus (geoDCPN)* 이라고 한다. 한편, 이석 덩어리가 병목구간을 지나 반고리관 속으로 더 깊이 들어가는 팽대부쪽완 관내결석증 *ampullated arm canalolithiasis* 는 안진의 방향이 반대로 나타난다. 안진이 늘 하늘 방향을 향한다는 의미에서 원지성 방향전환두위안진 *apogeotropic DCPN (apoDCPN)* 이라 한다. ApoDCPN은 수평반고리관 팽대마루결석증 *cupulolithiasis* 의 특징이기 때문에, 팽대마루결석증과 팽대부쪽완 관내결석증을 감별해야 하는 어려움이 다시 발생한다. 수평반고리관 각 아형별 안진의 특성을 정리한 것은 표 2-1과 같다. 표 2-1을 요약하면 팽대부쪽완 관내결석증은 이석이 반고리관 속에서 부유하기 때문에 안진의 특성이 대부분 관내결석증 특성을 따른다. 유일하게 다른 점은 누워머리돌리기검사에서 발생하는 안진의 방향이 관내결석증과 반대 방향이고, 병측으로 머리를 돌릴 때 안진이 더 약하다는 점만 암기가 필요하다.

## 1.4 문진시 주의할 점

바라니 학회의 이석증 진단 기준에 부합하려면, 전형적인 안진과 전형적인 증상이 동반되어야 한다. 자세 변환에 따른 어지럼 또는 현훈은 1분 미만으로 발생한다. 질병의 원리상 한 번의 머리 움직임에 의해 유발되는 어지럼의 지속시간은 수 초 단위이다. 그러나 머리를 움직일 때마다 반복되는 심한 어지럼은 한 나절 또는 수 일 계속 지속되기 때문에, 일부 환자들은 어지럼의 지속시간을 수 시간 또는 수 일이라고 기억한다. 이는 의사가 생각하

표 2-1 이석의 위치에 따른 안진

| | Horizontal canal BPPV | | | | |
|---|---|---|---|---|---|
| | | | Canalolithiasis of long arm | | |
| | Cupulolithiasis | | Ampullated arm | | Nonampullated arm |
| Prevalence | Common | | Rare | | Most common |
| Similar between canalolithiasis of nonampullated arm and ampullated arm BPPV | | | | | |
| Pathophysiology | Otolith attached to cupula | | Free floating otoconia in the canal, anterior to the isthmus | ≒ | Free floating otoconia in the canal, posterior to the isthmus |
| Bowing test (Head bending nystagmus) | Unaffected side | | Affected side | = | Affected side |
| Lean test (Lying down nystagmus) | Affected side | | Unaffected side | = | Unaffected side |
| Duration of nystagmus | Long (>1 min) | | Short (<1 min) | = | Short (<1 min) |
| Null point | Present | | No | = | No |
| Treatment | Headshaking → barbeque maneuver | | Barbeque maneuver<br>Appiani maneuver | ≒ | Barbeque maneuver |
| **Different between canalolithiasis of nonampullated arm and ampullated arm BPPV** | | | | | |
| Head roll test (HRT) | Apogeotropic DCPN | = | Apogeotropic DCPN | | Geotropic DCPN |
| | Strong nystagmus when HRT to unaffected side | = | Strong nystagmus when HRT to unaffected side | | Strong nystagmus when HRT to affected side |

DCPN: direction changing positional nystagmus

는 증상 지속 시간과 환자가 생각하는 증상 지속 시간에 대한 개념이 서로 다르기 때문이다. 문진시 "어지럼이 얼마나 오래 지속되었나요?"와 같이 질문을 하게 되면, 환자들은 "몇 일 지속되었다"라고 답변하는 경우가 종종 있다. 이는 이석증의 진단기준에 부합하지 않기 때문에, 경험이 부족한 의사는 이석증을 진단에서 배제하는 문제가 발생할 수 있다. 적절한 답변을 얻기 위한 문진의 예로서는 "은은한 어지럼은 빼고, 빙글빙글 도는 시간은 얼마나 오래 갔나요?"와 같은 질문이 도움이 될 수 있다. 더불어 자신의 증상을 정확히 기술하지 못하는 환자에게 문진을 시행하는 경우 "10초 인가요? 아니면 10분인가요?"와 같이 2지 선다형으로 문진을 진행하는 것도 가능하다.

## 1.5 문진을 통한 감별진단

어지럼 양상이 이석증과 유사한 질환으로는 기립성어지럼, 신경혈관압박증후군, 중추성두위안진, 전정편두통 등이 있다. 기립성 어지럼과 신경혈관압박증후군은 짧게 지속되는 어지럼이 반복적으로 발생하는 특징이 있다. 전정편두통의 지속시간은 대부분 수 십 분에서 수 시간에 해당하지만, 일부 환자는 머리를 움직일 때 짧게 반복되는 두위변환 어지럼을 경험하기도 한다. 환자가 자신의 증상을 정확하게 기억하고 표현하면, 문진만으로도 상기 질환들을 감별할 수 있다. 그러나 고령의 환자 등 일부 환자는 자신의 증상을 정확히 기술하지 못하여, 문진 과정에서 오진이 발생할 수 있다. 예를 들어 환자가 "침대에서 일어날 때 핑 도는 어지럼이 발생했다"고 기술하는 경우, 이는 이석증에 의한 증상일 수도 있고 기립성어지럼 증상일 수도 있다. 간혹 타 병원에서 이석증으로 수 개월 치료에 실패한 환자가 뒤늦게 기립성어지럼으로 확진되기도 한다. 아래 표 2-2와 같이 환자들은 어지럼의 느낌을 기술할 때 "핑, 핑핑, 아찔, 아득, 빙빙" 등의 용어를 사용하는데, 이러한 용어는 한국어 특성상 회전성 현훈 *spinning vertigo* , 실신전조 *presyncope* , 비특이적 어지럼 *non-specific dizziness* 모두에 해당할 수 있다. 실제 진료시 환자의 기술이 모호하여 고민스러운 경우는 악화요인, 동반증상, 기저질환에 대

표 2-2 지속시간이 수초에 해당하는 어지럼 질환들의 감별점

| | BPPV | Central positional nystagmus (CPN) |
|---|---|---|
| **Nature of dizziness and demographics** | | |
| Classification | Spinning vertigo | Various dizziness including vertigo |
| Typical description in Korean language | (집 전체가, 온 천지가) 빙글빙글, 빙빙, 핑핑 | 다양함<br>(아찔, 핑, 휘청 등) |
| Duration of vertigo | **Several seconds, less than 1 min** | **Several seconds, sometimes >1 min** |
| Typical patient group | Middle age, after head trauma or ear surgery | Old age with CVA risk factors |
| Accompanying symptom | NA | NA |
| **Factors that aggravate the dizziness symptom** | | |
| Suggesting the Dx | Turning on one's side in bed, lying back onto the bed from a sitting position, moving in bed after sleep | NA |
| Not suggesting the Dx | Changing the body's position while keeping the head still, turning the head in upright position | NA |
| Signs | Typical BPPV nystagmus: crescendo and decrescendo pattern, vertigo symptoms when nystagmus is present.<br>Uniplanar and aligned nystagmus. | ① Mis-aligned or<br>② multiplanar nystagmus.<br>③ Purely torsional or<br>④ purely vertical nystagmus.<br>Abnormal neurologic sings.<br>No response to treatment |
| Treatments | Canalith repositioning procedure | Neurologic or neurosurgical treatment, drugs such as 4-aminopiridine or acetazolamide |

CVA, cerebrovascular accident; NA, not applicable; HTN, hypertension; BPH, benign prostate hypertrophy

| Orthostatic intolerance | Neurovascular cross compression |
| --- | --- |
| Presyncope | Various dizziness including vertigo |
| 아찔, 아득, 핑 | 다양함<br>(아찔, 핑, 휘청 등) |
| **Several seconds, sometimes >1 min** | **Several seconds** |
| Old age or young female, HTN or BPH medication | NA |
| Visual disturbance for several seconds: blurry vision or darkening | Typewriter tinnitus, synchronized to vertigo attack |
| | |
| From a crouching or squatting position to standing up, From looking underneath the table to standing up | Repeated dizziness at a specific head position, hyperventilation |
| Lying back onto the bed from a sitting position, sitting down from a standing position | NA |
| Drop of blood pressure after standing up or during head up tilt table test. Increase in heart rate | Hyperventilation induced nystagmus |
| Physical efforts. Changing HTN or BPH medication. Midodrine | Carbamazepine or oxcarbamazepine, microvascular decompression |

한 문진이 중요한 단서를 제공한다. 위의 표 2-2는 이석증과 구분이 필요한 질환과 감별점을 정리하였다. 특히 표 2-2 중간에 악화요인(Factors that aggravate the dizziness symptom)은 감별진단에 많은 도움이 된다. 예를 들어 "새벽에 침대에 누운 상태에서 돌아눕는 경우 증상이 악화된다"면, 이는 이석증의 가능성이 매우 높다. 반대로 "새벽에 침대에 앉아 있다가 기립할 때 악화된다"면 이는 이석증일 가능성이 매우 낮다. "앉은 상태에서 머리를 좌우로 돌릴 때 어지럼이 유발된다"면 이석증일 가능성이 매우 낮다. Dix-Hallpike자세 또는 누워머리돌리기검사 자세가 아닌데, 특정한 자세에서 수 초의 짧은 어지럼이 타자 이명 *typewriter tinnitus* 과 함께 반복된다면 신경혈관압박증후군을 의심할 수 있다.

## 1.6 안진 관찰시 주의 사항

증상이 심한 이석증인 경우, 아무런 기구 없이 환자의 눈을 나안으로 검진하여도 전형적인 안진을 관찰할 수 있다. 그러나 발병 후 시간이 지나 안진이 약한 경우, 시고정 *visual fixation* 에 의해 안진이 작아지거나 사라진다. 보다 정확한 진단을 위해서는 시고정을 억제하는 프렌첼안경 *Frenzel glasses* 또는 비디오안진계 *videonystagmography* 를 사용하는 것이 권장된다. 안진계를 통해 안진의 크기를 정량적으로 분석하면, 수평반고리관 이석증의 병측귀 감별에도 도움이 된다. 여러 기구마다 안진이 잘 보이는 정도에 차이가 있는데, 가장 큰 영향을 주는 요인은 환자의 시야를 완벽하게 차단할 수 있는지 여부이다.[9]

비디오안진계는 사람의 눈에 보이지 않는 적외선을 이용하기 때문에 완벽한 암시야를 구현할 수 있고, 안진이 가장 크게 측정된다(그림 2-4). 다만 고글이 안면에 완전히 밀착하지 않아, 주변으로 빛이 새어 들어오는 경우 안진의 크기가 작아진다. 프렌첼안경은 사람의 눈에 보이는 가시광선을 이용하지만, 환자가 주시 초점을 유지하지 못하도록 높은 디옵터의 돋보기 렌즈를 사용한다. 30 디옵터 돋보기 렌즈를 사용하는 경우 환자는 정면 사물을 거의 알아볼 수 없다. 프렌첼 안경중 10디옵터 돋보기 렌즈를 사용하는

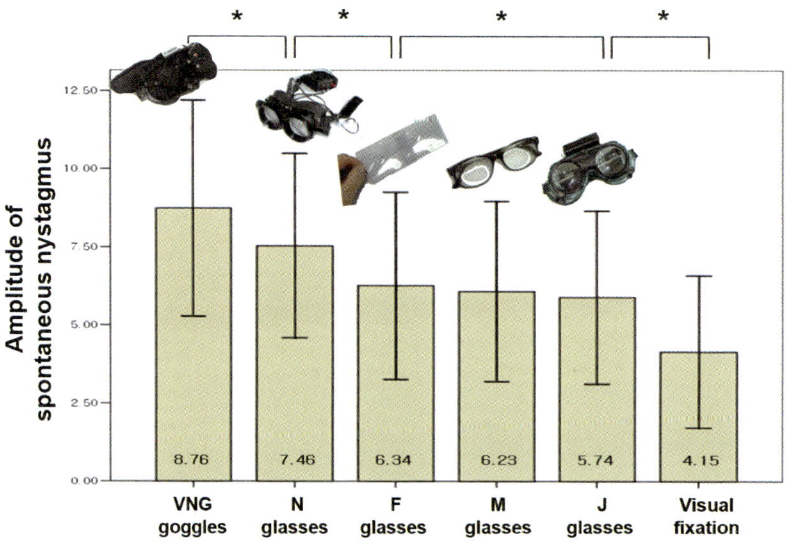


그림 2-4 다양한 프렌첼안경*Frenzel glasses* 또는 비디오안진계*videonystagmography* 에 따른 안진 측정값

기구는 정면에 있는 벽 모서리, 창문, 문틀 등이 어렴풋이 보일 수 있다. 또 가시광선을 사용하기 때문에 고글 속 LED 전구 또는 고글 속 안경 프레임이 환자에게 보일 수 있다. 이 경우 안진의 크기는 다소 작아지게 된다. 이석증을 진단하는 경우 대부분 의료진은 프렌첼안경 또는 비디오안진계를 사용한다. 그러나 에플리 치환술 등 이석증 치료를 시행하는 경우 나안으로 시행하는 경우가 종종있다. 원칙적으로는 각 자세마다 안진을 관찰하고 이석이 반대방향 또는 다른 반고리관으로 이행하지 않았는지 확인하는 것이 좋다. 진단은 물론 이석증의 치료를 시행하는 경우에도 프렌첼안경 또는 비디오안진계를 사용하는 것이 권장된다.

## 1.7 비전형적인 안진의 해석

일부 이석증 환자는 비전형적이거나 복잡한 조합의 안진을 보이기도 한다. 이러한 환자에서 중요한 소견과 무시해도 되는 소견을 구분하고자 할 때,

Ewald의 1법칙이 유용하게 이용된다: 반고리관을 자극하면 해당 반고리관과 동일한 평면상에서 눈의 움직임이 발생한다(그림 2-5). 즉 진동, 전기, 소리, 이석증 등 어떤 방법으로 자극이 이루어지더라도 특정 반고리관이 자극되면 그 반고리관과 동일한 평면에서 안진이 발생한다. 반대로 해석하면 이석증 환자에서 관찰된 안진은, 안진의 평면과 동일한 평면에 존재하는 반고리관 문제로 인하여 나타난 결과이다. 예를 들어 그림 2-5A와 같이 우측 뒤반고리관 이석증으로 해당 반고리관이 자극되면, 이 평면(빨간색 평면)과 유사한 평면에 있는 동측 상사근 과 반대측 하직근이 수축한다(그림 2-5A 빨간색 근육). 해당 외안근이 수축하면 하향 그리고 좌측귀를 향해 회선하는 느린 성분 눈 움직임이 발생한다. 안진 방향은 빠른 성분 눈 움직임이므로, 상향 그리고 우측귀을 향해 회선하는 안진이 발생하게 된다. 상향 그리고 우측귀를 향해 회선하는 안진은, 눈의 회선평면이 뒤반고리관의 회선 평면과 거의 일치함을 알 수 있다. 더불어 눈의 회선축(파란색 축) 또한 우측 뒤반고리관의 회선축(파란색 축)과 일치한다. 즉 어느 자세에서 안진이 유발되었는지가 불명확하여도, 상향 그리고 우측귀를 향해 회선하는 안진이 발생하였다면 뒤반고리관 이석증일 가능성이 매우 높다.

전공의 선생님 중 간혹 누워머리돌리기검사 *supine head roll test* 에서 안진이 보이면, 안진 방향과 관계없이 수평반고리관 이석증이라고 진단하는 경우가 있다. 그러나 누워머리돌리기검사에서 상향 회선안진이 발생한다면, 이는 수평반고리관이 아닌 뒤반고리관 속 이석이 움직였음을 의미한다(그림 2-6A 우측 뒤반고리관 이석증 의심). 머리의 위치를 변화시키는 각 검사는 순수하게 1개의 반고리관만을 자극하는 것이 아니고, 크게 또는 작게 모든 반고리관에 영향을 준다. 이에 누워머리돌리기검사를 시행하다가 뒤반고리관 속 이석이 움직일 수 있다. 동일한 법칙이 위반고리관에도 적용된다. 그림 2-6B와 같이 중앙 누워머리젖힘 *center head hanging* 자세에서 하향 그리고 좌측귀를 향해 회선하는 안진이 발생하였다면, Ewald 1법칙에 의해 좌측귀 위반고리관(그림 2-5B 하늘색 평면, 초록색 근육)의 문제라는 것을 유추할 수 있다.

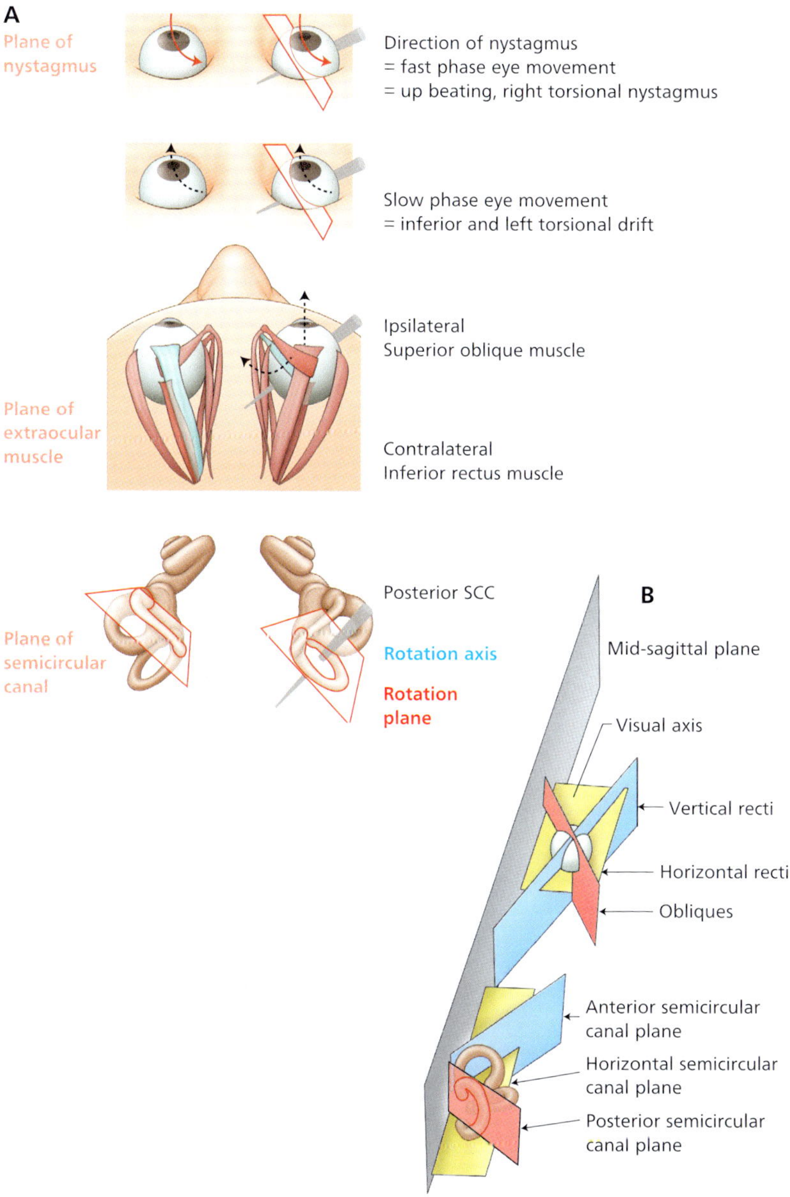


그림 2-5 자극된 반고리관 평면과 안진이 발생한 평면 사이 상호 관계

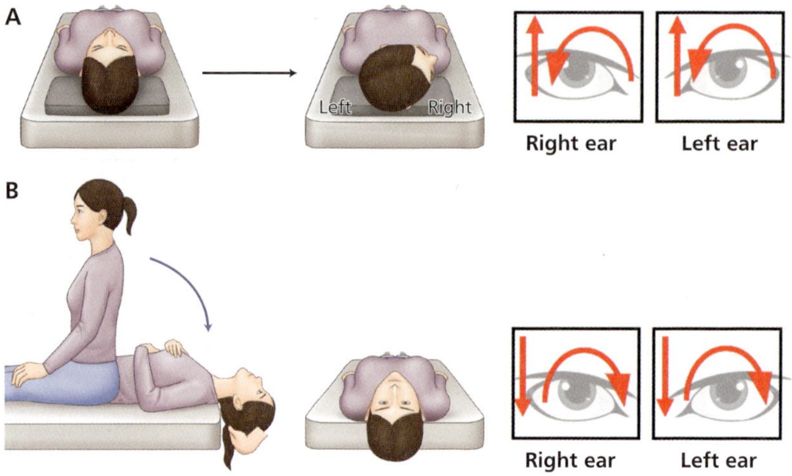


그림 2-6 수직반고리관 이석증에서 관찰 가능한 안진과 올바른 진단

## 1.8 회선안진

이상과 같이 이석증의 정확한 진단을 위해서는 회선성분의 안진을 잘 기술하는 것이 중요하다. 수평안진과 수직안진은 관찰이 용이할 뿐만 아니라, 검사 결과지에 정량적인 기록이 남는다. 현장에서 환자의 눈을 직접 보지 않더라도, 결과지를 통해 정확한 진단이 가능하다. 반면 회선안진은 정확하게 측정하고 기록하는 것이 어렵다. 회선안진이 잘 측정된다고 광고하는 제품은 많지만 신뢰도가 높지 못하기 때문에, 환자의 안진을 직접 관찰한 의료진만 정확한 평가와 진단이 가능하다. 수직 반고리관 이석증 환자에서 안진이 비전형적이고 혼란스럽다면 담당 의사가 직접 검사를 수행하여 회선성분의 유무와 방향을 판단하는 것이 권장된다.

또 하나의 문제는 회선 방향을 기술하는 용어가 다소 복잡하다는 점이다. 시계방향 *clockwise (CW)* 과 반시계방향 *counter clockwise (CCW)* 회선은 환자 시점 기준에서 기술해야 한다. 그림 2-7과 같이 환자 동공의 가장 윗 부분 *upper pole* 이 환자의 우측 귀를 향해 회선할 때 시계방향 회선안진 *CW rotational nystagmus* 이라고 표현한다. 의사의 관점에서 바라보면 시계방향 회선안진

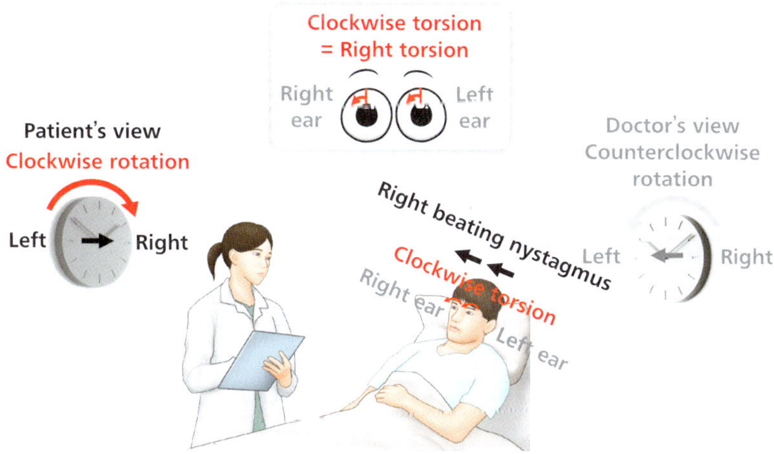


그림 2-7 회선안진의 기술 방법

은 시계 반대방향으로 회선하는 방향이기 때문에 혼란스럽다. 이는 의학에서 좌우 상하 등 방향을 기술하는 경우 모두 환자의 해부학적 자세 *anatomic position* 를 기준으로 표현하는 것이 약속이기 때문이다. 마치 환자의 우측귀는 의사가 보기에 좌측에 있는 것과 같다. 그림 2-7과 같이 시계방향 회선안진는 의사의 시점이 아닌 환자의 시점에서 바라보았을 때 시계방향 회선이다. 이러한 혼란 때문에 많은 연구자들은 우측 또는 좌측 회선안진 *right or left torsional nystagmus* 라는 용어를 더 선호한다. 2015년 바라니 학회 진단기준에서도 upper pole이 어느 방향으로 회선하는지를 기준으로 기술되어 있으며, CW 또는 CCW 용어는 잘 사용하지 않는다. 우측 회선안진이란 동공 upper pole이 우측귀를 향해 회선하는 안진을 의미하고, 좌측 회선안진은 동공 upper pole이 좌측귀를 향해 회선하는 안진을 의미한다.

## 1.9 중추성두위안진

어지럼 환자를 진료하는 중 간혹 중추성 질환이 두위안진의 원인인 경우가 있고, 이러한 소견을 중추성두위안진 *central positional nystagmus, CPN* 이라고 한

표 2-3 중추성두위안진을 유발하는 질환

| Etiologies of central positional nystagmus, CPN | Chances of identifying CPN in patients with each etiology |
|---|---|
| During an attack of vestibular migraine | 90% |
| Infratentorial tumors | 20-78% |
| Isolated cerebellar stroke | 50% |
| Acute central vestibular syndrome | 33% |
| Diffuse cerebellar disease | 15% |
| Multiple sclerosis | 6% |
| Autoimmune/paraneoplastic diseases | Not clear |

다. CPN의 정의는 머리 자세 변화에 따른 중력이 안진을 유발하지만, 중추전정소뇌경로 *central vestibulocerebellar pathway* 의 질병으로 인하여 발생하는 안진을 의미한다.[11]

가장 흔히 관찰되는 형태의 CPN은 누워머리돌리기검사에서 원지성 방향전환 두위안진 *apogeotropic direction changing positional nystagmus* 을 보이는 환자들과 Dix-Hallpike 자세에서 하향 두위안진 *positional down beat nystagmus* 를 보이는 환자들이다. 마치 이석증과 같이 자세 변화에 따라 안진이 발생하기 때문에 오진의 위험이 있다. 표 2-3에 기술된 다양한 질환들이 CPN을 유발할 수 있다. 이들 질환을 이석증과 감별하는 것은 학문적으로도 중요하지만, 법적 책임과도 연관이 있어 주의가 필요하다.

진료중 가장 흔하게 접하는 CPN의 원인은 전정편두통이다. 대부분(70~100%)의 전정편두통 환자는 두통과 어지럼이 발생하는 그 순간 *ictal period* 에 다양한 자발안진과 두위안진을 보인다(수평, 수직, 방향변동성, 회선안진 등).[14]

두통과 어지럼이 없는 순간 *interictal period* 에도 약 절반에서 두위안진을 보인다.[17]

전정편두통에서 관찰되는 CPN이 이석증과 다른 점은 crescendo and decrescendo 양상을 보이지 않고 안진의 강도가 약하며, 다소 오랜 시간 안진이 계속 지속된다는 점이다.[10]

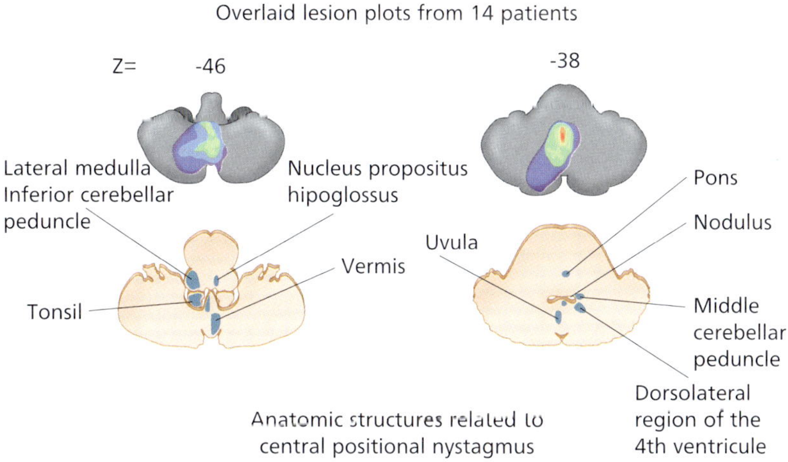


그림 2-8 중추성두위안진과 관련된 해부학적 구조물

두번째로 흔한 질환은 제4뇌실 근처에 발생하는 뇌종양이다. 소뇌 결설 *nodulus* 과 소뇌목젖 *uvula* 로 연결된 중추신경경로에 이상이 발생하는 것이 뇌종양으로 인한 CPN의 기전으로 추정된다.[3]

여러 CPN 환자에서 병변의 위치를 overlay plotting한 결과 공통적으로 이환된 병변의 위치는 그림 2-8과 같다. 소뇌 또는 소뇌와 연결된 신경경로가 포함되며 모두 제4뇌실 근처이다. 이석증과 CPN을 손쉽게 구분할 수 있는 방법은 없지만, 환자가 고령이거나 뇌혈관질환의 위험인자가 많거나, 기존에 이미 뇌질환이 진단된 경우라면 의심할 수 있다. 이학적 검진이 추적인 정보를 제공하게 되며, 이석증과 CPN을 감별하는 방법에 대해서는 앞서 표 2-2 정리하였다. 안진이 하나의 평면에서만 발생하면 uniplanar한 안진이라 하며, 여러 평면에서 안진이 유발되는 경우 multliplanar한 안진이라고 한다. 예를 들어 한 환자에서 머리 자세에 따라 수평 안진이 나타나기도 하고, 다른 자세에서는 수직안진이 나타나는 경우가 multliplanar에 해당한다. 머리 자세에 따라 자극된 반고리관 평면과 안진이 발생하는 평면이 일치하는 경우 aligned 되어 있다고 하며(Ewald 1법칙), 서로 다른 평면에 존재하는 경우 mis-aligned로 구분한다. 전형적인 이석증 안진은 uniplanar하고 머리 자세에 따라 안진의 방향이 aligned되어 있는 것이 특징이다. 모든 CPN의 절대적인 특징은 아니지만, 머리 자세와 안진이 ① mis-aligned된 경우, ② multliplanar한 안진을 보이는 환자는 이석증보다는 CPN의 가능성을 의심해야 한다. 더불어 ③ 순수하게 회선안진만 나타나는 경우, 그리고 ④ 순수하게 수직 안진만 나타나는 경우도 CPN을 의심해야 한다. CPN이 의심되는 경우 조영제를 이용한 조영증강영상과 diffusion-weighted image를 포함한 brain MRI를 촬영하는 것이 권장된다.

## 1.10 진단 기준

이석증 진단과 치료에 있어 가장 중요한 기준이 되는 문헌은 2015년 발표된 바라니 학회의 진단기준과 2017년 발표된 미국 이비인후과학회 임상진료지침이다.[2]

바라니 학회의 진단기준의 중요한 특징 중 하나는 probable과 possible 이석증을 포함시킨 점이다(표 2-4). Probable 이석증은 이석증에 해당하는 증상은 모두 만족하였나, 전형적인 안진이 관찰되지 않는 경우이다. 예를 들어 1주일 전까지 전형적인 증상이 있었는데, 병원에 내원한 시점에는 안진이 더이상 관찰되지 않는다면 probable 이석증으로 진단할 수 있다. 안진도 없고, 증상도 진단기준에 부합하지 않는 경우 possible 이석증으로 진단할 수 있다. 미국 이비인후과학회 진료지침과 달리, 바라니 학회 진단기준은 수직반고리관과 수평반고리관 사이 안진을 유발하는 자세에 대해 엄격한 제한을 정하지 않았다. 즉 상향 회선의 전형적인 안진이 확인되면, 누워머리돌리기검사에서 어지럼이 유발된 경우에도 뒤반고리관 이석증 진단이 가능하다. 이는 위에서 설명한 Ewald 1법칙과도 잘 부합한다. 진단기준에서 "증상"의 지속시간과 "안진"의 지속시간을 구분해서 명시한 것도 중요하다(표 2-4). 안진 지속시간은 관내결석증인 경우 1분 미만, 팽대부릉결석증인 경우 1분 이상으로 정의하였다. 그러나 어지럼 증상의 지속시간은 관내결석증인 경우 1분 미만으로 정해져 있는 반면, 팽대부릉결석증인 경우 기준이 없다. 그 이유는 팽대부릉결석증 환자들이 집에서 증상을 경험하

표 2-4 바라니 학회의 이석증 진단기준

| | Provocation | Symptom duration | Nystagmus | Nystagmus duration |
|---|---|---|---|---|
| **Posterior canal, canalolithiasis** | lying down or turning over in the supine position | <1 min | upper pole of the eyes beating toward the lower ear combined with vertical nystagmus beating upward | <1 min |
| **Posterior canal, cupulolithiasis** | lying down or turning over in the supine position | NA (usually less than 1 minute) | torsionally with the upper pole of the eye to the lower ear and vertically upward by half Dix-Hallpike maneuver | >1 min |
| **Horizontal canal, canalolithiasis** | lying down or turning over in the supine position | <1 min | Geotropic DCPN | <1 min |
| **Horizontal canal, cupulolithiasis** | lying down or turning over in the supine position | NA (usually less than 1 minute) | Apogeotropic DCPN | >1 min |
| **Anterior canal, canalolithiasis** | lying down or turning over in the supine position | <1 min | Down beating byone or both sides DH test | <1 min |
| **Probable BPPV** | lying down or turning over in the supine position | <1 min | No nystagmus | NA |
| **Possible BPPV** | Symptoms are missing one of the criteria | NA | NA | NA |

DCPN, direction changing positional nystagmus; NA, not applicable.

게 되면 너무 어지러워서 해당 자세를 유지하지 못하고, 빨리 제자리로 바로 돌아오게 되는데 그 시간이 1분 이내이기 때문이다. 즉 관내결석증과 팽대부릉결석증을 구분하는 기준으로는 어지럼 증상의 지속시간은 사용하지 않는다.

## 1.11 비전형적인 이석증 환자의 치료

전형적인 이석증은 뒷 장에 소개된 반고리관별 특화된 이석정복술을 시행한다. 비전형적인 안진을 보이거나 안진이 불명확한 환자는 치료 계획 수립시 추가적인 고민이 필요하다. 여러 반고리관에 이석증이 발생한 경우라면 증상 또는 안진이 더 심한 반고리관부터 치료하는 것이 일반적이다. 그러나 안진이 복잡한 환자는 어느 반고리관에 이석증이 발생한 것인지 구분이 어렵다. 이 경우 신뢰도가 더 높은 안진검사를 기준으로, 가능성 높은 가설에 따라 치료를 진행한다. 예를 들어, 우측 뒤반고리관 그리고 좌측 수평반고리관 이석증을 시사하는 소견이 발견되었다면 실제 양측 귀에 이석증이 각각 존재할 가능성은 작다. 두부 수상 이후 양측귀에 발생하는 이석증이 문헌상에 보고되기도 하지만, 확률적으로 일측 귀에 이석증이 발생할 가능성이 더 높다. 수평반고리관 이석증의 병측 진단은 좌우 누워머리돌리기 검사의 안진 크기 비교를 통해 결정된다. 안진의 크기는 검사 시점에 따라 조금씩 편차가 있을 수 있어 수평반고리관 이석증 측별 진단은 오류의 가능성이 잠재해 있다. 반면 뒤반고리관 이석증의 측별 진단은 안진 회선성분의 방향으로 결정되기 때문에, 오류의 가능성이 적다. 검사 시점에 따라 회선성분의 크기가 커지거나 작아지는 것은 가능하지만, 안진의 방향은 변하지 않기 때문이다(Ewald 1법칙). 이에 위 환자는 측별 진단 신뢰도가 더 높은 Dix-Hallpike 검사를 기준으로 우측 뒤반고리관과 우측 수평반고리관 치료를 먼저 시도해 볼 수 있다. 함께 발생한 다른 이과적 질환도 중요한 단서를 제공한다. 돌발성난청 환자에서 이석증이 병발한 경우, 두 질환은 같은 귀에 발생할 가능성이 높다. 안진검사 결과가 비전형적이라면 순음청력검사 결과 난청이 발생한 귀의 이석증을 먼저 치료하는 것이 좋다.

Probable과 possible 이석증의 경우, 치료 방법에 대해 이견이 있을 수 있다. 이석증은 자연관해 가능성이 매우 높기 때문에 지켜보는 방법이 있고, 비특이적 이석증 치료에 해당하는 Brandt-Daroff 운동을 시도해 보는 것도 가능하다. 다음날 아침 이른 시간에 환자를 불러, 다시 검사를 시행하면 정확한 진단이 가능한 경우도 있다. 잠을 자는 것과 같이 고정된 자세를 오래 유지하면, 이석 부유물들은 중력기준 가장 낮은 부분 *dependent portion* 으로 가라앉아 모이게 된다. 이때 검사를 시행하면 뭉쳐진 이석들이 전형적인 안진을 유발할 가능성이 높다. 반면 일상활동 과정에서 머리를 계속 움직이게 되면, 오후에는 이석 부유물들이 흩어지게 되어 안진이 약해진다. 연구를 통해 증명된 것은 아니지만, 이석증 검사를 아침 일찍 시행하면 전형적인 안진을 관찰할 가능성이 더 높을 것으로 추정된다. 아주 짧은 간격의 재발이라면, 수 일 전에 이환된 반고리관에 맞추어 다시 치료를 시작하는 방법이 가능하다. 간혹 probable 또는 possible 이석증 환자에게 전정억제재를 장기 처방하는 일반의가 있으나 이는 미국 이비인후과학회 진료지침에서도 권장하지 않는 치료 방법이다.

## 1.12 치료의 원리와 추적관찰

이석정복술을 통해 난형낭으로 되돌아온 이석이 난형낭에서 계속 부유한다면, 이석증 재발의 위험 요소가 될 수 있다. 그러나 다행히 난형낭으로 돌아온 이석이 macula에 접촉하면 강하게 유착되어 떨어지지 않는 것으로 알려져 있다.[13]

더불어 일부 이석은 내림프액에 녹아 흡수되며, 부유하는 이석의 흡수에 dark cell이 중요한 역할을 하는 것으로 알려져 있다.[18]

이러한 이유로 이석증은 치료하지 않아도 자연관해의 가능성이 높다. 그러나 에플리치환술 등 이석정복술을 시행하면, 자연관해에 비해 증상이 호전될 odds ratio가 3~40배로 매우 높기 때문에 미국 임상진료지침에서도 이석정복술을 시행하도록 권고한다. 치료 후에는 적어도 1달 이내에 환자를 다시 만나서 재평가 *reassessment* 하기를 권장한다. 재평가의 목표는 환자의 증상이 해결되었는지 확인하고, 오진의 가능성을 줄이며, 필요시 반복 치료를 시행하기 위함이다. 낙상의 위험을 방지하고 환자들에게 보다 좋은 삶의 품질을 보장하기 위한 안전장치 로서의 역할도 있다. 그러나 진료지침에서 명시한 재평가 시점은 꼭 1달째에 재진료를 권장하는 의미는 아니다. 우리나라 여건에서는 1일 또는 1주 이후라도 환자를 다시 만나서 재평가하는 것이 좋을 것으로 생각된다.

치료가 완전하게 잘 되었는지를 평가하는 방법으로는 1) 증상이 해결되었는지 평가하는 방법과, 2) 안진이 사라졌는지 평가하는 방법이 있다. 대부분의 연구는 두가지 모두를 사용하지만, 일반적으로는 증상의 유무가 더 중요하다. 이에 이석증 환자를 재평가 *reassessment* 하는 경우 먼저 증상이 남아 있는지 문진을 시행하고, 의사에 판단에 따라 반복 검사를 시행할 수 있다. 대부분의 연구는 1~2번의 반복 치료가 필요하다고 보고한다. 이에 처음 진료시부터 환자에게 반복치료가 필요할 수 있음을 안내하는 것이 의사-환자 관계를 공고히 하는데 도움이 된다. 한번의 치료로 어지럼이 완전히 해결되지 않는 이유에 대해서는 다양한 가설이 있다. 1) 어지럼을 유발하는 이석이 수 십 개 - 수 백 개이기 때문에 치료 이후에도 이석이 일부 남을 수 있다. 2) 이석과 더불어 난형낭의 macula gelatinous matrix가 함께 반고리관으로 유입될 수 있다. Matrix는 끈적끈적하기 때문에 반고리관 벽 등 주변 구조물에 유착하는 경우 치료를 방해할 수 있다. 3) 이석 덩어리들이 반고리관의 좁은 병목 부분을 통과하지 못할 수 있다. 4) 부유하는 이석은 모두 해결되었지만, 난형낭 등 말초 전정기능의 문제로 비특이적인 어지럼이 남을 수 있다. 5) 이석증은 해결되었지만, 환자에게 심리적 불안이 남을 수 있다. 치료 이후 환자가 어지럼을 계속 호소하는 경우, 다양한 원인 중 어느 것이 주된 원인인지 평가하여 추가 치료를 시행하는 것이 권장된다. 미국 이비인후과 진료지침에 따르면, 전형적인 이석증 환자에게 평형기능 검사가 불필요하다고 권고한다. 그러나 적절한 치료 이후에도 이상과 같이 어지럼이 계속 남아 있는 경우 평형기능 검사가 필요하다.

이석증은 재발이 흔하다. 일반적으로 치료 직후에 재발이 가장 많고 시간이 지날수록 재발의 가능성이 점점 작아진다. 5년 시점을 기준으로 약

50%의 환자에서 이석증이 재발하는 것으로 추정된다. 재발은 동일한 반고리관에 발생하기도 하지만, 환자에 따라서는 다른 반고리관 심지어 반대쪽 귀에 발생하기도 한다. 두부 충격을 피하는 것이 이석증 재발을 막는데 효과가 있다고 하나, 일반적인 이석증 환자에게 실용적인 예방법은 아니다. 다만 일부 환자는 검도, 권투, 축구 헤딩 등 두부 충격이 반복적으로 발생할 만한 스포츠 활동을 하는 경우가 있고 이를 교정하는 것은 도움이 될 수 있다. 물구나무서기, 요가 자세, 잠자는 자세가 이석증의 재발과 연관이 있는지에 대해서는 이견이 있다.[15]

이론적으로는 난형낭 macula를 거꾸로 뒤집으면 중력에 의해 이석이 matrix로부터 유리될 가능성이 있고, 부유하는 이석이 반고리관 입구로 유입될 가능성이 높아질 수 있다. 그러나 어떤 머리 자세를 피해야 하는지에 대해서 근거가 명확하지는 않다. 재발이 많은 경우, 여성호르몬 치료, 비타민D 치료, 칼슘제재 치료 등을 고려할 수 있다. 무작위 대조군 연구에 따르면 비타민D 치료가 재발의 가능성을 일부 낮출 수 있다.[8]

그러나 어떤 방법도 재발의 가능성을 완전히 차단할 수는 없다. 이에 치료가 완료된 이후 재발의 가능성에 대해 환자에게 설명하고, 재발시 대응 방법을 교육하는 과정이 필요하다.

## 1.13 고령 환자와 어린이 환자에서 고려점

노인 환자는 몇 가지 고려할 점들이 있다. 1) 허리와 목 등 움직임에 제한이 있는 경우 정확한 검사가 어렵다. 2) 환자의 증상이 비전형적이거나 환자가 자신의 증상을 정확하게 표현하지 못하는 경우가 있다. 어지럼이 아닌 다른 이유로 노인 환자들에게 전정기능검사를 수행한 결과, 약 9%에서 이석증이 발견된다는 보고가 있다. 3) 중추성 질환이 병발하거나 중추성 질환을 이석증으로 오진할 수 있다. 이석증은 노화에 따라 유병율이 증가하는데, 중추성 어지럼 질환의 유병율도 함께 증가하기 때문에 주의가 필요하다. 4) 이석증으로 인하여 낙상이 발생하거나, 일상생활에 큰 제약이 발생하기도 한다. 5) 허리와 목 움직임 제약으로 치료를 수행하지 못하거나, 치료 이후 지속적인 어지럼을 호소할 가능성이 있다. 고령 이석증 환자인 경우, 이러한 문제들을 사전에 이해하면 오진을 피하고 치료효과를 높일 수 있다. 예를 들어 허리와 목 통증이 있는 경우, 환자를 의자에 고정하고 자유롭게 회전시킬 수 있는 TRV chair가 도움이 될 수 있다.[1]

생후 1~2살 이내의 아주 어린 환자에서도 이석증이 발생할 수 있다. 그러나 일반적으로는 두부 수상 등 이차적 이석증이 아니라면, 어린이에서 이석증이 발생할 가능성이 높지 않다. 어린이의 경우 질문을 이해하지 못하고 자신의 증상을 표현하는데 어려움이 있다. 또는 환아가 자신의 증상을 열심히 설명한 경우라도, 어지럼 지속 시간 등 추상적 개념에 대한 문진 신뢰도가 높지 않다. 검사를 수행하는 경우, 비디오안진검사 고글의 크기가 환아의 머리에 맞지 않거나, 눈 사이 거리를 조정할 수 없어 한쪽 눈만 측정해야 하는 경우가 있다. 환아가 검사를 무서워하거나, 협조하지 않아 검사를 중단해야 하는 경우도 종종 발생한다. 이러한 어려운 점들을 해결하고자 해외에는 어린이에 특화된 장비와 검사를 구축하고, 어린이 환자만 진료하는 어지럼 클리닉을 운영하기도 한다. 예를 들어, Ulmer vHIT 장비는 머리에 착용하는 고글 없이 정면에 설치된 고속카메라를 이용하기 때문에, 아주 어린 환자에서도 비디오두부충동검사를 수행할 수 있다.[16]

## 참고문헌


1. Abdulovski S, Klokker M. Repositioning Chairs in the Diagnosis and Treatment of Benign Paroxysmal Positional Vertigo - A Systematic Review. J Int Adv Otol 2021;17:353-360
2. Bhattacharyya N, Gubbels SP, Schwartz SR, et al. Clinical Practice Guideline: Benign Paroxysmal Positional Vertigo (Update). Otolaryngol Head Neck Surg 2017;156:S1-S47
3. Choi JY, Kim JH, Kim HJ, Glasauer S, Kim JS. Central paroxysmal positional nystagmus: Characteristics and possible mechanisms. Neurology 2015;84:2238-2246
4. Curthoys IS, Oman CM. Dimensions of the horizontal semicircular duct, ampulla and utricle in the human. Acta Otolaryngol 1987;103:254-261
5. Daocai W, Qing W, Ximing W, Jingzhen H, Cheng L, Xiangxing M. Size of the semicircular canals measured by multidetector computed tomography in different age groups. J Comput Assist Tomogr 2014;38:196-199

6. Horii A, Kitahara T, Osaki Y, et al. Intractable benign paroxysmal positioning vertigo: long-term follow-up and inner ear abnormality detected by three-dimensional magnetic resonance imaging. Otol Neurotol 2010;31:250-255
7. House MG, Honrubia V. Theoretical models for the mechanisms of benign paroxysmal positional vertigo. Audiol Neurootol 2003;8:91-99
8. Jeong SH, Kim JS, Kim HJ, et al. Prevention of benign paroxysmal positional vertigo with vitamin D supplementation: A randomized trial. Neurology 2020;95:e1117-e1125
9. Jung S, Jung JY, Rhee CK, Suh MW. Competence in Suppressing the Visual Fixation among Different Types of Frenzel Glasses. Res Vestib Sci 2010;9:134-138
10. Lechner C, Taylor RL, Todd C, et al. Causes and characteristics of horizontal positional nystagmus. J Neurol 2014;261:1009-1017
11. Lemos J, Strupp M. Central positional nystagmus: an update. J Neurol 2022;269:1851-1860
12. Merchant SN, Nadol JB. Schuknecht's Pathology of the Ear: People's Medical Publishing House-USA, 2010
13. Otsuka K, Suzuki M, Shimizu S, et al. Model experiments of otoconia stability after canalith repositioning procedure of BPPV. Acta Otolaryngol 2010;130:804-809
14. Polensek SH, Tusa RJ. Nystagmus during attacks of vestibular migraine: an aid in diagnosis. Audiol Neurootol 2010;15:241-246
15. Shim DB, Kim JH, Park KC, Song MH, Park HJ. Correlation between the head-lying side during sleep and the affected side by benign paroxysmal positional vertigo involving the posterior or horizontal semicircular canal. Laryngoscope 2012;122:873-876
16. Wiener-Vacher SR, Wiener SI. Video Head Impulse Tests with a Remote Camera System: Normative Values of Semicircular Canal Vestibulo-Ocular Reflex Gain in Infants and Children. Front Neurol 2017;8:434
17. Young AS, Nham B, Bradshaw AP, et al. Clinical, oculographic, and vestibular test characteristics of vestibular migraine. Cephalalgia 2021;41:1039-1052
18. Zucca G, Valli S, Valli P, Perin P, Mira E. Why do benign paroxysmal positional vertigo episodes recover spontaneously? J Vestib Res 1998;8:325-329

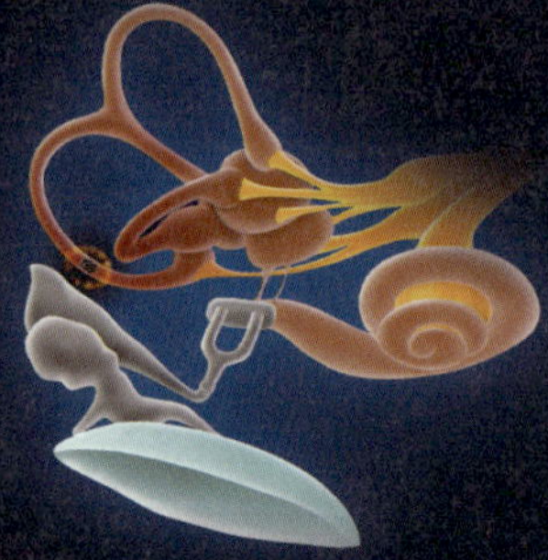

# 2.2 뒤반고리관 이석증의 진단과 치료

건국대학교 김창희/울산대학교 박홍주

## 1.1 서론

이석증(양성돌발두위현훈, benign paroxysmal positional vertigo, BPPV)은 가장 흔한 말초성 어지럼의 원인 중 하나이며, 머리 움직임에 의해 반복적으로 유발되는 짧은 체위성 어지럼을 특징으로 한다. 이석증은 뒤반고리관 *posterior semicircular canal, PSCC* 에서 가장 호발하는 것으로 알려져 있으며, 이는 반고리관들 중에 뒤반고리관이 일상생활에서 취하는 대부분의 자세에서 가장 중력 방향으로 낮은 곳에 위치하기 때문인 것으로 알려져 있다. 머리 위치 변화에 따른 뒤반고리관 내 이석 입자의 중력 의존적 움직임과 이에 따른 내림프액의 흐름은 반고리관내 결석형 *canalolithiasis type* 이석증의 발생 메커니즘으로 받아들여지고 있다.[5,24,44] 한편, 뒤반고리관 팽대부마루 결석형 *cupulolithiasis type* 이석증의 개념은 비교적 최근에 많은 관심을 받고 있는데,[9,11,22,23,25,46] 최근 바라니 학회에서 이에 대한 진단기준이 제시되기도 하였다.[1,44] 반고리관내 결석형 이석증과 비교해서 팽대부마루 결석형 이석증의 가장 구별되는 특징으로는 체위성 안진의 지속 시간이 1 분 이상 지속된다는 것이며, 이석 입자가 뒤반고리관 팽대부마루에 부착되어 머리 위치와 중력의 상대적인 방향에 따라 팽대부마루가 굽어지는 것이 병태생리로 받아들여지고 있다.[39,40,48]

## 1.2 PSCC canalolithiasis의 진단과 치료

### 진단

이석증의 정확한 진단을 위해서는 이석증의 병태생리에 대한 이해와 함께 전정안반사 *vestibulo-ocular reflex* 에 대한 지식을 잘 숙지하고, 환자의 문진에서 머리의 움직임에 의해 반복적으로 유발되는 짧은 시간동안 지속되는 체위성 어지럼을 확인해야 한다. 특히, 잠을 자기 위해 눕는 순간, 새벽에 잠자리에서 일어날 때나 돌아누울 때, 신발을 신기위해 고개를 숙이거나 위에 있는 물건을 집기 위해 고개를 위로 젖힐 때 어지럼을 느끼는 경우가 많다. 위와 같은 병력청취를 바탕으로 각 반고리관에 특이적인 *canal-specific* 진단적 체위 검사를 시행함으로써 이석증을 진단할 수 있다. 이 때, 어지럼과 함께 유발되는 안구운동의 안진 방향을 잘 확인하고, 진단에 도움이 되는 다른 임상적 특징, 즉 잠복기나 지속시간 등을 잘 확인해야 한다. 뒤반고리관의 관내 결석형 이석증의 진단을 위한 체위성 안진 유발 검사로 가장 많이 사용되고 있는 것은 Dix-Hallpike 검사이다(그림 2-9).[4,15,44] 그림 2-9의 A에서와 같이 환자를 앉힌 상태에서 고개를 병변 방향으로 45° 정도 돌리게 되면 병변측의 뒤반고리관이 시상면과 평행한 면에 위치하게 되고, 이석 입자는 중력의 영향을 받아 뒤반고리관 내에서 가장 낮은 부위에 위치하게 된다. 이 후 그림 2-9의 B에서와 같이 환자를 눕히면서 머리를 뒤로 약 20° 더 낮게 하여 처음의 위치에서 110° 도 정도 젖혀지게 한다. 이처럼 뒤반고리관이 시상면 상에서 회전하게 되면 주변 내림프액보다 무거운 이석 입자에 대한 중력의 작용이 가장 효과적으로 전달될 수 있기 때문에 Dix-Hallpike 검사가 뒤반고리관 관내 결석형 이석증의 가장 기본적인 검사가 되었다고 할 수 있겠다. 그림 2-9B의 왼쪽 패널에서 보는 바와 같이 이석 입자의 움직임은 내림프액의 흐름을 유발하고, 이는 난형낭에서 멀어지는 방향으로 팽대부마루를 구부러지게 하여 해당 뒤반고리관이 자극되게 된다. 뒤반고리관의 자극은 전정안반사를 통해 동측의 상사근과 반대쪽의 하직근을 수축시키게 되어 안진의 빠른 성분이 병변쪽으로 향하는 회선성분과 상향 안진

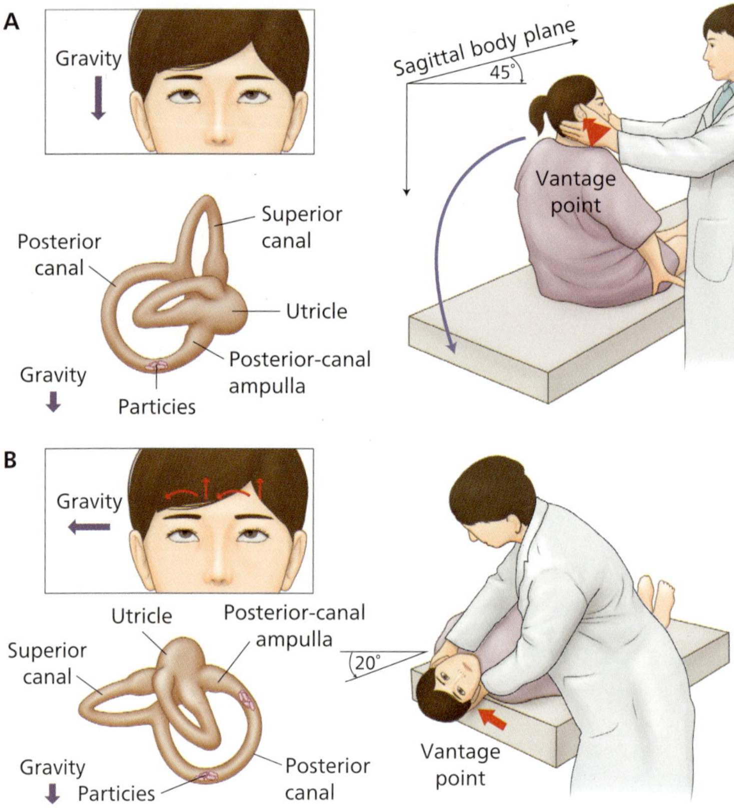


그림 2-9 뒤반고리관 관내 결석형 이석증 진단을 위한 Dix-Hallpike 검사. **(A)** 오른쪽 뒤반고리관이 이환 되었다고 가정할 경우, 검사자는 환자의 오른쪽에 서서 환자의 머리를 오른쪽으로 45° 회전시켜 오른쪽 뒤반고리관을 신체의 시상면과 평행하게 정렬한다. 이 때, 이석 입자는 뒤반고리관 내에서 중력 방향으로 가장 아래쪽에 위치하게 된다. **(B)** 검사자가 환자를 이 자세에서 110° 정도 눕히게 되면, 이석 입자의 움직임이 유발되고 그림에서 보는 바와 같이 수초의 잠복기 후에 상방 그리고 환측으로 향하는 회선 성분의 안진이 관찰된다. (source: Bhattacharyya et al., 2017)

이 관찰된다. 보통, 안진은 1~5초의 잠복기 후에 나타나기 시작하며, 안진의 지속시간은 대부분 1분 이내이다. 물론 이런 특징적인 안진이 관찰됨과 동시에 환자는 대부분 심한 회전성 어지럼 증상을 호소한다. 나안으로 환자의 안진을 자세히 관찰하지 못할 수 있으므로, 가능하면 프렌젤 안경이나 비디오 고글을 환자에게 씌우고 안진을 관찰하는 것을 추천한다. 또한, 안진을 관찰하는 동안에는 환자에게 가능한 크게 눈을 뜨고 있도록 미리 수지시켜야 하고, 검사 중 유발되는 심한 어지럼으로 인해 심한 불안감을 느낄 수 있으므로 이에 대한 사전 설명도 필요하다. 가끔, 환자가 눈을 뜬 상태로 너무 오래 유지하려다 보면 눈시림이 발생하고 안구운직임을 방해할 수 있으므로 안진 관찰에 지장이 없는 선에서 가끔 눈을 깜빡이도록 환기시키는 것도 필요하다. Dix-Hallpike 검사 시 눕힌 상태에서 다시 원래 위치로 앉힐 때 안진의 방향이 반대로 나타나는데 이러한 현상을 “reversability”라고 한다. 또한, Dix-Hallpike 검사를 반복적으로 수행하면 유발되는 안진의 세기가 감소하거나 관찰되지 않는 피로현상 *fatigability* 이 나타나는데 이는 반복되는 검사에 의해 이석 입자들이 흩어지거나 중추의 전정보상에 의해 나타나는 것으로 추정되고 있다. 외상이나 수술로 인해 경추부를 자유롭게 움직일 수 없거나, 고령의 환자에서 경추부의 움직임에 제한이 있는 경우에는 Dix-Hallpike 검사에서와 같이 머리를 검사대보다 더 낮게 신전시킬 수 없기 때문에, 이런 경우에는 Semont (side-lying) 검사가 추천된다(그림 2-10).[13] 이 검사에서는 환자를 병변 반대측으로 고개를 45° 돌리고, 병변측으로 빠르게 옆으로 눕히고 1분간 안진을 관찰한다. 이 때 병변측 Dix-Hallpike 검사에서와 마찬가지로 안진의 빠른 성분이 병변쪽으로 향하는 회선성분과 상향 안진이 관찰된다. 그 후 고개를 그대로 유지한 채 앉히면 반대방향의 안진이 1분 이내로 관찰된다 *reversability*.

바라니 학회에서 제시하는 뒤반고리관 관내 결석형 이석증의 진단기준은 다음과 같다.[44]

(1) Recurrent attacks of positional vertigo or positional dizziness provoked by lying down or turning over in the supine position: 반복적인 체위성 현훈과 함께, 환자는 지속적인 약한 자세 불안정 *unsteadiness* 를 호소하기도 하는데 이런 증상은 이석증이 성공적으로 치료된 이후에도 어느정도 지속될 수 있다.[14,38] 이석증에서는 체위성 현훈 *verti-*

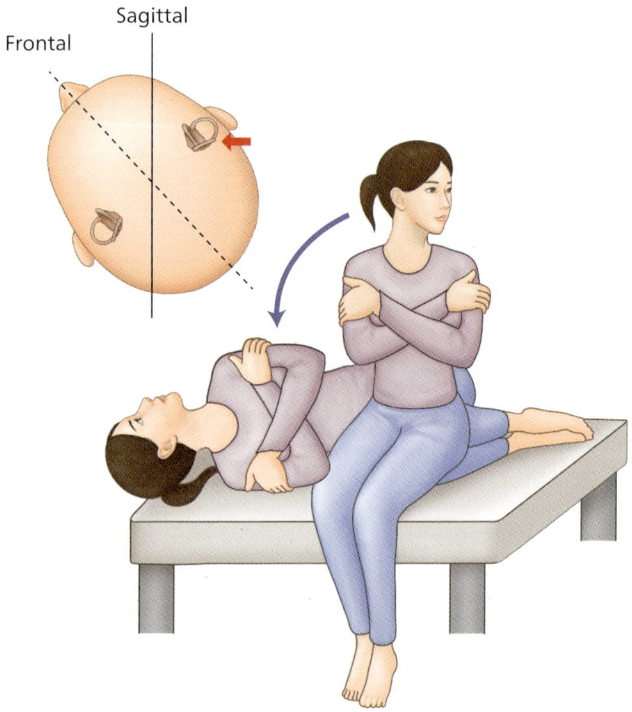


그림 2-10 Semont (side-lying) 검사. 우측 뒤반고리관 관내 결석형 이석증의 경우, 고개를 좌측으로 돌리고 오른쪽 옆으로 눕게 한다. 검사자는 환자의 머리를 잡고 동작이 자연스럽게 이루어지도록 도와주고 환자는 팔짱을 끼게 하여 부적절하게 동작이 멈추어지지 않도록 한다. (source: Cohen, Otol Neurotol, 2005)

*go* 이 전형적인 증상이지만 체위성 어지럼 *dizziness* 을 종종 호소하기도 한다. 어지럼 발작 중에 동반할 수 있는 다른 증상으로 주변 환경이 움직이는 것 같은 시각적 감각인 "external vertigo", 자세 불안정, 그리고 오심, 구토, 발한, 심계항진 등과 같은 자율신경계 증상이 흔하다. 이석증에서의 체위성 어지럼은 기립성 어지럼과 구별해야 하는데, 기립성 어지럼은 다른 체위 변화에서는 어지럼이 발생하지 않고 일어나는 동작에서만 증상이 유발된다는 감별점이 있다.[6] 체위성 어지럼은 고개를 숙이거나, 드는 등 다양한 머리 움직임에서 유발될 수 있다.

(2) Duration of attacks < 1 min: 체위성 어지럼의 지속 시간에 대해서 환

자들은 심한 현훈을 실제 안진 지속시간보다 더 길게 느끼는 경향이 있다. 그리고, 발작성 어지럼이 끝난 후 잔존 어지럼의 경우 실제로 몇 분에서 길게는 몇 시간까지 지속되는 경우가 종종 있다. 그렇지만, 이석증의 어지럼 지속 시간은 1분 이내로 끝나는 것이 보통이고, 만약 이보다 길게 지속된다면 다른 진단의 가능성을 반드시 고려해야 하겠다.

(3) Positional nystagmus elicited after a latency of one or few seconds by Dix-Hallpike maneuver or side-lying maneuver (Semont diagnostic maneuver). The nystagmus is a combination of torsional nystagmus with the upper pole of the eyes beating toward the lower ear combines with vertical nystagmus beating upward (toward the forehead) typically lasting < 1 min: 이석정복술 후 체위성 안진이 사라진다면 이석증 진단의 가능성이 더욱 높아진다. 안진의 잠복기는 길게는 40초까지 길 수 있기 때문에 주의를 요한다.[2] Dix-Hallpike 검사로 유발되는 체위성 안진은 병변측 눈에서는 회선성분이 건측 눈에서는 수직성분이 더 두드러지게 관찰되는 경향이 있다.[20] 만약 주시고정을 시킬 경우에는 수직성분의 안구운동이 더 잘 억제가 되는 경향이 있기 때문에 주로 회선성분의 안진이 관찰된다. 또한, 검사 중 환자가 어느 쪽을 주시하는가에 따라서도 안진의 양상이 영향을 받는데, 병변측을 주시하면 회선성분이 더 뚜렷이 관찰되고, 건측을 주시하면 수직성분이 더 뚜렷이 관찰된다.[7] 체위성 안진은 대부분의 경우 40초 이상 지속되지는 않으며, 안진의 세기가 증가했다가 감소하는 crescendo-decrescendo 양상을 보이는데, 안진의 세기가 증가하는 속도가 나중에 감소하는 속도보다 더 빠른 경향을 보인다.[2] Dix-Hallpike 검사 후 원래 위치로 환자를 앉혔을 때 반대방향의 안진이 관찰되는데 *reversibility*, 이 때의 안진은 일반적으로 본 검사 시의 안진보다 세기가 약하고 지속 시간도 짧다. 검사를 반복할 경우 안진의 세기와 유발되는 어지럼의 정도가 줄어드는 피로현상 *fatigability* 도 흔히 관찰되는 현상이다.

(4) Not attributable to another disorder: 바라니학회에서는 다음의 내용을 더 추가 기술하고 있다. 뒤반고리관의 관내 결석형 이석증은 이석증

중에서 80~90%로 압도적으로 흔한 아형이며,[34] 우측이 좌측보다 약간 더 호발하는 것으로 알려져 있다.[45] 양측성 뒤반고리관 이석증은 그리 드물지 않게 관찰할 수 있으며, 머리 외상 후 더 호발하는 것으로 알려져 있다.[27] Dix-Hallpike 검사를 시행할 때 머리 위치와 이로 인한 뒤반고리관의 정렬을 제대로 하지 않을 경우에 일측성 뒤반고리관 이석증이 양측성 병변으로 오인될 수도 있으므로 주의를 요한다.[42] 간혹 Dix-Hallpike 검사에서 특징적인 안진이 유발되지는 않지만 회전성 어지럼을 호소하고 증상의 발현에 잠복기와 피로현상을 나타낼 때, 아직 논란이 있지만, 주관적 이석증 *subjective BPPV* 이라고 할 수 있다. 이석증의 전형적인 병력이 있고, 이석정복술로 증상이 호전되는 경우에는 특징적인 체위성 안진이 관찰되지 않더라도 이석증이 원인질환일 가능성이 높다고 *possible BPPV* 알려져 있으며,[43] 아마도 안진을 일으킬 만큼의 충분한 양의 이석 입자들이 뒤반고리관 내에 존재하지는 않지만, 주관적인 증상을 일으키기에는 충분한 정도의 양은 있기 때문일 것으로 추정하고 있다.[21]

앞에서 기술한 바와 같이 Dix-Hallpike 검사 시에 환자에게 좌우 어느 한쪽을 주시하도록 하고 안진을 관찰하면 진단에 도움을 받을 수 있다(그림 2-11). 상사근은 안와 내에서 앞으로 진행하다가 활차 *trochlea* 에서 방향이 꺾여 후방, 외측 방향으로 진행하여 안구의 상부에 부착되어 작용을 나타내기 때문에, 그 기능은 동측 안구의 내회선(일차기능)과 하방이동(이차기능)이 된다(그림 2-11A). 그림에서와 같이 예를 들어 우측 뒤반고리관 관내 결석형 이석증에서 우측 Dix-Hallpike 검사를 시행했을 때 병변 반대 쪽을 주시할 때는 하방편위가 주로 이루어지므로 상향 수직안진이 주로 관찰되고, 병변 쪽을 주시할 때는 상사근의 수축이 안구를 내회선 시키는 역할을 주로 하여 향지성 회선 안진이 주로 관찰된다(그림 2-11B). 최근 Dix-Hallpike 검사 시에 환자의 불안감과 검사의 불편감을 감소시키기 위한 방편으로 기존의 Dix-Hallpike 검사를 약간 변형하여 환자의 어깨에 베개를 받치고 침상에 눕히는 modified Dix-Hallpike 검사가 소개되었다(그

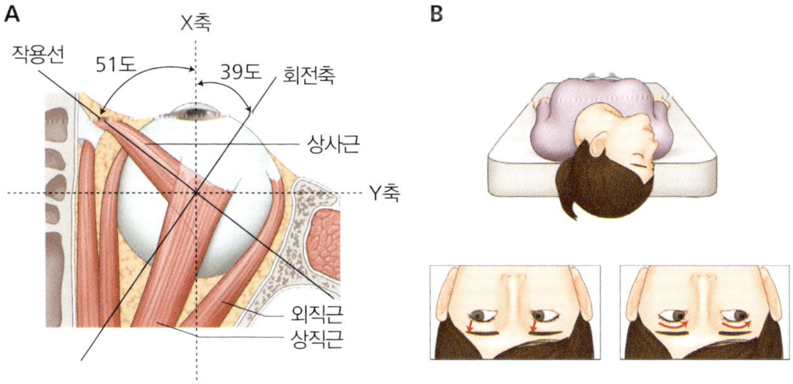


그림 2-11 우측 뒤반고리관 관내 결석형 이석증 환자에서 Dix-Hallpike 검사 도중 환자의 주시 방향에 따른 안진의 변화. **(A)** 우측 Dix-Hallpike 검사 시에 우측 안구에서는 상사근이 수축하게 되는데, 상사근은 활차 (trochlea)에서 방향이 꺽인 후 안구에 붙어 작용한다. 상사근의 작용선은 그림에서 X축과 51°의 각도를 이루고 있기 때문에 안구의 회전축과 X축 사이는 39°의 각도를 이루게 된다. **(B)** 따라서, 환자가 왼쪽(건측)을 주시하게 되면 상향의 수직 성분의 안진이 강조되며, 오른쪽(병변측)을 주시하게 되면 수로 회선 성분의 안진이 강조되어 관찰된다. (Source: 대한이비인후과학회 한글 교과서)

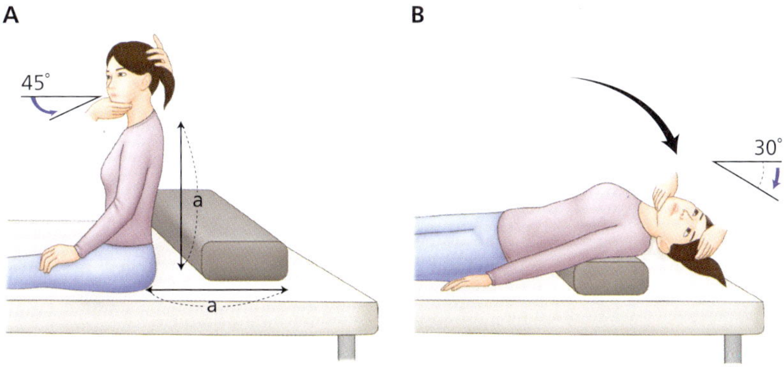


그림 2-12 Modified Dix-Hallpike 검사. **(A)** 앉은 상태에서 엉덩이와 어깨 사이의 거리를 재고 (a), 그 길이만큼 엉덩이에서 떨어진 위치에 10 cm 두께의 비교적 딱딱한 베개를 둔다. **(B)** 환자의 상체를 뒤로 젖힐 때 환자의 어깨와 등 상부가 베개 위에 놓여져 자연적으로 목의 신전이 일어나게 되고, 환자의 머리는 침상위에 놓여지게 되어 환자는 안정감을 느낄 수 있다. (source: Jeon et al., JVR, 2019)

림 2-12). 이 검사에서는 환자의 어깨와 등의 상부가 베개 위에 놓여지게 되고, 머리는 침상위에 놓여지게 되어 자연적으로 목이 신전 되고, 환자에게 안정감을 줄 수 있다. 기존의 Dix-Hallpike 검사와 비교하여, modified Dix-Hallpike 검사는 진단적 효용성이 떨어지지 않아, 목이 불편한 환자에서 사용할 수 있는 좋은 대체 검사로 알려져 있다.[26] 또한, 가쪽반고리관 이석증의 진단 및 이환측 확인 검사로 널리 쓰이고 있는 'bow and lean 검

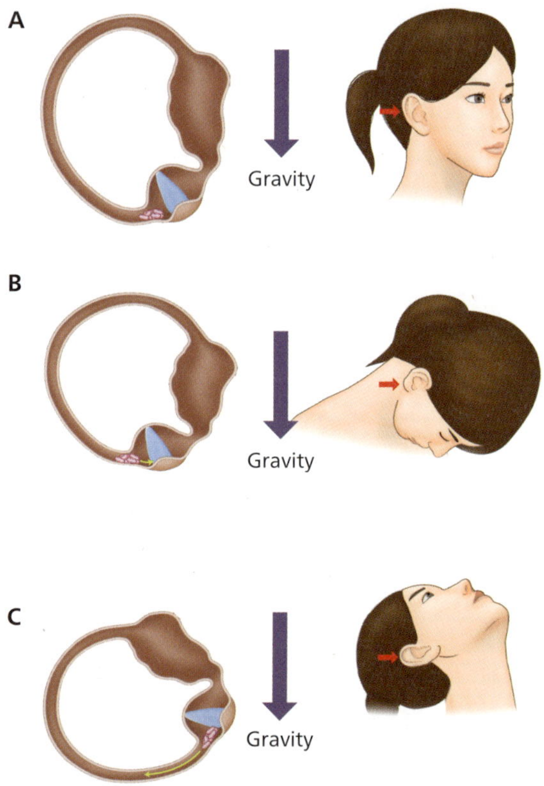


그림 2-13 우측 뒤반고리관 관내 결석형 이석증 환자에서 bow and lean 검사. **(A)** 앉은 자세에서 이석 입자가 중력의 영향을 받아 가장 낮은 부위에 위치하고 있다. **(B)** Bow 자세로 머리 위치를 바꾸면 이석 입자의 움직임이 발생하고, ampullopetal 방향으로 내림프액의 흐름이 유발되어 우측 뒤반고리관이 억제된다. **(C)** Lean 자세로 머리 위치를 바꾸면 이석 입자의 움직임이 반대로 발생하여 우측 뒤반고리관이 자극된다. (Source: Choi et al., Laryngoscope, 2018)

사'[12]를 뒤반고리관 이석증의 진단에 이용할 수 있다는 보고도 있다(그림 2-13).[10] 이 검사를 이용하면, 이비인후과 외래의 ENT chair에서 환자를 눕히지 않고, 앉은 자세에서 간단히 검사하여 진단에 유용한 정보를 얻을 수 있고, 안진이 확실히 관찰되는 경우 뒤반고리관 이석증의 진단도 가능하다는 장점이 있어 유용하다.

## 치료

### (1) Epley 수기

Epley 수기로 불리는 뒤반고리관의 이석정복술은 말그대로 내림프액보다 비중이 높은 이석 입자를 중력을 이용해 원래 위치인 난형낭 내로 들어가도록 하는 치료를 말한다. 이 치료법은 1992년 Epley 박사에 의해 처음 소개가 되었고,[16] 이석증 치료에 있어 새 장이 열리게 되었다. 실제로 Epley는 이 수기를 이전부터 치료에 사용해 왔지만, 1992년에서야 "canalith repositioning procedure"로 명명하여 발표를 한 것이다. Epley 수기는 그림 2-14에서 보는 바와 같이 5가지 일련의 동작으로 이루어져 있다. 또한, 이석 입자의 부양을 유도하기 위해 환자에게 골 진동기를 유양돌기부에 착용한 채로 술기를 진행하였으며, 술기 중 발생하는 어지럼의 완화를 위해 시행 전 안정제를 투여하였고, 증세가 없어질 때까지 반복 시행하였다. 구체적인 방법은 다음과 같다.

(Start) 환자는 유동돌기부에 진동기를 착용한 후 앉아 있고, 치료자는 환자의 뒤에 위치한다.

(1) 고개를 병변측으로 45° 돌리고 Dix-Hallpike 검사와 같은 자세를 취하게 한다. 이 때 이석 입자는 뒤반고리관의 중심부로 이동한다.
(2) 환자의 고개를 45° 우측으로 돌린다. 이 때 이석 입자는 공통각 부근으로 이동한다.
(3) 머리와 몸을 같이 우측으로 돌려, 얼굴이 앙와위에서 135° 돌아 바닥쪽을 보도록 위치시킨다. 이 때 이석 입자는 공통각을 지나가게 된다.
(4) 머리는 우측으로 돌려져 있는 상태 그대로 환자를 앉힌다. 이 때 이석

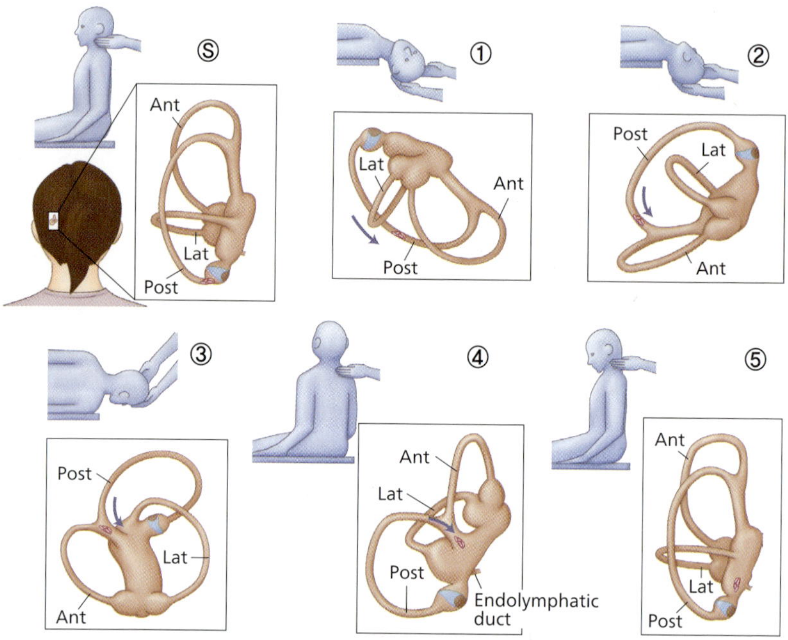


그림 2-14 좌측 뒤반고리관 관내 결석형 이석증 치료를 위한 Epley 수기. **(S)** 환자는 유동돌기부에 진동기를 착용한 후 앉아 있고, 치료자는 환자의 뒤에 위치한다. **(1)** 고개를 병변측으로 45° 돌리고 Dix-Hallpike 검사와 같은 자세를 취하게 한다. 이 때 이석 입자는 뒤반고리관의 중심부로 이동한다. **(2)** 환자의 고개를 45° 우측으로 돌린다. 이 때 이석 입자는 공통각 부근으로 이동한다. **(3)** 머리와 몸을 같이 우측으로 돌려, 얼굴이 앙와위에서 135° 돌아 바닥쪽을 보도록 위치시킨다. 이 때 이석 입자는 공통각을 지나가게 된다. **(4)** 머리는 우측으로 돌려져 있는 상태 그대로 환자를 앉힌다. 이 때 이석 입자는 난형낭 내로 들어간다. **(5)** 머리를 앞으로 향하게 하고, 앞으로 20° 숙이게 한다. 각 포지션에서는 체위성 안진이 사라질 때까지 그 자세를 유지한다. (Source: Epley. Otolaryngol Head Neck Surg. 1992)

입자는 난형낭 내로 들어간다.

(5) 머리를 앞으로 향하게 하고, 앞으로 20° 숙이게 한다. 각 포지션에서는 체위성 안진이 사라질 때까지 그 자세를 유지한다.

Epley는 이 수기를 이용하여 30명의 환자 모두에서 체위성 현훈이 즉시 치료되었다고 보고하였고, 이 후 원래의 Epley 수기를 변형한 다양한 방법들이 소개되었다. Parnes 등은 Epley 수기를 약간 수정하여 안정제와 진

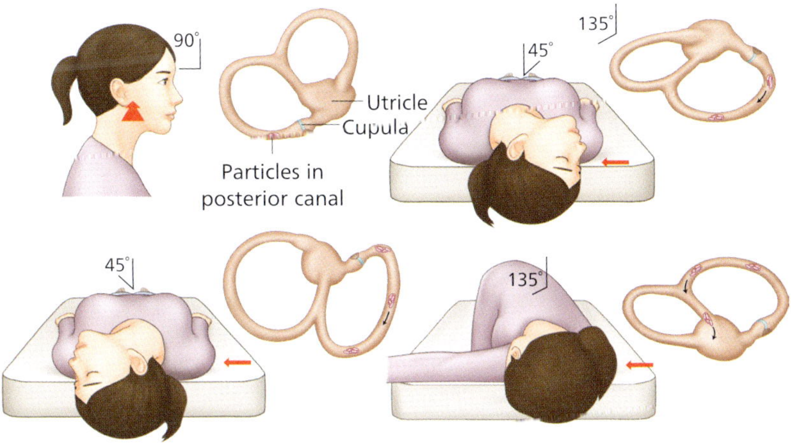


그림 2-15 우측 뒤반고리관 관내 결석형 이석증 환자에서 Modified Epley 수기. **(A)** 환자를 침상에 앉힌다. **(B)** 우측 Dix-Hallpike 검사와 같은 자세를 취하게 하고, 이 자세를 1～2분간 유지한다. **(C)** 환자의 목은 그대로 신전된 상태로 머리를 왼쪽으로 90° 돌린다. **(D)** 환자의 몸과 머리를 같이 90° 더 돌린다. B에서 D의 과정은 3～5초 이내에 할 수 있도록 한다. (Source: Parnes and Robichaud, Otolaryngol Head Neck Surg. 1997)

동기를 사용하지 않고 좀 더 단순화된 동작으로 한 번만 시행하는 modified Epley 수기를 소개하였다(그림 2-15).[35,36] 이 수기는 저자들에 의해서 "particle repositioning maneuver"로 명명되었고, 3가지 일련의 동작으로 구성되어 있으며 구체적인 방법은 다음과 같다.

(1) 환자를 앉은 자세로 위치시킨다(그림 2-15A).
(2) 병변측으로 Dix-Hallpike position을 취하게 하고, 안진을 관찰하고, 이 자세를 1~2분간 유지한다(그림 2-15B).
(3) 목은 그대로 신전된 상태에서 고개를 반대쪽으로 90° 돌린다(그림 2-15C).
(4) 같은 방향으로 몸과 함께 머리를 90° 더 돌리고 30~60초간 이 자세를 유지한다(그림 2-15D). 그 후 환자를 앉히고 수기를 종료하며, 성공적으로 치료가 된 경우 앉을 때 현훈이나 안진이 관찰되지 않는다. 여기

서 주의할 점은, 그림 2-15의 B에서 D로 가는 과정은 3~5초 이내에 이루어 지도록 해야 하며, 저자들은 치료 후 이석 입자가 난형낭 내에서 잘 정착할 수 있도록 24~48시간 동안 눕지 말 것을 권고했지만, 치료 후 자세 제한 효과에 대해서는 아직 명확히 확립되지는 않았다.

### (2) Semont 수기

1988년 Semont 등은 뒤반고리관 팽대부마루 결석형 이석증에서 팽대부마루에서 이석 입자를 떼어내는 방법으로 이석유리술*Semont liberatory maneuver* 을 제안하였다(그림 2-16).[41] 이것은 빠른 머리의 움직임을 통해 관성을 이용하여 팽대부마루에 붙어 있는 이석 입자를 떨어뜨린 후 난형낭 속으로 이동시키는 방법이다. 먼저 환자를 앉힌 자세에서 머리를 건측으로 돌린 후 빠르게 병변측으로 눕힌다. 이 때 환자의 얼굴은 위쪽을 향하게 된다. 5분 정도 지난 후에 환자를 빠르게 건측으로 눕히는데, 이 때는 건측의 귀가 바닥에 닿도록 하며, 이 자세에서 5~10분 정도 유지한 후 환자를 천천히 일으켜 앉히면 된다. Semont는 이 수기를 시행하여 단 한 번의 운동으로 84%의 환자가 완치되었고, 1 주 후 한번 더 시행하여 93%까지 완치되었다고 보고하였다. 하지만, 나이가 많고 비만인 환자에서는 적용하기 어렵다는 단점이 있다.

어떤 치료법이 치료율이 더 좋은가를 비교하는 것은, 수기를 시행하는 치료자의 숙련도와 관련된 치료자 요소와 환자의 비만도나 경추의 가동성 등과 같은 환자 요소에 따라 많은 영향을 받기 때문에 각각의 연구에서의 치료효과의 단순한 수치 비교만으로는 그 차이를 잘 설명기 어려운 점이 있다. 최근 국내에서 시행된 다기관 이중맹검 무작위 연구에서 modified Epley 수기가 Semont 수기에 비해 치료 효과가 유의하게 좋은 것으로 보고되었다.[30] 최근 시행된 메타분석에서는 12가지의 다양한 치료수기의 효과를 비교하였는데, Epley 수기, Semont 수기, Epley 수기 후 전정재활, 혼합수기 (Epley와 Semont를 동시에 시행하는 등)를 시행한 경우에 다른 치료에 비해 치료 1 주 째 추적관찰시에 더 치료효과가 높은 것으로 보고되었으며, 1 개월 째 추적관찰에서는 Epley 수기와 Semont 수기가 다른 치료에 비

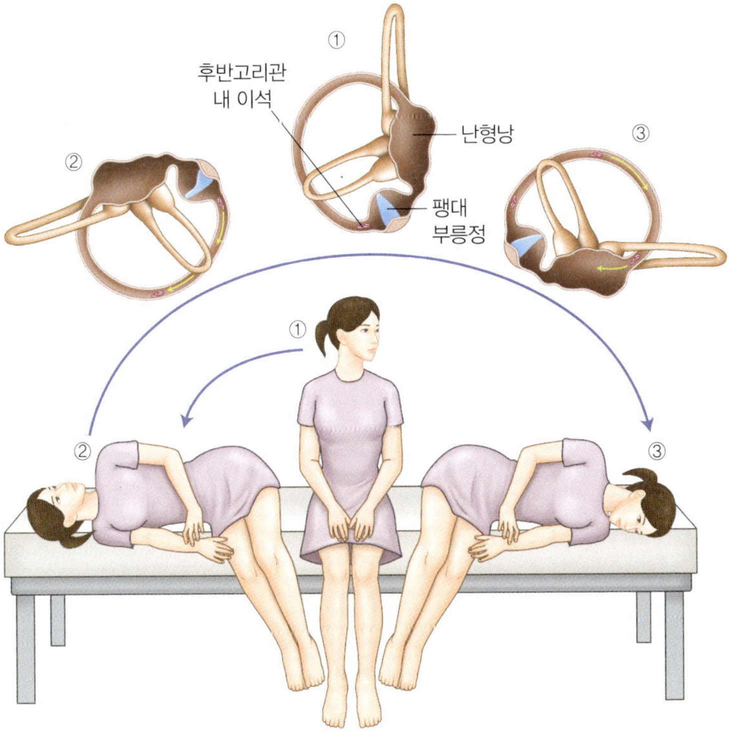


그림 2-16 우측 뒤반고리관 관내 결석형 이석증에서 Semont 수기. 병변측의 반대쪽으로 얼굴을 45° 돌리고 고개를 그대로 유지한 채 빠르게 병변측으로 눕는다(1 → 2). 5분이 지난 후 반대쪽으로 얼굴이 아래를 향하여 귀가 닿도록 빠르게 눕는다(2 → 3). 환자는 이 자세를 5-10분간 유지한 후 앉은 자세로 서서히 돌아온다. (Source: 대한이비인후과 학회 한글교과서)

해 더 효과적인 것으로 보고되었다.[31]

### (3) Modified Epley with a pillow under the shoulders 수기

이 방법은 목이 불편한 환자에서 기존의 Epley 수기로 치료를 하는데 있어 제한이 있을 경우 하나의 대안으로 사용될 수 있는 방법으로(그림 2-17)[29] 기존의 Epley maneuver와 비슷하게 좋은 치료 효용을 보이는 것으로 보고되었다.

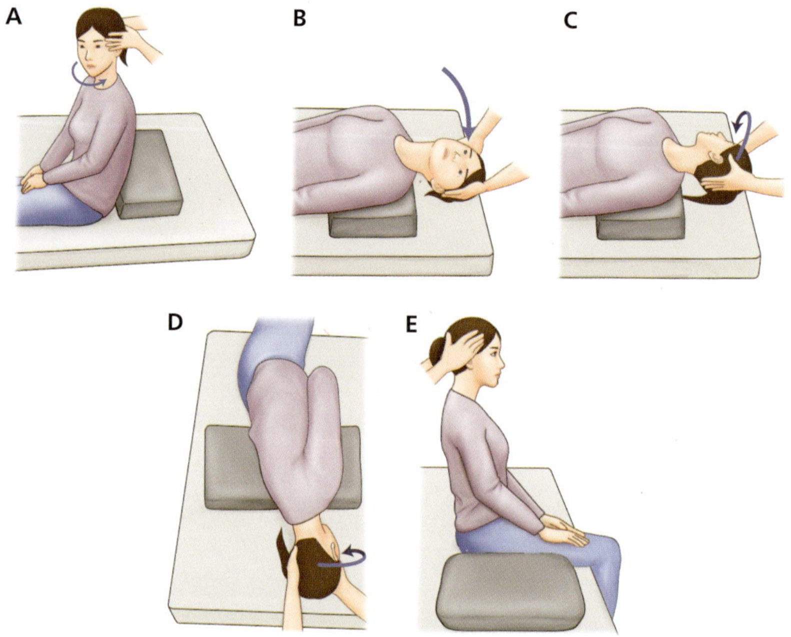

그림 2-17 Modified Epley with a pillow under the shoulders 수기. **(A)** 환자를 테이블 위에 앉히고 고개를 병변측으로 45° 돌린다. 환자가 누웠을 때 등의 상부와 어깨부위에 닿을 수 있을 정도의 위치의 테이블 위에 베개를 둔다. **(B)** 환자를 빠르게 눕혀 환자의 머리가 20°~30° 더 뒤로 젖혀지도록 하고, 뒤통수가 테이블위에 닿도록 한다. 이 자세에서 30초 동안 환자의 어지럼이 사라질 때까지 유지한다. **(C)** 고개를 반대쪽으로 90° 돌리고 30초간 유지한다. **(D)** 몸과 머리를 같이 90° 더 돌려 얼굴이 바닥을 보게 하고 30초간 유지한다. **(E)**. 환자를 원래 앉은 자세로 한다. (Source: Lee et al., CEO, 2020)

### (4) Brandt-Daroff 습관화 운동

이 방법은 어지럼을 유발하는 자세를 반복적으로 경험하게 하여 습관화 하여 증상의 완화를 도모하려는 방법으로 Brandt와 Daroff가 1980년에 발표였다(그림 2-18).[8] 침대에 걸터앉은 상태에서 고개를 건측으로 45° 돌리고 환측으로 빠르게 눕고 어지럼이 없어질 때까지 그 자세를 유지한다. 다시 앉은 자세로 돌아오면 대부분 다시 어지럼이 생기지만 처음보다 정도가 약하다. 30초 정도 후 고개를 환측으로 45° 돌린 상태에서 건측으로 눕고 30

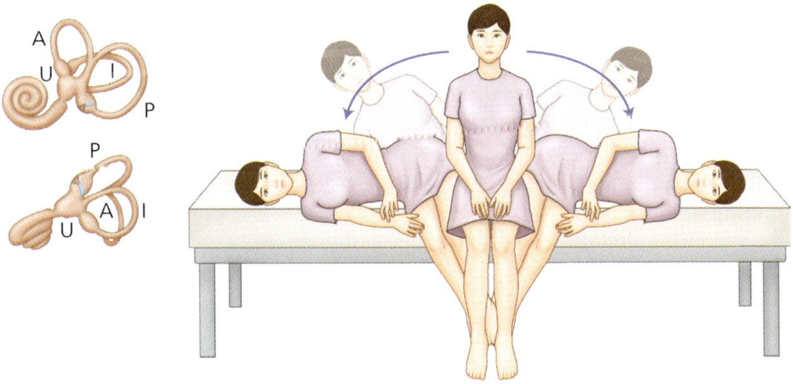


그림 2-18 우측 뒤반고리관 이석증 환자에서 Brandt-Daroff 습관화 운동. 환자는 앉은 상태에서 눈을 감고 병측으로 옆으로 눕는다. 이 때 고개를 45°도 좌측으로 돌려 후두부의 측면이 침상 바닥에 닿도록 하여, 병측 뒤반고리관이 효과적으로 자극될 수 있도록 한다. 이 자세로 어지럼이 사라질 때까지 기다렸다가, 앉은 후 30초 동안 유지한다. 그 후 반대방향으로 누운 다음 30초 동안 유지한다. (Source: Brandt and Daroff, Arch Otolaryngol. 1980).

초간 유지한 후 다시 앉은 자세로 돌아온다. 이런 동작을 어지럼이 소실될 때까지 반복하고 이를 매 3시간마다 되풀이하여 2일 연속으로 어지럼이 나타나지 않을 때까지 시행하게 한다. 처음에 저자들은 어지럼이 유발되는 자세를 반복으로 취하게 되면 전정중추에서 적응(adaptation)이 일어나 전정 습관화를 통한 어지럼 증상의 점진적인 호전을 도모하기 위한 방법으로 소개하였다. 그러나 운동 후 하루나 이틀 만에 급격히 증상이 소실되는 경우도 관찰되는 것으로 보아 중추의 적응보다는 팽대부마루에 붙어 있는 이석입자들을 유리시키고 뒤반고리관내에서 이석입자들을 분산시켜 치료효과를 나타내는 것으로 추정하고 있다. 이 운동은 환자가 집에서 반복해서 혼자 할 수 있고, 다른 이석정복술로 치료 효과가 미미하거나, 이석정복술로 안진은 없어졌지만 주관적인 어지러움을 계속 느끼고 있는 경우 환자의 증상을 호전시킬 수 있다.[3] 그러나, 증상이 호전되지 않은 경우 지속적이고 반복적인 진찰을 통해 환자의 안진을 자세하게 관찰하여 병변의 위치를 확실하게 파악하여 가장 적절한 치료법을 선택하는 것이 가장 좋은 치료방법이다.

## 1.3 PSCC cupulolithiasis의 진단과 치료

### 진단

이석증의 병태생리가 아직 잘 이해되지 않았던 시기에는 뒤반고리관 이석증의 원인에 대해 관내 결석형 또는 팽대부마루 결석형이 그 병태생리로 혼재되어 이해되었다. 그 이후 뒤반고리관 팽대부마루 결석형 이석증이 관내 결석형 이석증과는 명확히 구별되는 병태생리를 갖는 질병으로 이해되기 시작한 것은 비교적 최근이다.[11,22,23,25,46] Dix-Hallpike 검사에서 관내 결석형과 팽대부마루 결석형 뒤반고리관 이석증 둘 다 관찰되는 안진의 방향은 같다. 하지만 팽대부마루 결석형에서는 안진의 지속시간이 더 길고 잠복기는 더 짧다는 특징이 있다. 2015년 바라니 학회에서 제시한 진단기준은 다음과 같다.[44]

(1) Recurrent attacks of positional vertigo or positional dizziness provoked by lying down or turning over in the supine position. 어지럼을 유발하는 체위를 지속할 경우 체위성 현훈의 지속시간은 매우 길 수 있지만, 환자들은 대개 어지럼이 수그러드는 체위로 돌아가려는 경향이 있으므로 실제 체위성 어지럼의 지속 시간은 1분 이내인 경우가 많다. 체위성 현훈 발작 이외에도 환자들은 지속적인 약한 어지럼을 호소하는 경우가 흔하고, 체위성 현훈없이 비회전성의 체위성 어지럼만을 호소하기도 한다. 어지럼 발작 중에 동반할 수 있는 다른 증상으로 주변 환경이 움직이는 것 같은 시각적 감각인 "external vertigo", 자세 불안정, 그리고 오심, 구토, 발한, 심계항진 등과 같은 자율신경계 증상이 흔하다. 이석증에서의 체위성 어지럼은 기립성 어지럼과 구별해야 하는데, 기립성 어지럼은 다른 체위 변화에서는 어지럼이 발생하지 않고 일어나는 동작에서만 증상이 유발된다는 감별점이 있다.[6] 체위성 어지럼은 고개를 숙이거나, 드는 등 다양한 머리 움직임에서 유발될 수 있다.

(2) Positional nystagmus elicited after a brief or no latency by a "half

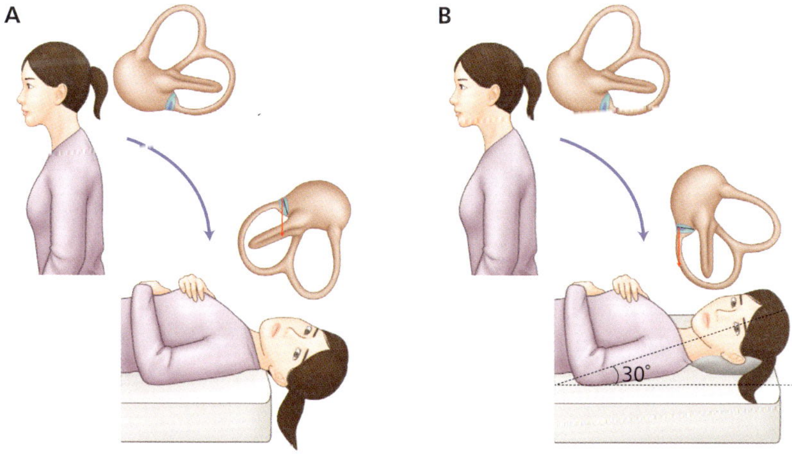


그림 2-19 좌측 뒤반고리관 팽대부마루 결석형 이석증에서 Dix-Hallpike 검사 **(A)**와 half Dix-Hallpike 검사 **(B)**. 기존의 Dix-Hallpike 검사는 뒤반고리관의 팽대부마루가 중력 방향과 비슷하게 위치하게 되어 자극이 최소화될 수 있지만, half Dix-Hallpike 검사에서는 뒤반고리관의 팽대부마루가 중력과 거의 직각을 이루게 되어 자극이 최대화될 수 있다. (Resource: Kim et al., J Neurol Sci, 2022)

Dix-Hallpike maneuver", beating torsionally with the upper pole of the eye to the lower ear and vertically upward (to the forehead) and lasting > 1 min. 이석 치료 후 체위성 안진이 바로 사라지는 것을 관찰하면, 진단의 정확성이 더 높아진다. Half Dix-Hallpike 검사는 환자의 머리를 45° 병변측으로 돌리고 환자를 눕히는데, 머리는 바닥에서 30° 올려지도록 목을 약간 숙이도록 한다(그림 2-19).[17] 이 자세에서 병변측 뒤반고리관의 팽대부마루가 가장 중력의 영향을 크게 받을 수 있다.

(3) Not attributable to another disorder. Dix-Hallpike 자세에서 머리를 뒤로 더 젖힐 경우에 안진이 사라지는 것을 관찰할 수 있고, 고개를 병변측으로 45° 돌리고 고개를 90° 숙이면 half Dix-Hallpike 검사에서 관찰되는 안진과 반대방향의 안진을 관찰할 수 있다.[17,25] 뒤반고리관의 관내 결석형과 팽대부마루 결석형 이석증의 감별진단에 대해서는 표 2-5에 정리했다.

**표 2-5** Characteristics of positional nystagmus in posterior semicircular canal canalolithiasis and cupulolithiasis. (Resource: Kim et al., J Neurol Sci. 2022)

| | PC-canalolithiasis | PC-cupulolithiasis |
|---|---|---|
| Pathophysiology | Endolymph flow in the direction of falling particle (transient stimuli) | Deflection of the cupula due to gravity (sustained stimuli) |
| Characteristics of the nystagmus | | |
| Direction | Upbeat with a ipsiversive torsional component | Upbeat with a ipsiversive torsional component |
| Duration | Transient (usually 〈30 s) | Persistent (〉 1 min) |
| Latency | Brief | minimal or absent |
| Fatigability | Yes | No |
| Recommended diagnostic maneuver | Dix-Hallpike maneuver | Half Dix-Hallpike maneuvera |
| Response to CRM | Good | May be ineffective |

PC; posterior canal, CRM; canalith reposition maneuver.

## 치료

수평반고리관 팽대부마루 결석형 이석증과는 달리 뒤반고리관 팽대부마루 결석형 이석증은 훨씬 더 드물고 비교적 최근에 진단이 확립된 편이기 때문에[44] 이의 치료에 대한 연구는 그리 많지 않다. 최근에 발표된 이석증의 임상 가이드라인에서도 뒤반고리관의 관내 결석형 또는 팽대부마루형 이석증을 구별해서 치료법을 제시하고 있지는 못하고 있기 때문에[5] 각 클리닉에서 Epley 수기, Brandt-Daroff 습관화 운동, 유양동 진동, 또는 두진 *head-shaking maneuver* 등의 방법을 사용하고 있다. 최근 뒤반고리관 팽대부마루 결석형 이석증 환자를 대상으로 시행한 이중맹검 무작위 연구에서 Epley 수기, Brandt-Daroff 습관화 운동 모두 치료에 효과적이지 못하다고 보고하였다.[11] 치료법 확립을 위해 향후 더 많은 연구가 필요하다.

## 심화학습

### 1. 유양동 진동기 사용이나 tapping이 후반고리관 이석증 치료에도 도움이 되나요?

이석치환술 단독으로 시행한 환자군과 이석치환술과 함께 유양동 진동기를 사용한 군을 비교한 후향적 연구에서, 이 두 군 사이에 단기와 장기 치료 효과 모두 유의한 차이가 없음이 보고되었다.[19] 반면, 다른 무작위배정 전향적 연구에서는 이석치환술과 함께 유양동 진동기를 사용한 그룹에서 이석치환술만 시행한 그룹에 비해 유의하게 높은 치료 효과를 나타내었다고 보고하였다.[32] 또다른 전향적 연구에서는 유양동 진동기를 동시에 사용하는 것이 이석치환술의 치료 효과에 유의한 영향을 주지 않는 것으로 보고했다.[33] 결론적으로, 유양동 진동기가 치료에 도움을 주는 것으로 명확히 확립되어 있지 않은 상황이다.

하지만 후반고리관 팽대부마루 결석형 이석증(PSCC cupulolithiasis)은 진단에 대한 개념이 최근에 확립되어 치료에 대한 더 많은 연구가 필요하지만 병태생리를 고려한다면 유양동 진동기 사용이 치료에 도움이 될 것으로 생각된다.

### 2. 허리나 목이 불편한 환자의 진단과 치료에서 도움이 되는 팁이 있나요?

목이 불편한 환자의 진단과 치료에 있어서는 Dix-Hallpike 검사나 Epley 수기가 통증을 유발하거나 유발할 것으로 생각될 경우 side-lying 검사(Semont 검사)나 Semont 수기를 시도해 볼 수 있으며, 어깨에 베개를 두는 modified Dix-Hallpike 검사가 도움이 될 수 있다. 허리가 불편한 경우에는 앞의 모든 검사나 수기들을 시행할 때 심한 불편감을 유발할 수 있기 때문에 주의를 요한다. 이 때는 앉은 자세에서 bow and lean 검사를 통해 진단을 시도해 볼 수 있고, ENT chair에 환자를 앉히고 등을 붙인 채로 천천히 의자를 뒤로 젖히며 안진을 관찰해 볼 수도 있겠다.

### 3. Epley maneuver 시에 2nd position에서 자꾸 down beat 안진으로 바뀌는 경우, 어떻게 해야 하나요?

그림 2-15의 modified Epley 수기에서 B~D의 구간에서 이석 입자들이 공통각으로 유입되지 못하고, 다시 후반고리관의 팽대부 방향으로 움직여 하방안진이 관찰되는 경우가 있다. 이것을 방지하기 위해 그림 2-15의 B-D 구간을 3~5초 이내로 빠른 속도로 시행할 것을 추천한다.

### 4. CRP는 얼마 간격으로 몇 번이나 하는 것이 좋나요?

Epley 수기의 original report[16]에서는 체위성 현훈과 안진이 사라질 때까지 한 세션에 수기를 반복하는 것으로 보고를 하였다. 연구에 포함된 대부분의 환자에서 1~2회의 수기로 완치가 되었으며 5번의 수기를 시행하여 완치된 한 명을 포함하면 모든 환자에서 완치가 되었다고 보고하였다. Parnes 등은 Epley 수기를 단순화한 modified Epley 수기를 소개하면서, 한 세션에서 이 수기를 한 번만 시행할 것을 추천하였다.[36] 후반고리관 관내 결석형 이석증에서 Epley 수기를 몇 번 하는 것이 좋은지에 대한 최근의 systematic review에서는 Epley 수기를 한번 해서 완치가 되지 않는 경우에 수기를 반복하는 것이 도움이 된다고 보고하였다.[37] 또한 치료 성공여부에 상관없이 한 세션에 세 번의 Epley 수기를 시행한 환자군과 한 번만 시행한 환자군을 비교했을 때, 3번 시행한 군에서 유의하게 높은 치료 효과를 보였다고 보고하였다.[18]

### 5. Canal switch란 무엇이며, 빈도와 방지를 위해 치료 중 주의해야 할 사항은? 각 canal 별로 차이가 있나요?

Canal switch는 이석치환술 도중 또는 치료 후에 이석 입자가 처음 이환된 반고리관에서 다른 반고리관으로 이동되는 것을 의미한다. 기존의 연구들에 따르면, 상반고리관에서 후반고리관으로의 canal switch가 전체 상반고리관 이석증 환자의 8.4%~12.1%에서 발생하여 가장 호발하는 것으로 나타났고, 측반고리관에서 후반고리관으로의 canal switch는 3.5%~4.3%, 후반고리관에서 상반고리관으로의 canal swich는 2.1%~2.3%, 후반고리관에서 측반고리관으로의 canal switch는 1.6%~2.4%로 비교적 낮은 발생율을 나타내었다.[28,47] 후반고리관에서 상반고리관으로의 canal switch는 그림 2-15의 C에서 D로 가는 과정에서 이석 입자가 공통각으로 흐르지 않고 상반고리관으로 빠지기 때문에 발생하고, 후반고리관에서 측반고리관으로의 canal switch는 그림 2-14의 ⑤번 과정에서 고개를 숙일 때 이석 입자가 측반고리관으로 빠지기 때문이라는 추정이 있기 때문에,[47] 이를 염두에 두고 이석치환술을 시행한다. 또한, 이석치환술 횟수가 많아질수록 canal switch의 발생율이 높아진다는 보고도 있기 때문에, 불필요한 이석치환술을 추가로 하지 않도록 환자의 증상 및 안진을 잘 관찰하여야 한다.[28]

## 참고문헌


1. von Brevern M, Bertholon P, Brandt T, et al. Benign paroxysmal positional vertigo: Diagnostic criteria Consensus document of the Committee for the Classification of Vestibular Disorders of the Barany Society. Acta Otorrino-laringol Esp 2017;68:349-360
2. Baloh RW, Honrubia V, Jacobson K. Benign positional vertigo: clinical and oculographic features in 240 cases. Neurology 1987;37:371-378
3. Banfield GK, Wood C, Knight J. Does vestibular habituation still have a place in the treatment of benign paroxysmal positional vertigo? J Laryngol Otol 2000;114:501-505
4. Bhattacharyya N, Gubbels SP, Schwartz SR, et al. Clinical Practice Guideline: Benign Paroxysmal Positional Vertigo (Update) Executive Summary. Otolaryngol Head Neck Surg 2017;156:403-416
5. Bhattacharyya N, Gubbels SP, Schwartz SR, et al. Clinical Practice Guideline: Benign Paroxysmal Positional Vertigo (Update). Otolaryngol Head Neck Surg 2017;156:S1-s47
6. Bisdorff A, Von Brevern M, Lempert T, Newman-Toker DE. Classification of vestibular symptoms: towards an international classification of vestibular disorders. J Vestib Res 2009;19:1-13
7. Brandt T. Positional and positioning vertigo and nystagmus. J Neurol Sci 1990;95:3-28
8. Brandt T, Daroff RB. Physical therapy for benign paroxysmal positional vertigo. Arch Otolaryngol 1980;106:484-485
9. Califano L, Mazzone S, Salafia F, Melillo MG, Manna G. Less common forms of posterior canal benign paroxysmal positional vertigo. Acta Otorhinolaryngol Ital 2021;41:255-262
10. Choi S, Choi HR, Nahm H, Han K, Shin JE, Kim CH. Utility of the bow and lean test in predicting subtype of benign paroxysmal positional vertigo. Laryngoscope 2018;128:2600-2604
11. Choi SY, Cho JW, Choi JH, Oh EH, Choi KD. Effect of the Epley Maneuver and Brandt-Daroff Exercise on Benign Paroxysmal Positional Vertigo Involving the Posterior Semicircular Canal Cupulolithiasis: A Randomized Clinical Trial. Front Neurol 2020;11:603541
12. Choung YH, Shin YR, Kahng H, Park K, Choi SJ. 'Bow and lean test' to determine the affected ear of horizontal canal benign paroxysmal positional vertigo. Laryngoscope 2006;116:1776-1781
13. Cohen HS. Side-lying as an alternative to the Dix-Hallpike test of the posterior canal. Otol Neurotol 2004;25:130-134
14. Di Girolamo S, Paludetti G, Briglia G, Cosenza A, Santarelli R, Di Nardo W. Postural control in benign paroxysmal positional vertigo before and after

recovery. Acta Otolaryngol 1998;118:289-293

15. Dix MR, Hallpike CS. The pathology symptomatology and diagnosis of certain common disorders of the vestibular system. Proc R Soc Med 1952;45:341-354

16. Epley JM. The canalith repositioning procedure: for treatment of benign paroxysmal positional vertigo. Otolaryngol Head Neck Surg 1992;107:399-404

17. Epley JM. Human experience with canalith repositioning maneuvers. Ann N Y Acad Sci 2001;942:179-191

18. Gordon CR, Gadoth N. Repeated vs single physical maneuver in benign paroxysmal positional vertigo. Acta Neurol Scand 2004;110:166-169

19. Hain TC, Helminski JO, Reis IL, Uddin MK. Vibration does not improve results of the canalith repositioning procedure. Arch Otolaryngol Head Neck Surg 2000;126:617-622

20. Honrubia V, House M. Mechanism of posterior semicircular canal stimulation in patients with benign paroxysmal positional vertigo. Acta Otolaryngol 2001;121:234-240

21. House MG, Honrubia V. Theoretical models for the mechanisms of benign paroxysmal positional vertigo. Audiol Neurootol 2003;8:91-99

22. Ichijo H. Cupulolithiasis of the posterior semicircular canal. Am J Otolaryngol 2013;34:458-463

23. Ichijo H. Analysis of 30 patients with cupulolithiasis of the posterior semicircular canal. Eur Arch Otorhinolaryngol 2022

24. Imai T, Takeda N, Ikezono T, et al. Classification, diagnostic criteria and management of benign paroxysmal positional vertigo. Auris Nasus Larynx 2017;44:1-6

25. Imai T, Takeda N, Ito M, et al. 3D analysis of benign positional nystagmus due to cupulolithiasis in posterior semicircular canal. Acta Otolaryngol 2009;129:1044-1049

26. Jeon EJ, Lee DH, Park JM, Oh JH, Seo JH. The efficacy of a modified Dix-Hallpike test with a pillow under shoulders. J Vestib Res 2019;29:197-203

27. Katsarkas A. Benign paroxysmal positional vertigo (BPPV): idiopathic versus post-traumatic. Acta Otolaryngol 1999;119:745-749

28. Lee G, Lee SG, Park HS, Kim BJ, Choi SJ, Choi JW. Clinical characteristics and associated factors of canal switch in benign paroxysmal positional vertigo. J Vestib Res 2019;29:253-260

29. Lee HJ, Jeon EJ, Lee DH, Seo JH. Therapeutic Efficacy of the Modified Epley Maneuver With a Pillow Under the Shoulders. Clin Exp Otorhinolaryngol 2020;13:376-380

30. Lee JD, Shim DB, Park HJ, et al. A multicenter randomized double-blind study: comparison of the Epley, Semont, and sham maneuvers for the treat-

ment of posterior canal benign paroxysmal positional vertigo. Audiol Neurootol 2014;19:336-341

31. Li D, Cheng D, Yang W, et al. Current Therapies in Patients With Posterior Semicircular Canal BPPV, a Systematic Review and Network Meta-analysis. Otol Neurotol 2022;43:421-428
32. Li JC. Mastoid oscillation: a critical factor for success in canalith repositioning procedure. Otolaryngol Head Neck Surg 1995;112:670-675
33. Macias JD, Ellensohn A, Massingale S, Gerkin R. Vibration with the canalith repositioning maneuver: a prospective randomized study to determine efficacy. Laryngoscope 2004;114:1011-1014
34. Nakayama M, Epley JM. BPPV and variants: improved treatment results with automated, nystagmus-based repositioning. Otolaryngol Head Neck Surg 2005;133:107-112
35. Parnes LS, Agrawal SK, Atlas J. Diagnosis and management of benign paroxysmal positional vertigo (BPPV). Cmaj 2003;169:681-693
36. Parnes LS, Robichaud J. Further observations during the particle repositioning maneuver for benign paroxysmal positional vertigo. Otolaryngol Head Neck Surg 1997;116:238-243
37. Reinink H, Wegner I, Stegeman I, Grolman W. Rapid systematic review of repeated application of the epley maneuver for treating posterior BPPV. Otolaryngol Head Neck Surg 2014;151:399-406
38. Ruckenstein MJ. Therapeutic efficacy of the Epley canalith repositioning maneuver. Laryngoscope 2001;111:940-945
39. Schuknecht HF. Cupulolithiasis. Arch Otolaryngol 1969;90:765-778
40. Schuknecht HF, Ruby RR. Cupulolithiasis. Adv Otorhinolaryngol 1973;20:434-443
41. Semont A, Freyss G, Vitte E. Curing the BPPV with a liberatory maneuver. Adv Otorhinolaryngol 1988;42:290-293
42. Steddin S, Brandt T. Unilateral mimicking bilateral benign paroxysmal positioning vertigo. Arch Otolaryngol Head Neck Surg 1994;120:1339-1341
43. Tirelli G, D'Orlando E, Giacomarra V, Russolo M. Benign positional vertigo without detectable nystagmus. Laryngoscope 2001;111:1053-1056
44. von Brevern M, Bertholon P, Brandt T, et al. Benign paroxysmal positional vertigo: Diagnostic criteria. J Vestib Res 2015;25:105-117
45. von Brevern M, Seelig T, Neuhauser H, Lempert T. Benign paroxysmal positional vertigo predominantly affects the right labyrinth. J Neurol Neurosurg Psychiatry 2004;75:1487-1488
46. Wang W, Yan S, Zhang S, et al. Clinical Application of Different Vertical Position Tests for Posterior Canal-Benign Paroxysmal Positional Vertigo-Cupulolithiasis. Front Neurol 2022;13:930542

47. Wu Y, Song N, Ling X, et al. Canal switch in benign paroxysmal positional vertigo: Clinical characteristics and possible mechanisms. Front Neurol 2022;13:1049828

48. Schuknecht HF. Pathology of the ear. Second ed. Malvern, Pennsylvania, USA: Lea & Febiger, 1993

# 2.3

# 수평반고리관 이석증의 진단과 치료

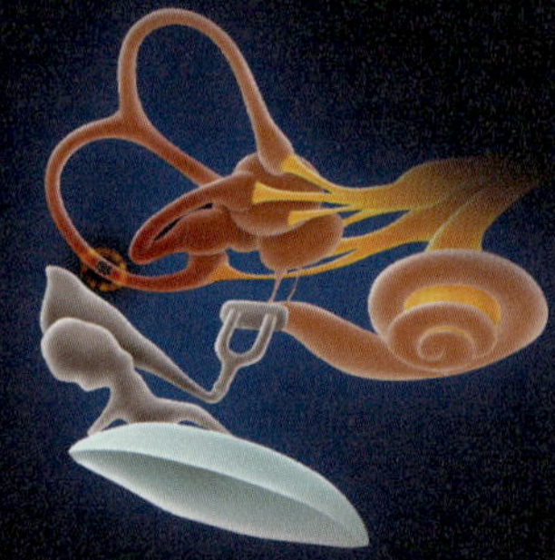

한양대학교 명지병원 심대보/경상대학교 안성기

## 1.1 수평반고리관 이석증의 진단

바라니 학회의 전정질환 분류 위원회 *Committee for classification of vestibular disorders* 는 2010, 2012년 바라니 국제학술대회에서 많은 토의 과정을 거쳐 2015년에 이석증 진단기준을 발표하였으며, 이 진단기준에서는 이석증의 병태생리를 반고리관으로 들어간 이석이 두위에 따라 내림프의 흐름을 유발하고 이에 따라 팽대부마루의 꺾임이 발생하여 안진과 현훈이 유발되는 반고리관결석증 *canalolithiasis* 와 이석이 팽대부마루에 붙어서 팽대부마루가 머리 위치의 변화에 따라 중력에 민감하게 반응하는 팽대부마루결석증 *cupulolithiasis* 으로 구분하여 설명하였다.[34] 본 장에서도 바라니학회에서 제시한 이석증 진단기준에 따라 수평반고리관 이석증의 진단법을 설명하고자 한다.

### 진단에 사용되는 검사수기

바라니학회의 이석증 진단기준에서는 수평반고리관 이석증을 진단하기 위해서는 누워머리돌리기검사 *supine head roll test* 를 사용한다고 명시하고 있다.[23,34] 병변의 방향도 누워머리돌리기검사를 통해 정하는 것이 원칙이지만, 이 검사에서 양측에서의 안진의 강도 차이가 거의 없는 경우는 머리를 끄덕면 *Pitch plane* 에서 움직이면서 안진을 관찰하여 병변의 방향을 결정하는

데 도움을 받게 된다.[7]

### (1) 누워머리돌리기검사(Supine head roll test)

2008년 미국이비인후과학회와 미국신경과학회에서 발표한 이석증 진료지침에서는 검사의 첫번째 자세를 앉은 자세에서 반듯하게 누운자세로 전환한다고 되어 있으나, 바라니학회의 이석증 진단기준에서는 바로 누운자세에서 머리를 30도 올린 자세로 시작한다고 되어있다. 이는 해부학적으로 수평반고리관의 앞쪽이 30도 상방으로 들려 있기 때문에, 검사에서 이석의 움직임을 최대로 유발하여 안진을 정확히 확인하기 위해서는 이론적으로 누운자세에서 머리를 30도 올린 자세가 이론적으로 더 적합하다. 첫번째 자세에서 피검자이 머리를 오른쪽과 왼쪽으로 90도 빠르게 회전시킨 후, 환자의 눈 움직임을 관찰하여 특징적인 안진이 발생하는지 관찰한다(그림 2-20).

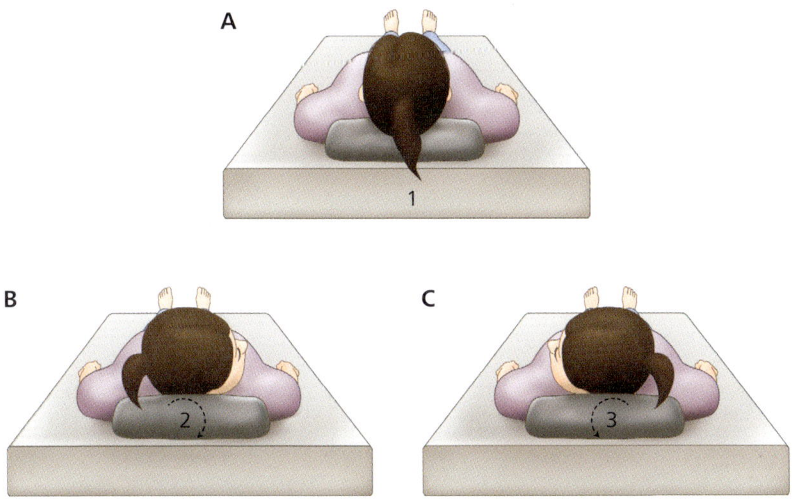


그림 2-20 누워머리돌리기검사. **(A)** 환자를 검사 테이블에 바로 누운자세를 취하게 한 후, 베개 등을 사용하여 머리를 30도 올린 상태로 검사를 시작한다. **(B)** 검사자가 환자의 머리를 잡은 채로 오른쪽으로 90도 머리를 회전시킨 후, 환자의 눈 움직임을 통해 특징적인 안진이 발생하는지 관찰한다. 환자의 안진이 멈춘 후, 환자를 다시 **(A)**와 같은 자세로 돌아오게 한다. **(C)** 검사자가 환자의 머리를 잡은 채로 왼쪽으로 90도 머리를 회전시킨 후, 환자의 눈 움직임을 통해 특징적인 안진이 발생하는지 관찰한다.

### (2) 머리숙임-젖힘 검사(bow and lean test)

이 검사법은 누워머리돌리기검사에서 양측에서 관찰된 안진 강도의 차이가 미미하여 병변의 방향을 결정하기 어려울 때, 병변의 방향을 결정하는데 도움이 되는 유용한 검사법이다. 피검자를 앉은 자세에서 머리를 앞으로 숙일 때 *bowing* 와 머리를 뒤로 젖힐 때 *leaning* 발생하는 안진을 관찰하여 병변의 방향을 결정한다(그림 2-21). 이 검사법은 누워머리돌리기검사에서 병변의 방향을 결정하기 어려운 경우 이론적으로 보다 정확한 병변 방향을 결정할 수 있는 장점이 있으나, 머리숙임-젖힘 검사의 두 자세 모두에서 안진이 보이는 경우는 팽대부마루결석증의 경우 41.3%, 반고리관결석증의 경우 62.9%로 보고되고 있으며, 둘 중 한 자세에서도 안진이 보이지 않는 경우가 각각 26.7%와 20.2%로 보고되고 있다.[19] 또한, 누워머리돌리기검사와 머리숙임-젖힘 검사 사이에 병변 방향이 불일치하는 경우도 팽대부마루결석증의 경우 23.6%, 반고리관결석증의 경우 21.1%로 보고하고 있어 아직은 보조적인 진단법으로 사용하고 있다.[3,19]

### (3) 기타 다양한 검사방법

#### 1) 딕스-홀파이크 검사(Dix-Hallpike test)

이 검사법은 수직반고리관(뒤반고리관 및 위반고리관) 이석증의 검사법으로 사용된다. 하지만, 이석증이 의심되는 환자에서 가장 먼저 시행하게되는 검사법으로, 미국이비인후과학회에서 2008년 발표하고 2017년 개정한 이석증 진료지침에서도 가장 흔한 뒤반고리관 이석증을 진단하기 위해 이석증이 의심되는 증상이 있으면 먼저 딕스-홀파이크 검사를 시행하고 안진이 관찰되지 않거나 수평안진이 관찰되는 경우 수평반고리관 이석증을 의심하여 누워머리돌리기검사를 진행하라고 권고하고 있다.[3] 또한 2021년 Kong 등의 연구에 따르며, 수평반고리관 이석증 환자들의 56.6%에서 딕스-홀파이크 검사를 할 때 수평안진을 관찰했으며, 반고리관결석증의 경우 83.3%, 팽대부마루결석증의 경우 74.1%에서 병변의 방향과 일치하는 안진 양상을 확인했다고 보고하고 있다.[16] 따라서, 임상의들은 이석증이 의심되는 환자들에서 딕스-홀파이크 검사법을 이용하여 검사를 시행할 때

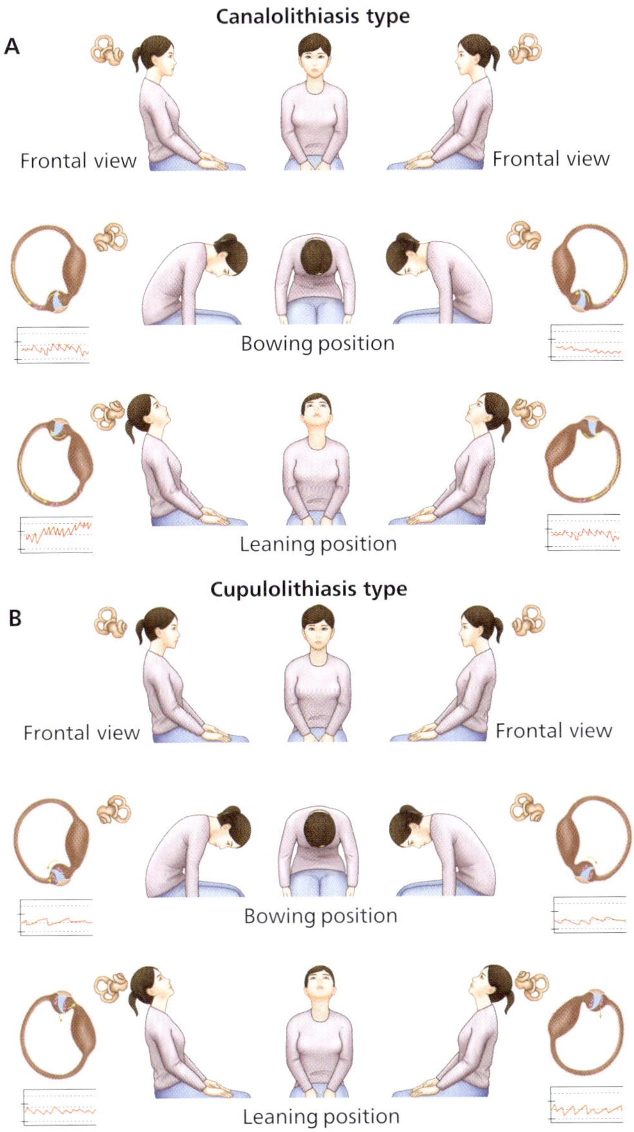


그림 2-21 머리숙임–젖힘 검사. 환자를 앉은 자세에서 끄덕면 상에서 머리를 앞으로 숙일 때와 뒤루 머리를 젖힐 때 눈 움직임을 통해 특징적인 안진이 발생하는지 관찰한다. **(A)** 수평반고리관 반고리관결석증의 경우, 앉은 자세에서 머리를 숙일 때 병변쪽을 향하는 수평안진이, 머리를 젖힐 때는 병변 반대쪽을 향하는 수평안진이 관찰된다. **(B)** 수평반고리관 팽대부마루결석증의 경우, 앉은 자세에서 머리를 숙일 때 병변 반대쪽을 향하는 수평안진이, 머리를 젖힐 때는 병변쪽을 향하는 수평안진이 관찰된다.

수평안진이 보이는 경우 수평반고리관 이석증을 의심할 수 있고, 그 아형이나 병변의 방향도 유추할 수 있는 단서를 얻을 수 있음을 인지하면 좋겠다.

### 2) 가성 자발안진(pseudo-spontaneous nystagmus)

수평반고리관 이석증에서 관찰되는 일시적인 자발안진을 바라니학회의 이석증 진단기준에서 '가성자발안진 *pseudo-spontaneous nystagmus* '이라고 소개하고 있으며, 그 빈도는 아형에 따라 다르지만 15~76%까지 다양하게 보고되고 있다.[4,20,26,31] 이는 수평반고리관이 수평면에서 30도 정도 위를 향하는 해부학적 구조로 인해 발생하는 것으로 보고되고 있으며, 이석의 움직임으로 인해 팽대부마루의 굴곡이 발생하여 흥분성 신호가 발생한 상태에서 환자들이 내원을 하게 되면 '가성자발안진'이 관찰된다. 따라서, 환자들의 내원 및 진단되는 시점의 상태에 따라 그 빈도는 차이가 클 수 있다.[31] 또한, 이석증의 아형에 따라서도 빈도의 차이를 보이는데, 반고리관결석증보다 팽대부마루결석증에서 '가성자발안진'의 빈도가 높으며, 안진의 방향도 병변 방향과 일치하는 경우가 많다.[20,31] 이는 자발안진을 검사할 때 앉은 자세에서 수평반고리관이 30도 정도 기울어져 있는 해부학적 구조 때문에 중력에 의해 팽대부마루결석에 의해 팽대부마루가 중력방향으로 굴곡되기 때문으로 추정하고 있다(그림 2-22).

### 4) 두진후안진검사(head-shaking nystagmus test)

두진후안진은 검사자가 환자의 머리를 잡고 수평면에서 10~15초간 2 Hz 정도의 속도로 머리를 좌우로 흔든 후 갑자기 멈출 때 유발되는 안진이다. 일반적으로 급성 일측전정병증에서는 병변 반대쪽을 향하는 안진이 관찰되며, 이는 중추 속도저장기전 및 Ewald의 제2 법칙에 의해 발생하는 것으로 설명하고 있다. 수평반고리관 이석증에서도 '가성자발안진' 외에도 두진후안진검사에서도 안진이 관찰될 수 있으며, 그 빈도는 아형에 따라 다르지만 30~96%까지 다양하게 보고되고 있다.[4,20,26,31] 관련된 연구들에서 반고리관결석증보다는 팽대부마루결석증 아형에서 더 높은 빈도로 두진후안진을 관찰할 수 있는 것으로 보고하고 있으며, 병변 방향과의 연관성은 반고리관결석증의 경우 통계적으로 유의한 차이를 확인하지 못했지만, 몇몇 연

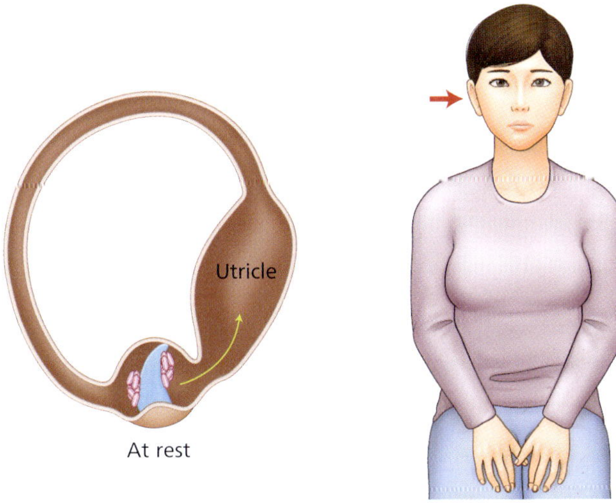


그림 2-22 가성자발안진. 팽대부능선의 중심 상부에 위치한 팽대부마루에는 유모세포들이 존재하며, 유모세포 위의 섬모는 내림프에 잠겨있어서 내림프의 유동방향에 따라 구부러진다. 팽대부마루결석증에서 중력에 의해 팽대부마루결석이 팽대부마루를 중력방향으로 굴곡시켜 가성자발안진이 발생할 수 있다.

구에서 팽대부마루결석증의 경우 두진후안진이 병변의 반대방향으로 향하는 경우가 통계적으로 유의하게 많았다고 보고하고 있다.[20,31] 이 연구들에서는 팽대부마루의 결석이 두진후안진검사 시 머리 회전에 의해 이동하여 좁아진 반고리관 부위에 기계적인 막힘을 유발하게 되고, 그로 인해 병변측 수평반고리관 내림프액의 흐름이 방해되어 병변측의 일측 전정기능 장애가 발생한 것과 같은 상태가 되어 병변 반대측으로 향하는 두진후안진이 유발된다고 설명하고 있다.[31]

### 5) 정지점(Null point)

수평반고리관 이석증의 팽대부마루결석증의 경우, 바로 누운 상태에서 병변 방향으로 머리를 10~25도 정도 천천히 회전하는 경우 유발된 수평안진이 사라지는 지점이 발생하며, 이 현상을 "정지점 *Null point* 또는 정지면 *Null plane*"으로 부르고 있다.[4] 이는 팽대부마루결석이 중력에 의해 팽대부마루의 굴곡을 유발하고 안진이 발생했던 상태에서 갸웃면 *yaw plane* 에서 특정

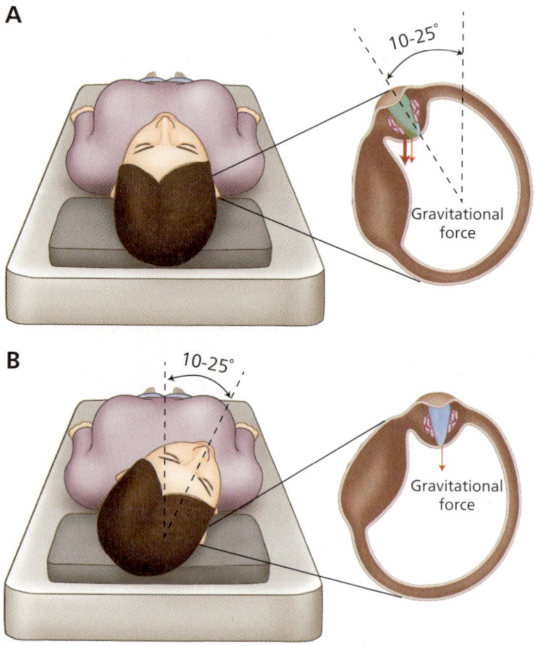


그림 2-23 정지점. 수평반고리관 이석증 팽대부마루결석증의 경우, 팽대부마루의 해부학적 위치로 인해 바로 누운 자세에서 갸웃면 *roll plane* 을 따라 머리를 회전시킬 때 안진이 멈추는 지점이 발생한다. **(A)** 바로 누운 자세에서 팽대부마루는 해부학적으로 10~25도 내측을 향해 위치하고 있어 팽대부마루결석이 중력 방향으로 팽대부마루의 굴곡을 유발하여 안진이 발생한다. **(B)** 바로 누운 상태에서 갸웃면을 따라 머리를 병변방향으로 10~25도 회전시키는 경우 A자세에서 발생했던 팽대부마루의 굴곡이 사라지면서 안진이 멈추는 지점이 발생하며, 이를 정지점 *null point* 또는 정지면 *null plane* 이라고 한다.

지점이 되었을 때 팽대부마루의 굴곡이 없어지는 상태로 인해 발생한다(그림 2-23).

## 진단기준

본 장에서 수평반고리관 이석증의 진단기준은 2015년 바라니학회에서 제시한 이석증 진단기준에 따라 기술한다.[34]

### (1) 수평반고리관 이석증의 반고리관결석증

A. 눕거나 똑바로 누운 자세에서 돌아 눕는 경우 반복적으로 체위현훈 또는 체위어지럼이 발생
B. 현훈발작의 지속시간은 1분 미만
C. 누워머리돌리기검사에서 짧은 잠복기 또는 잠복기 없이 발생하는 체위안진. 양측 각각의 방향에서 아래쪽 귀를 향하는 수평안진(향지성 방향변환성 안진)이 발생하며, 안진 지속시간은 1분 미만
D. 다른 질환에 기인하지 않음

#### 1) 진단에 도움이 되는 안진의 특징적인 양상

누워머리돌리기검사에서 양쪽으로 머리 회전 시에 방향이 변하는 향지성 수평 체위안진 *geotropic direction-changing positional nystagmus, geotropic DCPN* 을 특징으로 한다. 안진은 수평성분이 주를 이루지만, 체위검사에서 아래쪽 귀를 향하는 약한 회선성분을 갖는다. 그러나, 수평반고리관 이석증의 반고리관결석증에서 원지성 방향변환성 체위안진 *apogeotropic DCPN* 이 관찰될 수 있는데, 이는 이론적으로 수평반고리관의 전완 *anterior arm* 에 유리이석이 존재하는 경우에 나타날 수 있다.[12] 이 형태는 누워머리돌리기검사를 병변 반대 방향으로 시행했을 때 이석이 팽대부마루 쪽으로 떨어지면서 일시적 또는 오랜 시간 지속하는 원지성 수평 체위안진이 발생하고, 병변 방향으로 검사를 시행하면 일시적인 원지성 수평 체위안진이 발생한다. 또한 이런 환자들에서는 진단적 체위 검사를 시행하는 동안에도 향지성 안진 양상으로 변화할 수 있다.[12] 병변 방향의 결정은 누워머리돌리기검사에서 머리를 회전할 때 더 강한 안진 강도를 보이는 쪽이 병변 방향이다.[2,34] 2015년 바라니학회의 이석증 진단기준과 2017년 미국이비인후과학회의 이석증 임상진료지침에서 수평반고리관 이석증의 병변 방향을 결정하는 보조적인 수단으로 머리숙임-젖힘 검사를 소개하고 있다. 앉은 자세에서 끄덕면 *pitch plane* 을 중심으로 환자의 머리를 앞으로 숙이거나 젖히는 경우 일시적으로 안진이 유발되며, 수평반고리관 이석증의 반고리관결석증은 머리를 앞으로 숙일 때 병변 쪽으로 일시적인 안진이 발생하여 병변 방향을 결정하는 데 도움을 줄 수 있다.[7]

#### 2) 안진의 잠복기

체위검사에서 머리의 회전 가속도가 빠를수록 잠복기는 짧아지며, 강도는 강해진다. 체위검사에서 머리를 빠르게 회전시키면 안진의 잠복기는 전형적으로 1~2초를 보인다.

#### 3) 안진의 강도

체위검사에서 머리 회전의 각도가 클수록 안진의 강도는 커지는 경향을 보인다.

#### 4) 안진의 지속시간

안진의 지속시간은 일반적으로 1분 미만으로 나타난다. 안진을 기록하면 1분을 지속하는 경우도 있으나, 일반적으로 2분을 넘지 않는다.[1]

#### 5) 'Crescendo-decrescendo' 양상

안진의 강도가 점차 빨라졌다가 점점 느려지는 양상을 보인다.

#### 6) 역안진(reversed nystagmus)

초기 체위안진이 멈춘 후에 낮은 강도의 방향이 역전된 안진을 관찰할 수 있다.[2]

### (2) 수평반고리관 이석증의 팽대부마루결석증

A. 눕거나 똑바로 누운 자세에서 돌아 눕는 경우 반복적으로 체위현훈 또는 체위어지럼이 발생
B. 누워머리돌리기검사에서 짧은 잠복기 또는 잠복기 없이 발생하는 체위안진. 양측 각각의 방향에서 위쪽 귀를 향하는 수평안진(원지성 방향변환성 안진)이 발생하며, 안진 지속시간은 1분 이상
C. 다른 질환에 기인하지 않음

#### 1) 진단에 도움이 되는 안진의 특징적인 양상

누워머리돌리기검사에서 양쪽으로 머리 회전 시에 방향이 변하는 원지성 수평안진을 특징으로 한다. 이 형태는 수평반고리관의 전완에 유리이석이

존재하는 반고리관결석증 아형과는 다르게 여러 차례의 진단적 체위검사를 시행하는 동안에도 향지성 안진 양상으로 변화하지 않는다. 안진은 수평성분이 주를 이루며 체위검사에서 위쪽 귀를 향하는 약한 회선성분을 갖는다. 누워머리돌리기검사에서 머리를 회전할 때 더 강한 안진 강도를 보이는 쪽이 병변 반대방향이다. 수평반고리관 이석증의 반고리관결석증과는 다르게, 끄덕면에서 머리를 뒤로 젖힐 때 병변 쪽으로 안진이 발생하여 병변 방향을 결정하는 데 도움을 줄 수 있다.

#### 2) 안진의 강도 및 지속시간

안진은 일반적으로 1분 이상 지속되고, 전형적으로 약 30초 이상 느리게 강해지며, 수 분간 점점 감소하는 양상을 보인다.[1]

#### 3) 중추성 원인과의 감별

원지성 수평안진은 중추성 병변에서도 관찰될 수 있어 감별에 주의를 요한다.

## 1.2 수평반고리관 이석증의 치료

### 병태생리학적 배경

수평반고리관 이석증의 치료는 반고리관결석증 또는 팽대부마루결석증 아형에 따라 치료를 다르게 시행하며, 이는 상기한 병태생리학적 원인에 따른 이석의 위치와 연관이 있다.[23] 1985년 McClure가 수평반고리관 이석증을 소개한 이후 다양한 치료법이 개발되고 소개되었으며, 치료 성공률은 50~100%로 다양하게 보고되어 왔다. 수평반고리관 이석증의 반고리관결석증 아형은 병태생리학적으로 수평반고리관의 후완 *posterior arm* 내에 존재하는 이석에 의하는 것으로 알려져 있으며, 일부에서 수평반고리관의 전완 *anterior arm* 내에 존재하는 이석에 의하는 것으로 주정되어, 소개된 치료 방법들도 수평반고리관 내에 존재하는 유리이석을 난형낭 내로 되돌리도록 고안되었다. 수평반고리관 이석증의 팽대부마루결석증 아형은 병태생리학적으로 대부분 수평반고리관 팽대부마루에 붙은 이석에 의해 발생하는 것으로 알려져 있으며, 치료들 또한 이러한 병태생리학적 원인을 해결하기 위해 고안되었다.

## 다양한 이석정복술

뒤반고리관 이석증의 치료에는 Epley 수기와 Semont 수기를 주로 사용하는 것에 비해 수평반고리관 이석증의 치료에는 매우 다양한 치료법이 고안되고 소개되어 왔다. 이는 뒤반고리관 이석증은 반고리관결석증이 병태생리학적으로 대부분을 차지하는 것과 다르게, 수평반고리관 이석증은 반고리관결석증과 팽대부마루결석증이 거의 비슷한 비율로 진단되는 것이 한 원인이고, 수평반고리관 이석증을 진단할 때 병변 방향을 결정함에 있어 모호한 경우가 있으며, 치료 후 변화가 뒤반고리관 이석증에 비해 더 많은 것도 그 원인으로 볼 수 있다.

### (1) Lempert 수기(바비큐회전수기, Barbecue roll maneuver)

1996년 Lempert가 수평반고리관 이석증의 반고리관결석증 아형의 치료를 위해 고안하여 발표하였고, 똑바로 누운 자세에서 환자의 머리를 병변의 반대방향으로 90°씩 총 270~360° 회전하여 수평반고리관 후완의 유리이석을 난형낭으로 되돌리기 위해 고안되었다.[21] 현재는 수평반고리관 내의 유리이석을 중력을 이용하여 모으기 위해 환자의 머리를 병변 방향으로 90° 회전한 자세를 취한 후 병변의 반대방향으로 90°씩 회전하는 변형 Lempert 수기를 주로 사용한다(그림 2-24).

### (2) 변형 360도 회전수기(팽대부마루결석증 치료에 적용)

2004년 Tirelli와 Russolo는 수평반고리관 이석증의 팽대부마루결석증 치료를 위해 치료적 두진 *therapeutic head shaking* 과 함께 360도 회전수기를 시도하여 총 62명의 환자들 중 51명(82.2%)을 치료했다고 보고했다.[33] 이 수기에서 각 자세를 2~3분씩을 유지했다.

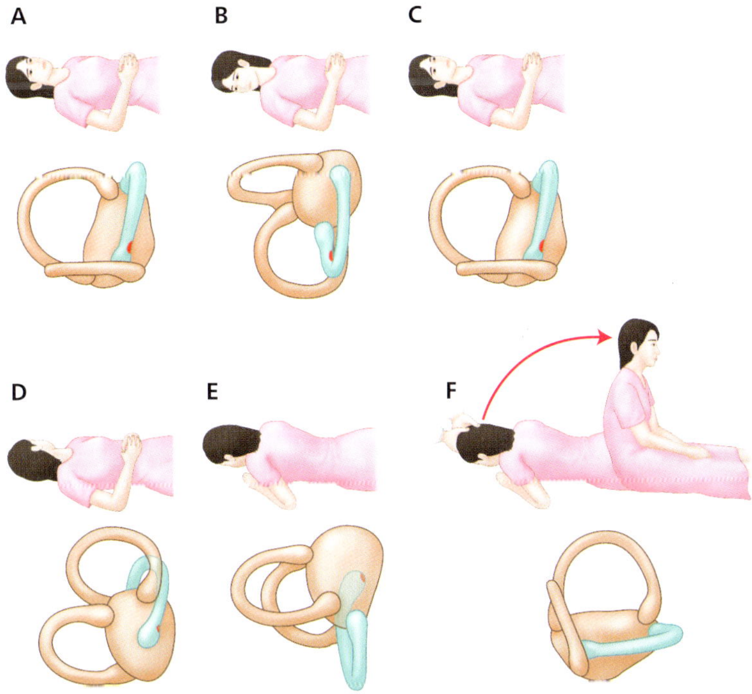


그림 2-24 우측 수평반고리관 이석증에서의 Lempert 수기(바비큐 회전수기). **(A)** 환자는 치료 테이블에 똑바로 누운 자세로 한다. **(B)** 환자의 머리를 병변 방향인 우측으로 먼저 90도 회전시킨다. **(C)** 환자의 머리를 병변 반대방향인 좌측으로 90도 회전시켜 똑바로 누운 자세로 돌아오게 한다. **(D)** 다시 환자의 머리를 좌측으로 90도 더 회전시키다. **(E)** 환자의 머리를 90도 더 좌측으로 회전시켜 환자가 엎드린 자세를 취하게 한다. **(F)** 환자를 270도만 회전하고 치료를 종료할 때는 환자를 일으켜 바로 앉게 하여 치료를 종료하고, 360도 회전을 시킬 경우에는 한 번 더 좌측으로 머리를 90도 회전시켜 **(B)**와 같은 자세를 취하게 한 후, 환자를 일으켜 바로 앉게 하여 치료를 종료한다. 각 단계는 15~30초 또는 안진이 사라질 때까지 자세를 유지한 후 다음 단계로 이동한다.

### (3) Gufoni 수기(반고리관결석증 및 팽대부마루결석증의 치료에 적용)

1998년 Gufoni가 뒤반고리관 이석증 치료인 Semont 수기를 변형시켜 Lempert 수기가 어려울 수 있는 노인과 과체중 환자들을 위해 고안한 치료법이다. 반고리관결석증의 치료를 위해서는 환자를 치료 테이블에서 앉은

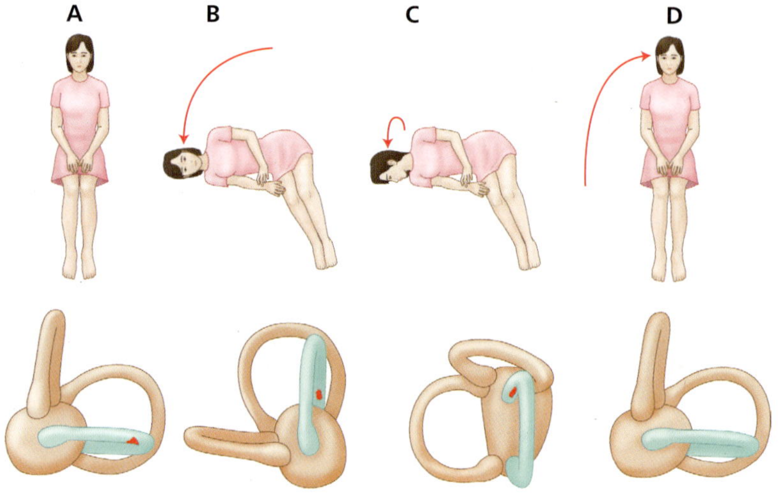


그림 2-25 좌측 수평반고리관 이석증의 반고리관결석증에서 Gufoni 수기. **(A)** 환자는 치료 테이블에 똑바로 앉은 자세를 취한다. **(B)** 환자를 병변 반대방향인 우측 옆으로 눕게 하여 약 30초간 유지시킨다. **(C)** 환자의 머리를 테이블 방향으로 45~60도 빠르게 돌린 후, 1~2분 정도 유지시킨다. **(D)** 환자의 머리가 우측 어깨를 향하도록 유지한 채로 일으켜 세우면서 똑바로 앉은 자세로 되돌아오게 한다.

자세에서 병변의 반대측 옆으로 빠르게 눕힌 후 환자의 머리를 아래쪽(테이블 쪽)으로 45~60도 빠르게 회전시켜 1~2분 자세를 유지했다가 다시 앉은 자세로 돌아오는 방법이다(그림 2-25).[10] Gufoni는 반고리관결석증과 다르게 팽대부마루결석증의 치료를 위해서는 환자를 치료 테이블에서 앉은 자세에서 병변 방향으로 옆으로 빠르게 눕힌 후 환자의 머리를 아래쪽으로 45~60도 빠르게 회전시켜 1~2분 자세를 유지했다가 다시 앉은 자세로 돌아오는 방법을 고안해서 적용했다(그림 2-26). 이는 팽대부마루결석이 팽대부의 난형낭쪽에 붙어 있다는 가정을 하고 고안한 방법이었다. Gufoni는 연구에서 24명의 수평반고리관 이석증(22명의 향지성 아형, 2명의 원지성 아형) 환자들 중 22명(91.7%)의 치료 성공률을 보고했으며, 이후 향지성 아형에 대한 치료 결과 연구들에서는 1회 치료 성공률을 60~70%로 보고하고 있다.[13]

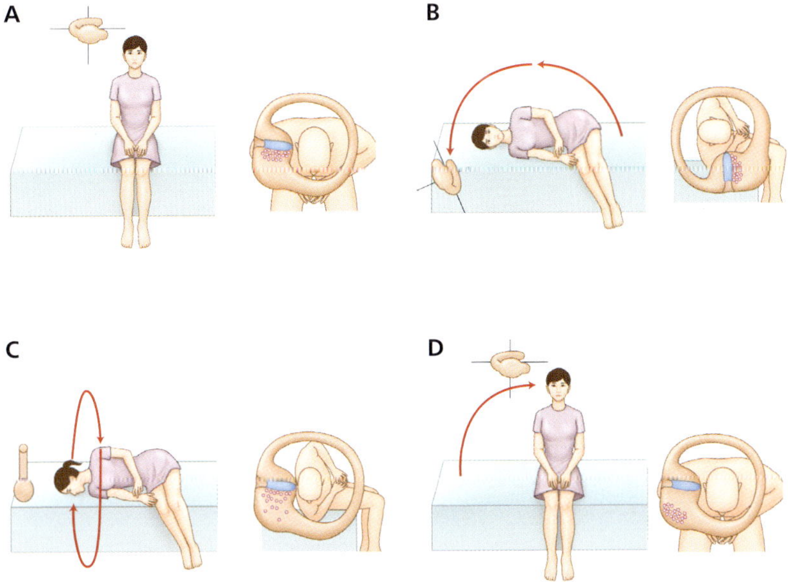


그림 2-26 우측 수평반고리관 이석증의 팽대부마루결석증에서 Gufoni 수기. **(A)** 환자는 치료 테이블에 똑바로 앉은 자세를 취한다. **(B)** 환자를 병변 방향인 우측 옆으로 눕게 하여 약 30초간 유지시킨다. **(C)** 환자의 머리를 아래(치료 테이블) 방향으로 45~60도 빠르게 돌린 후, 1~2분 정도 유지시켜 팽대부마루의 난형낭 쪽에 붙어있던 이석이 떨어지게 유도한다. **(D)** 환자의 머리가 우측 어깨를 향하도록 유지한 채로 일으켜 세우면서 똑바로 앉은 자세로 되돌아오게 한다.

### (4) 강제지속자세(Forced prolonged position)

1997년 Vannucchi 등이 수평반고리관 이석증의 반고리관결석증 치료를 위해 고안한 방법으로 35명의 환자에서 3일 이내에 90%가 호전되었다고 보고하였다. 이 방법은 임상에서 매우 쉽게 교육이 가능하고 치료자 없이 환자 스스로 치료를 적용 가능하지만, 환자가 실제로 장시간 같은 자세를 유지하는 것이 어려운 단점이 있다. 치료 방법은 진단수기에서 확인한 병변 방향의 반대방향을 아래쪽으로 해서 환자가 옆으로 누워있는 자세를 12시간 이상 취하면 된다. 이 자세를 취함으로써 중력에 의해 유리이석이 난형낭으로 이동하게 유도하는 치료법이다(그림 2-27). 이 치료법은 팽대부마

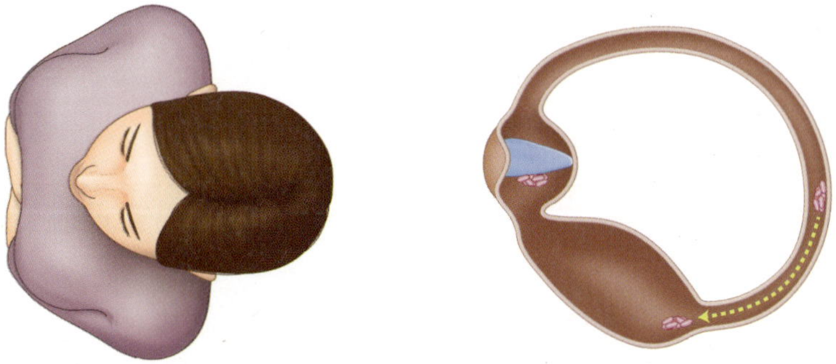

그림 2-27 우측 수평반고리관 이석증에서 강제지속자세. 병변의 반대방향인 좌측 귀를 아래로 하여 12시간 이상 옆으로 눕는 자세를 취한다.

루결석증 아형의 결석이 난형낭쪽에 붙어 있는 경우에도 적용시킬 수 있다.

### (5) 팽대부마루 이석정복술(Cupulolith repositioning maneuver)

2000년대 초반 Lee 등이 고안한 치료법이다.[35] 이 치료법은 진동기를 사용하며 상기한 Gufoni 수기가 팽대부마루결석증의 난형낭쪽 결석만을 치료할 수 있는 단점을 보완하여 팽대부마루결석이 난형낭쪽이나 반고리관쪽 중 어느 쪽에 붙어 있어도 치료할 수 있도록 고안하였으며, 기존의 Lempert 수기를 이용하여 수평반고리관 이석증의 모든 병태생리를 한 번에 치료하고자 고안하였다. 자세한 치료방법은 그림 2-28과 같다.

### (6) Appiani 수기

2005년 Appiani가 수평반고리관 이석증의 팽대부마루결석증 중 반고리관쪽에 이석이 붙어 있는 경우와 반고리관결석증 중 전완에 유리이석이 있는 경우를 치료하기 위해 기존의 Gufoni 수기를 변형한 치료법이다. 치료 방법은 Gufoni 수기와 유사하게 환자를 치료 테이블에서 앉은 자세에서 병변 방향으로 빠르게 눕힌 후 환자의 머리를 위쪽(천장 쪽)으로 45~60도 빠르게 회전시켜 1~2분 자세를 유지했다가 다시 앉은 자세로 돌아오는 방법이다(그림 2-29). 1회 치료 성공률은 8~60% 정도로 보고되고 있다.[14,18]

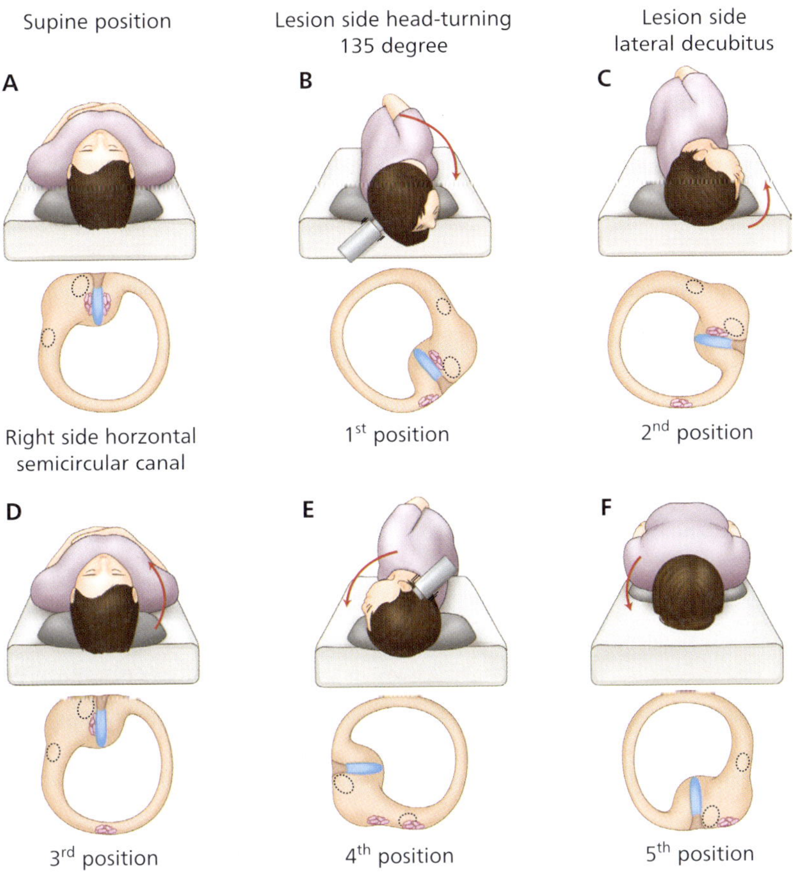


그림 2-28 우측 수평반고리관 이석증의 팽대부마루 이석정복술. **(A)** 환자는 치료 테이블에 똑바로 누운 자세로 한다. **(B)** 환자의 머리를 병변 측인 우측으로 135도 돌린다. 이때, 의료용 진동기를 사용하여 환자의 병변 방향인 우측 상외이도삼각 *suprameatal triangle* 부위에 30초간 진동을 시킨다. **(C)** 환자의 머리를 병변 반대방향인 좌측으로 머리만 45도 돌려 머리가 우측으로 90도 회전한 자세를 취하게 한다. **(D)** 환자의 머리를 병변 반대방향인 좌측으로 90도 돌려 첫 번째 자세로 돌아오게 한다. **(E)** 다시 환자의 머리를 병변 반대방향인 좌측으로 90도 돌리고, 환자의 몸은 옆으로 눕기 자세를 취하게 한다. 이때, 의료용 진동기를 사용하여 환자의 병변 측 상외이도삼각 부위에 30초간 진동을 시킨다. **(F)** 환자의 머리를 다시 병변 반대방향으로 90도 돌려 환자의 몸을 엎드리는 자세를 취하게 한다. 그런 후에 환자는 치료 테이블에 똑바로 앉은 자세로 한다. 각 단계는 약 3분간 유지시킨다.

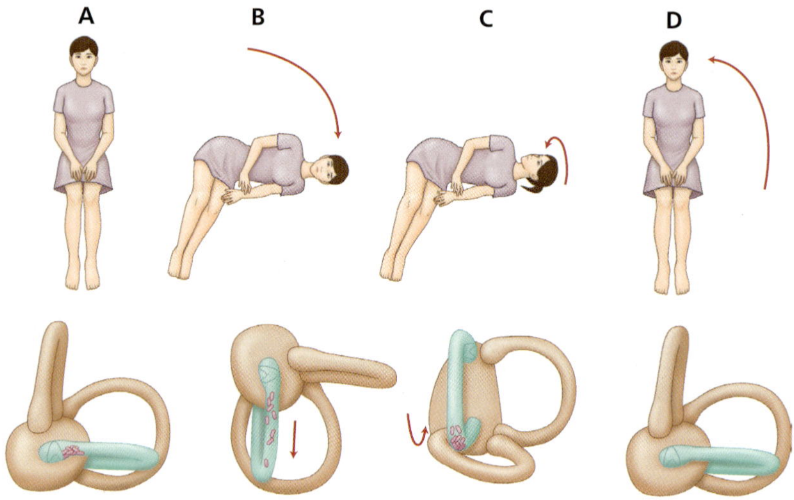


그림 2-29 좌측 수평반고리관 이석증의 원지성 아형에서의 Appiani 수기. 수평반고리관 이석증의 팽대부마루결석증 아형 중 결석이 반고리관쪽에 붙어 있는 경우와 반고리관결석증 아형 중 전완에 유리이석이 있는 경우에 유용한 치료법이다. **(A)** 환자는 치료 테이블에 똑바로 앉은 자세를 취한다. **(B)** 환자를 병변 측인 좌측으로 옆으로 눕게 하여 약 30초간 유지시킨다. **(C)** 환자의 머리를 위(천장) 방향으로 45~60도 빠르게 돌린 후, 1~2분 정도 유지시킨다. **(D)** 환자의 머리가 우측 어깨를 향하도록 유지한 채로 일으켜 세우면서 똑바로 앉은 자세로 되돌아오게 한다.

### (7) 치료적두진(Therapeutic head shaking)

1992년 Vannucchi가 처음으로 소개했다.[27] 이 치료법은 수평반고리관 이석증의 팽대부마루결석증 치료를 위해 고안한 방법으로, 팽대부마루에 붙어 있는 이석을 떨어뜨리는 것을 목표로 고안되었다. 치료 방법은 환자의 머리를 앞으로 30도 숙이는 자세로 치료를 시작하며, 3 Hz의 속도로 15초간 정현파 양상 *sinusoidal pattern* 으로 좌우로 머리를 흔든다. 1회 치료 성공률은 18~47% 정도로 보고되고 있다.[14,18,27]

## 수평반고리관 이석증의 치료에 대한 비교 연구 결과

### (1) 반고리관결석증

수평반고리관 이석증의 반고리관결석증은 주로 Lempert 수기, Gufoni 수기, 강제지속자세와 이 치료들의 조합을 통해 치료한다. 표 2-6은 수평반고리관 이석증의 반고리관결석증의 치료 방법들의 효과를 비교한 연구들을 정리한 것이다.[6,13,17,22,25]

1998년 Nuti 등은 92명의 수평반고리관 이석증 환자들을 대상으로 치료하여 36명은 Lempert 수기를 시행하여 24명(63%)에서 호전되었고, 남은 56명과 Lempert 수기로 치료되지 않은 7명을 추가한 63명에서 강제지속자세로 치료하여 46명(73%)에서 치료 효과를 확인하였다.[25] 2011년 Korres 등은 전향적 연구를 통해 각각 다른 시기에 Lempert 수기, 강제지속자세, 그리고 Gufoni 수기로 치료를 시행하였다.[17] 이 연구에서는 Gufoni 수기와 강제지속자세가 Lempert 수기보다 효과가 좋다고 보고하였다. 2011년 Casani 등은 전향적 무작위 대조군 시험을 통하여 Lempert 수기와 강제지속자세를 함께 시행한 치료 군 54명과 Gufoni 수기 치료군 58명을 비교하여 30일간 추적 관찰하였을 때, Gufoni 치료군의 치료율이 93%로 Lempert 수기와 강제지속자세를 함께 시행한 치료 군(81%) 보다 더 효과가 있다고 보고하였으나, 통계적으로 유의한 차이를 보이지는 않았다.[6] 2012년 Kim 등이 시행한 전향적 다기관 무작위 대조군 시험에서는 Lempert 수기, Gufoni 수기와 함께 Sham 수기를 비교 분석하였다.[13] 이 때 각각 2번의 치료 직후 Sham 치료군보다 Lempert 수기 및 Gufoni 수기의 치료 효과가 유의하게 좋은 것을 확인하였으나, 두 치료 간에는 치료 효과의 차이를 확인할 수 없었다. 2013년 Mandala 등은 전향적 무작위 대조군 시험을 통하여 Gufoni 수기 치료군 27명을 Sham수기 치료군 26명 과 비교하여, Gufoni 치료군의 치료율이 88.9% (24/27명)로 Sham수기 치료군 보다 유의하게 치료 효과가 있다고 보고하였다.[22] 이들 2개의 다기관 무작위 대조군 시험들은 Class I 연구로서 수평반고리관 이석증의 반고리관결석증 치료 방법에 대한 높은 근거 수준을 제시하고 있다.[13,22]

### (2) 팽대부마루결석증

수평반고리관 이석증의 팽대부마루결석증은 상기한 병리학적 소견에 따라 치료방법이 달라질 수 있으나, 대부분의 이전 연구들에서는 병리학적 소견에 관계없이 여러 다양한 치료들을 시행하였으며, 최근 발표되고 있는 무작위 대조군 시험에서도 이러한 기존의 치료 방법들을 비교하여 치료 효과들을 비교분석하고 있다(표 2-7).[14,15,18,22,27,28] 2009년 Oh 등은 103명의 수평반고리관 이석증의 팽대부마루결석증 환자들을 대상으로 무작위 대조군 연구를 시행하였으며, 1회의 Appiani 수기로 치료한 52명의 환자 중 9명(17.3%)만이 호전된 반면, 1회의 치료적두진으로 치료한 51명의 환자 중 19명(37.3%)이 호전되어, Appiani 수기 보다는 치료적두진이 더 효과적인 치료라고 보고하였다.[27] 2012년 Kim 등이 시행한 전향적 다기관 무작위 대조군 시험에서는 치료적 두진과 Appiani 수기를 Sham 수기와 비교분석하였다.[14] 이 때, 각각 2번의 치료 직후 Sham 치료군보다 치료적 두진 및 Appiani 수기의 치료 효과가 유의하게 우수한 것을 확인하였으나, 치료적두진과 Appiani 수기의 치료 간에는 치료 효과의 차이를 확인할 수 없었다. 2013년 Riga 등은 메타 분석을 통해 1990년부터 2012년까지 20개의 연구를 분석하여 Gufoni 수기, 바비큐회전수기, Vannucchi-Asprella 수기(강제지속자세)의 치료 결과를 비교하였다. 그 결과, Gufoni 수기는 1회의 치료로 57.9%(146/252명)의 치료율을 보였고, 수평반고리관 이석증의 팽대부마루결석증의 모든 병리학적 원인에 효과가 있다고 보고하였다. 바비큐회전수기와 Vannucchi-Asprella 수기는 각각 75%(21/28명), 65.4%(53/81명)의 치료율을 보였으나, 대부분의 연구에서 5~10회의 치료를 시행하였고, 이들은 수평반고라관 전완의 반고리관결석증 치료에 효과가 있다고 보고하였다. 이 연구는 메타 분석이라는 좋은 연구 방법을 사용하였으나, 포함된 기존의 연구들이 대부분 Class III, IV의 낮은 근거 수준의 연구들이어서 Class III로 분류된다. 2013년 Mandala 등은 전향적 무작위 대조군 시험을 통하여 Gufoni 수기 치료군 10명을 Sham 수기 치료군 9명과 비교하여, Gufoni 치료군의 치료율이 40%로 Sham 수기 치료군보다 유의하게 치료 효과가 있다고 보고하였으며, Class I의 높은 근거 수준의 연구임을 강조하였다. 2020년 Kong 등은 전향적 무작위 대조군 시험을 통하여 팽대부마루 이석정복술, 치료적두진과 Lempert 수기의 치료 간에 치료 성공률을 비교하여, 1회의 치료로 팽대부마루 이석정복술은 38.9%로 치료적두진 12.5%,

Lempert 수기 33.3%에 비해 상대적으로 높은 치료성공률을 보였고, 2회 치료 後 다음날 재평가에서 팽대부마루 이석정복술이 88.9%로 치료적두진 75.0%, Lempert 수기 66.7%에 비해 상대적으로 치료성공률이 높다고 보고하였다. 다만, 이 연구는 모집단의 수가 적어 통계적으로 치료성공률의 우위를 확인하지는 못했다.[15] 가장 최근 Lee 등이 보고한 전향적 다기관 무작위 대조군 시험에서도 팽대부마루 이석정복술이 Appiani 수기와 치료적두진보다 상대적으로 치료성공률이 높음을 보고하였으나 이전 연구와 유사하게 모집단의 수가 적어 통계적 우위성을 확인하지는 못했다.[18]

### (3) 치료 효과에 대한 연구 논문을 해석할 때 주의할 점

상기한 것과 같이, 수평반고리관 이석증의 치료는 반고리관결석증 또는 팽대부마루결석증의 병태생리적 상태에 따라 다양한 치료 수기를 사용하고 있다. 또한, 최근까지 발표된 연구들의 결과에서 두 병태생리 형태 모두에서 어떠한 치료 수기도 아직까지 다른 치료 수기에 비해 우월한 치료 성적을 보이는 방법은 없었다. 치료 효과에 대한 연구들을 해석할 때 주의해서 볼 점은 다음과 같다.

1) 각 연구마다 치료를 시행하는 횟수와 치료 결과를 보는 재평가 시점이 모두 다르다. 예를 들어, Kong 등의 연구에서는 첫 진단 시점에서 2번의 치료를 시행하고 치료 다음날 재평가를 통해 치료성공률을 보고하였으나,[15] Lee 등의 연구에서는 비슷한 치료수기를 비교하였으나 재평가 시점을 1회 치료 후 20분 경과하여 1회 시행하고 이후에는 1주마다 4주까지 치료성공률을 비교하였다.[18] 따라서 치료 결과를 비교할 때 치료 횟수와 평가시점을 고려하여 판단해야 한다.
2) 각 비교 연구마다 연구의 근거수준 *level of evidence* 이 다르다. 표 2-6에서도 5개의 연구들이 Class I부터 Class IV까지 다양한 근거수준을 보이는데, 근거수준이 높은 Class I 및 Class II의 연구들의 결과를 더 신뢰할 수 있어 각 학회의 임상진료지침을 만들 때에도 이러한 근거수준을 고려하여 진료지침의 권고수준을 정하고 있다.
3) 팽대부마루결석증 아형의 경우, 대부분의 연구들에서 Appiani 수기를

표 2-6 수평반고리관 이석증의 반고리관결석증에서 치료 성공률 비교

| Authors (year) | Number of patients | Therapeutic maneuvers & resolution rates (%) | | | | Level of evidence |
|---|---|---|---|---|---|---|
| | | BBQ | FFP | BBQ+FFP | Gufoni | |
| Nuti et al. (1998) | 101 (BBQ:FFP=36:63) | 63.0 | 73.0 | | | Class IV |
| Korres et al. (2011) | 60 (BBQ:FFP:Gufoni=13:29:18) | 38.4 | 75.8 | | 88.9 | Class III |
| Casani et al. (2011) | 132 (BBQ+FFP:Gufoni=54:58) | | | 81.0 | 93.0 | Class III |
| Kim et al. (2012) | 170 (BBQ:Gufoni:Sham=56:64:50) | 69.1 | | | 60.9 | Class I |
| Mandala et al. (2013) | 53 (Gufoni:Sham=27:26) | | | | 88.9 | Class I |

BBQ, barbecue roll maneuver; FPP, forced prolonged position

표 2-7 수평반고리관 이석증의 팽대부마루결석증에서 치료 성공률 비교

| Authors (year) | Number of patients | Therapeutic maneuvers & resolution rates (%) | | | | | Level of evidence |
|---|---|---|---|---|---|---|---|
| | | BBQ | THS | Gufoni | CuRM | V-A | |
| Oh et al. (2009) | 103 (THS:Gufoni=51:52) | | 37.3 | 17.3 | | | Class II |
| Kim et al. (2012) | 157 (THS:Gufoni:Sham=54:52:51) | | 62.3 | 73.1 | | | Class I |
| Riga et al. (2013) | 132 (BBQ:Gufoni:V-A=28:252:81) | 75.0 | | 57.9 | | 65.4 | Class III |
| Mandala et al. (2013) | 19 (Gufoni:Sham=10:9) | | | 40.0 | | | Class I |
| Kong et al. (2020) | 49 (CuRM:THS:BBQ=18:16:15) | 66.7 | 75.0 | | 88.9 | | Class I |
| Lee et al. (2023) | 72 (THS:Gufoni:CuRM=22:26:24) | | 71.4 | 69.2 | 87.5 | | Class I |

BBQ, barbecue roll maneuver; THS, therapeutic head shaking procedure; V-A, Vannucchi-Asprella maneuver.

Gufoni 수기와 혼용하여 표기하고 있다. 표 2-7에서도 Oh 등의 연구와 Kim 등의 연구에서는 Appiani 수기를 Gufoni 수기로 표기하고 있으며,[14,27] Lee 등의 연구에서는 Appiani 수기를 Appiani-Gufoni 수기로 표기하고 있다.[18] 반면, Mandala 등의 연구에서는 기존의 Gufoni 수기를 Sham 수기와 비교한 결과를 보여주고 있고,[22] Riga 등의 연구에서는 다양한 Gufoni 수기를 하나의 수기로 다루고 있다.[28] 실제로 Gufoni 수기와 Appiani 수기는 같은 팽대부마루결석증에서도 다른 병태생리적 상태를 치료하기 위해 고안된 치료로 치료효과도 다를 수밖에 없으나, 많은 연구들에서 혼용하고 있어 해석에 주의를 요한다.

4) 마지막으로, Riga 등의 연구에서 언급하고 있는 Vannucchi-Asprella 수기는 Vannucchi가 소개했던 강제지속자세를 의미하는데, 이렇게 많은 연구들에서 같은 치료법도 다양한 용어로 기술하고 있어 논문을 볼 때 정확한 명칭을 확인하여 해석할 필요가 있다.

### (4) 수평반고리관 이석증의 치료에서 고려할 점

앞에서 비교했던 여러 연구들 중에서 근거수준이 높은 Class I 및 Class II 연구의 결과로 볼 때, 수평반고리관 이석증의 반고리관결석증에서는 Lempert 수기와 Gufoni 수기가 추천되며, 팽대부마루결석증에서는 팽대부마루 이석정복술과 Gufoni 수기 또는 Appiani 수기가 추천된다. 수평반고리관 이석증의 치료에서 가장 중요한 것은 정확한 병변의 방향 결정이며, 각 병태생리 상태를 확진하는 것이 중요하다. 또한, 치료를 결정할 때 환자의 나이, 전신 상태(척추질환 또는 과체중 여부 등), 향후 추적 관찰 가능 여부 등을 고려하여 치료 방법을 결정해야 하고, 치료 후 환자의 병태생리의 변화(반고리관 전환, canal conversion)나 치료 효과의 판정을 통해 추가적인 치료를 고려하는 것이 필요하다.

## 심화 학습

### 1. 한 번에 치료가 안 될 경우, 당일 이석정복술은 몇 번까지 하는 것이 좋나요?

표 2-6에 정리한 치료결과 비교 연구들에 따르며, 수평반고리관 이석증의 반고리관결석증의 경우 1~2회의 치료만으로도 매우 높은 치료성공률(60~90%)을 보이므로 당일에 반복적인 치료는 필요 없으나, 팽대부마루 결석증의 경우 1회의 치료만으로는 치료성공률이 8~60%로 매우 다양하게 보고되고 있으며 낮게는 8%의 1회 치료성공률을 보고하고 있어 추가 치료를 요할 수 있다. 다만, 아직은 이석정복술의 치료 횟수에 대한 높은 근거수준의 비교연구가 없는 실정이다.

또한, Song 등의 연구에서 뒤반고리관 이석증 환자 108명을 대상으로 1회 치료 후 치료 1시간 후와 추가 치료 없이 24시간 후 재평가를 시행했을 때, 12.2%의 환자가 추가 치료 없이도 안진과 증상이 모두 사라진 것을 확인하였다는 결과를 보여주었으며, 이는 환자의 치료 후 재평가 시점을 굳이 치료 직후가 아닌 24시간 이후로 정하는 것이 적절한 시점이라는 것을 시사한다.[32] 또한, 기존 연구들에서 수평반고리관 이석증의 자연경과가 평균 3.7~6.7일로 매우 짧은 점을 고려했을 때, 환자를 하루에 여러 번 치료를 시행하여 치료자와 환자가 모두 힘든 과정을 반복하는 것보다 정확한 치료 후 짧은 추적 관찰을 통해 환자를 재평가하여 다시 재치료를 시행하는 것이 더 좋겠다.[30]

### 2. 자세제한이 치료에 도움이 되나요?

이석정복술 후의 자세 제한은 이석정복술을 통해 이석을 난형낭 안으로 정복한 후 환자들의 움직임을 최대한 제한하여 다시 반고리관으로 들어가지 못하게 하는 원리로 고안된 것으로, 많은 연구자가 다양한 방법으로 시도하여 왔다.[9,11,24] 흔한 자세 제한 방법은 특정 머리 움직임을 피하는 것으로 치료 후 머리가 뒤로 젖혀지지 않게 하거나, 수면 시 머리를 높인 상태를 취하거나, 수면 시 병변 방향쪽을 피하여 반대쪽으로 돌아눕는 자세를 취하도록 하는 것이다.[5,24] 초기에 Epley가 뒤반고리관 이석증의 치료를 고안하였을 때 이석정복술 후 2일간 환자를 치료 수기의 마지막 자세인 앉은 자세에서 머리를 30° 숙인 상태로 자세 제한을 하였으나 수면 장애나 경부 경직과 같은 부작용이 많았다. 이에 많은 연구자가 이석정복술 후 자세 제한이 환자의 치료 결과에 영향을 주는지 평가하는 연구를 진행했다. 이전의 일부 연구에서는 이석정복술 후 자세 제한이 치료에 긍정적인 효과를 준다고 하였으나,[8] 최근에 진행한 많은 연구를 분석한 메타 분석 논문들은 이러한 자세제한이 치료에는 영향을 주지 않는 것으로 보고하고 있다.[9,24] 최근 9개의 연구에서 528명의 데이터를 토대로 시행한 체계적 문헌고찰에 따르면, 이석정복술 후의 자세 제한은 BPPV 치료에 효과가 일부 있었으나 정도가 매우 미미하였다.[11] 이러한 연구들을 바탕으로 2017년 개정된 이석증 임상 진료지침에서는 이석정복술 후 자세 제한을 시행하지 않을 것을 강력히 권고하고 있다.[3]

### 3. 바비큐회전수기를 실패한 경우, Gufoni 수기나 다른 치료를 하면 성공할 확률이 높나요?

아직까지 치료를 바꾸었을 때 이석증의 치료성공률이 증가한다는 비교 연구는 거의 없다. 연구방법론적인 부분에서 한 치료 방법의 실패 후 다른 치료를 했을 때 성공률이 증가하는 지를 다른 대조군을 설정하여 증명하는 것이 어렵다는 점이 가장 큰 이유로 사료된다. 이론적으로 바비큐회전수기에 실패하였을 때 다른 치료 수기가 더 치료 성공률이 높을 특별한 이유는 없지만, 임상적으로는 바비큐회전수기로 치료에 실패했을 때는 다른 치료법(강제지속자세나 Gufoni 수기)으로의 전환을 고려하는 것이 의사-환자 관계 유지를 통한 환자의 성공적 치료에 도움이 될 것으로 생각된다.

### 4. 양측성 수평반고리관 이석증은 어떤 양상을 보이고, 치료는 어떻게 하나요?

양측성 수평반고리관 이석증은 이론적으로 한 번의 진단수기로 확인하는 것이 매우 어렵다. 진단하는 것이 매우 어렵다. 1) 양측성 수평반고리관 이석증의 반고리관결석 아형, 2) 양측성 수평반고리관 이석증의 팽대부마루결석 아형, 3) 반고리관결석-팽대부마루결석 복합의 3가지 조합이 가능하며, 양측 수평반고리관이 기능적 쌍*functional pair* 을 이루고 있어 진단 시에 양측 모두 자극 및 억제되기 때문에, 모든 조합의 경우에서 정확한 진단을 하는 것이 매우 어렵다.[29] 수평반고리관 이석증의 진단기준에서 기술한 바와 같이, 반고리관결석증이나 팽대부마루결석증의 아형에 따라 누워머리돌리기검사에서 양쪽으로 머리 회전 시에 방향이 변하는 향지성 또는 원지성 수평 체위안진 *geotropic or apogeotropic DCPN* 을 특징으로 한다. 따라서, 어떤 병태생리 형태인지와 관계없이 모두 양쪽으로 머리 회전 시에 모두 안진이 관찰되며, 안진의 강도에 따라 병변의 방향을 정하므로 양측에 모두 이환된 경우에는 안진의 강도에 따라 정한 병변을 먼저 치료하고, 이후 재평가 시에 기존의 병변 방향의 이석증이 치료되고 병변의 방향이 반대로 바뀐 경우 양측성 수평반고리관 이석증으로 진단할 수 있다. 예를 들어, 한 환자의 첫 진단 시에 우측 수평반고리관 이석증의 반고리관결성증 아형으로 진단하여 이석정복술을 시행하고 재평가를 시행했을 때 좌측 수평반고리관 이석증으로 진단된다면 이 경우는 반고리관 전환 *canal conversion* 이 아닌 양측성 수평반고리관 이석증에서 우측 병변이 치료되고 좌측 병변이 차례대로 확인된 것으로 볼 수 있다. 요약하자면, 양측성 수평반고리관 이석증은 첫 진단 시에 한 번의 진단수기로 확인할 수 없으며, 처음에 확인된 병변을 치료하고 차례로 병변이 반대 방향으로 바뀌었을 때 진단할 수 있고, 치료는 보이는 병변에 맞추어 차례대로 치료하면 된다.

## 참고문헌


1. Aw ST, Todd MJ, Aw GE, McGarvie LA, Halmagyi GM. Benign positional nystagmus: a study of its three-dimensional spatio-temporal characteristics. Neurology 2005;64:1897-1905
2. Baloh RW, Jacobson K, Honrubia V. Horizontal semicircular canal variant of benign positional vertigo. Neurology 1993;43:2542-2549
3. Bhattacharyya N, Gubbels SP, Schwartz SR, et al. Clinical Practice Guideline: Benign Paroxysmal Positional Vertigo (Update). Otolaryngol Head Neck Surg 2017;156:S1-S47
4. Bisdorff AR, Debatisse D. Localizing signs in positional vertigo due to lateral canal cupulolithiasis. Neurology 2001;57:1085-1088
5. Cakir BO, Ercan I, Cakir ZA, Turgut S. Efficacy of postural restriction in treating benign paroxysmal positional vertigo. Arch Otolaryngol Head Neck Surg 2006;132:501-505
6. Casani AP, Nacci A, Dallan I, Panicucci E, Gufoni M, Sellari-Franceschini S. Horizontal semicircular canal benign paroxysmal positional vertigo: effectiveness of two different methods of treatment. Audiol Neurootol 2011;16:175-184
7. Choung YH, Shin YR, Kahng H, Park K, Choi SJ. 'Bow and lean test' to determine the affected ear of horizontal canal benign paroxysmal positional vertigo. Laryngoscope 2006;116:1776-1781
8. Cohen HS, Kimball KT. Treatment variations on the Epley maneuver for benign paroxysmal positional vertigo. Am J Otolaryngol 2004;25:33-37
9. Devaiah AK, Andreoli S. Postmaneuver restrictions in benign paroxysmal positional vertigo: an individual patient data meta-analysis. Otolaryngol Head Neck Surg 2010;142:155-159
10. Gufoni M, Mastrosimone L, Di Nasso F. [Repositioning maneuver in benign paroxysmal vertigo of horizontal semicircular canal]. Acta Otorhinolaryngol Ital 1998;18:363-367
11. Hunt WT, Zimmermann EF, Hilton MP. Modifications of the Epley (canalith repositioning) manoeuvre for posterior canal benign paroxysmal positional vertigo (BPPV). Cochrane Database Syst Rev 2012;2012:CD008675
12. Imai T, Takeda N, Sato G, et al. Changes in slow phase eye velocity and time constant of positional nystagmus at transform from cupulolithiasis to canalolithiasis. Acta Otolaryngol 2008;128:22-28
13. Kim JS, Oh SY, Lee SH, et al. Randomized clinical trial for geotropic horizontal canal benign paroxysmal positional vertigo. Neurology 2012;79:700-707
14. Kim JS, Oh SY, Lee SH, et al. Randomized clinical trial for apogeotropic horizontal canal benign paroxysmal positional vertigo. Neurology 2012;78:159-166

**15.** Kong TH, Song MH, Kang JW, Shim DB. Double-blind randomized controlled trial on efficacy of cupulolith repositioning maneuver for treatment of apogeotropic horizontal canal benign paroxysmal positional vertigo. Acta Otolaryngol 2020;140:473-478

**16.** Kong TH, Song MH, Shim DB. Clinical Implications of Horizontal Beating Nystagmus Induced by Dix-Hallpike Test in the Diagnosis of Horizontal Canal Benign Paroxysmal Positional Vertigo. Otol Neurotol 2021;42:585-591

**17.** Korres S, Riga MG, Xenellis J, Korres GS, Danielides V. Treatment of the horizontal semicircular canal canalithiasis: pros and cons of the repositioning maneuvers in a clinical study and critical review of the literature. Otol Neurotol 2011;32:1302-1308

**18.** Lee HJ, Jeon EJ, Nam S, et al. Treatment Efficacy of Various Maneuvers for Lateral Canal Benign Paroxysmal Positional Vertigo With Apogeotropic Nystagmus: A Randomized Controlled Trial. Clin Exp Otorhinolaryngol 2023;16:251-258

**19.** Lee JB, Han DH, Choi SJ, et al. Efficacy of the "bow and lean test" for the management of horizontal canal benign paroxysmal positional vertigo. Laryngoscope 2010;120:2339-2346

**20.** Lee SU, Kim HJ, Kim JS. Pseudo-spontaneous and head-shaking nystagmus in horizontal canal benign paroxysmal positional vertigo. Otol Neurotol 2014;35:495-500

**21.** Lempert T, Tiel-Wilck K. A positional maneuver for treatment of horizontal-canal benign positional vertigo. Laryngoscope 1996;106:476-478

**22.** Mandala M, Pepponi E, Santoro GP, et al. Double-blind randomized trial on the efficacy of the Gufoni maneuver for treatment of lateral canal BPPV. Laryngoscope 2013;123:1782-1786

**23.** McClure JA. Horizontal canal BPV. J Otolaryngol 1985;14:30-35

**24.** Mostafa BE, Youssef TA, Hamad AS. The necessity of post-maneuver postural restriction in treating benign paroxysmal positional vertigo: a meta-analytic study. Eur Arch Otorhinolaryngol 2013;270:849-852

**25.** Nuti D, Agus G, Barbieri MT, Passali D. The management of horizontal-canal paroxysmal positional vertigo. Acta Otolaryngol 1998;118:455-460

**26.** Nuti D, Mandala M, Salerni L. Lateral canal paroxysmal positional vertigo revisited. Ann N Y Acad Sci 2009;1164:316-323

**27.** Oh SY, Kim JS, Jeong SH, et al. Treatment of apogeotropic benign positional vertigo: comparison of therapeutic head-shaking and modified Semont maneuver. J Neurol 2009;256:1330-1336

**28.** Riga M, Korres S, Korres G, Danielides V. Apogeotropic variant of lateral semicircular canal benign paroxysmal positional vertigo: is there a correlation between clinical findings, underlying pathophysiologic mechanisms and the effectiveness of repositioning maneuvers? Otol Neurotol 2013;34:1155-

1164

29. Shim DB. 여러 반고리관에 발생한 이석증. In 증례를 통한 어지럼의 이해: 범문에듀케이션, 2021, pp. 39-44

30. Shim DB, Ko KM, Lee JH, Park HJ, Song MH. Natural history of horizontal canal benign paroxysmal positional vertigo is truly short. J Neurol 2015;262:74-80

31. Shin YG, Gu, J. W., Kang, J. W., Song, M. H., Shim, D. B. Pseudo-Spontaneous Nystagmus and Head-Shaking Nystagmus in Horizontal Canal Benign Paroxysmal Positional Vertigo. Res Vestib Sci 2017;16:129-134

32. Song MH, Kong TH, Shim DB. Optimal reassessment time for treatment response in posterior canal benign paroxysmal positional vertigo. Laryngoscope 2020;130:496-499

33. Tirelli G, Russolo M. 360-Degree canalith repositioning procedure for the horizontal canal. Otolaryngol Head Neck Surg 2004;131:740-746

34. von Brevern M, Bertholon P, Brandt T, et al. Benign paroxysmal positional vertigo: Diagnostic criteria. J Vestib Res 2015;25:105-117

35. Kim SH, Jo SW, Chung WK, Byeon HK, Lee WS. A cupulolith repositioning maneuver in the treatment of horizontal canal cupulolithiasis. Auris Nasus Larynx. 2012 Apr;39(2):163-8.

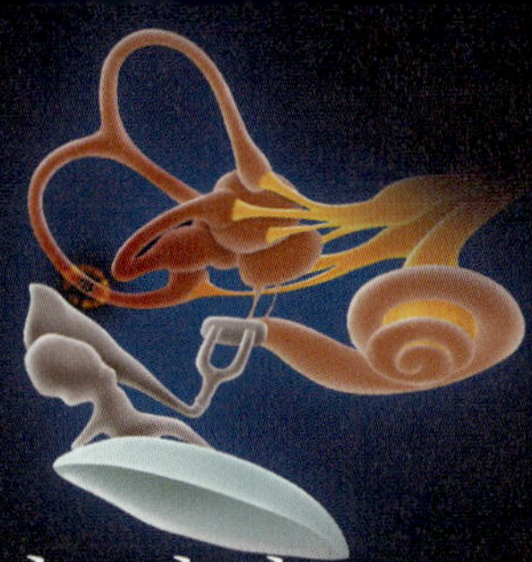

# 2.4

# 기타반고리관(위반고리관, 여러 반고리관) 이석증의 진단과 치료

연세대학교 배성훈/연세대학교 김성헌

## 1.1 위반고리관 이석증

### 증상 및 정의

위반고리관 이석증은 매우 드물게 관찰되며, 다른 반고리관의 이석증과 마찬가지로 발작의 지속시간은 대부분 1분 미만으로 짧다. 하지만 이석이 팽대부릉정에 붙어있는 경우 지속적인 안진을 보이는 경우도 있다. 누울 때 또는 돌아누울 때 어지럼이 유발되는 양상을 보이며, 두위변환시의 안진의 방향을 통해 다른 반고리관의 이석증과 감별진단이 가능하다. 이 때 약한 회선성분의 안진과 함께 주로 하방안진을 보이게 되어, 중추신경계 질환을 배제할 필요가 있다.

### 병태생리

위반고리관의 해부학적 구조상 누운 자세에서 이석이 유입될 가능성이 낮고, 자발적으로 공통각*common crus* 를 따라 난형낭으로 복귀하는 경우가 흔하다. 따라서 다른 반고리관에 비해 매우 드물게 관찰될 수밖에 없으며 이석정복술의 효과도 좋다. 앉은 자세에서 이석이 위반고리관에 존재하기 위해서는 관측의 팽대부에 위치하고 있을 가능성이 높으며, 이로 인해 앉거나 선 자세에서 지속적인 증상이 나타날 가능성도 있다.[2,3,9,14] 위반고리관 이석증에 의해 위반고리관이 자극되면, 회선성분 보다 하방안진이 강하게 나타나고, 해부학적 구조상 Dix-Hallpike maneuver로 양측의 위반고리관이 영향을 받기 때문에 병변측을 감별하기 어렵다.

## 진단

2015년 바라니학회의 진단기준은,

(1) 눕거나 누워서 고개를 돌릴 때 반복적으로 나타나는 현훈
(2) 증상 지속시간이 1분 미만
(3) 없거나 수초내의 짧은 잠복기를 가진 1분 미만의 체위성 하방 안진이 Dix-Hallpike 검사나 중앙누워머리젖힘검사(straight head-hanging position)에서 나타남
(4) 다른 질환의 진단에 부합하지 않음

이다. 덧붙여, Definite한 위반고리관 이석증은 이석정복술 후 즉시 회복된 경우를 말하며, Probable한 위반고리관 이석증은 위의 진단기준을 충족하지만 이석정복술에 잘 반응하지 않으며 중추성 안진이 배제된 경우를 말한다. 상술했듯, 병변측의 방향을 감별하기가 까다로우나 안진이 나타날 때 환자에게 좌 우 방향으로 주시를 하게 하면, 회선성분의 방향이 보다 명확하게 보일 수 있고, 이때 회선의 방향을 병변측으로 생각할 수 있다. 이경우, Dix-Hallpike 검사보다 중앙누워머리젖힘검사가 더욱 민감한 방법으로 추천할 수 있다.

## 치료

이석정복술의 효과는 매우 좋아서, 한차례의 치료후 8일내에 약 95%의 완치율을 보인다. 대표적인 3가지 정복술의 방법을 소개한다.

### 역 에플리 수기(Reverse Epley Maneuver)

에플리 수기와 동일한 방법으로 시행하되, 반대쪽으로 시행한다. 예를 들어, 우측 위반고리관 이석증의 경우, 좌측 뒤반고리관 이석증에 대한 에플리 수기를 시행한다.

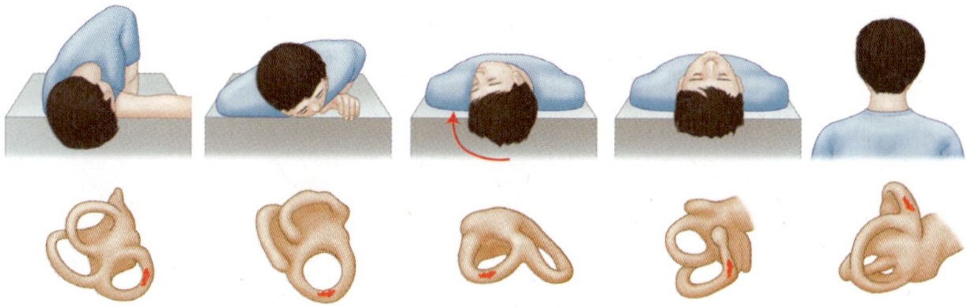

그림 2-30 우측 상반고리관 이석증 환자에서 라코 수기.

### 라코 수기(Rhako Maneuver)[그림 2-30]

우측 위반고리관 이석증의 경우,

(1) 좌측을 향하여 옆으로 누운 자세로 얼굴은 좌측을 보게 하여 30초간 취한다.
(2) 환자의 머리를 45도 아래로 돌려서 얼굴은 좌하방 45도를 보게 하여 30초 이상 유지한다.
(3) 같은방향으로 몸을 180도 돌려서 얼굴은 우상방 45도를 보게 하여 30초간 유지한다.
(4) 얼굴을 45도 돌려서 상측(하늘)을 보게 하여 똑바로 누운자세를 취한다.
(5) 그대로 똑바로 앉히고 이 자세를 3분이상 유지시킨다.

### 야코비노 수기[그림 2-31]

방향에 상관없이 간단하게 시행할 수 있으나, 뒤반고리관 이석증으로 전환될 가능성이 있는 방법이다.

(1) 환자를 똑바로 앉힌다.
(2) 똑바로 눕히면서 고개를 최소 30도 이상 젖힌 상태로 30초간 유지한다.
(3) 머리를 재빨리 들어올려 턱이 가슴을 향하도록 자세를 취하고 30초간 유지한다.
(4) 똑바로 앉힌다.

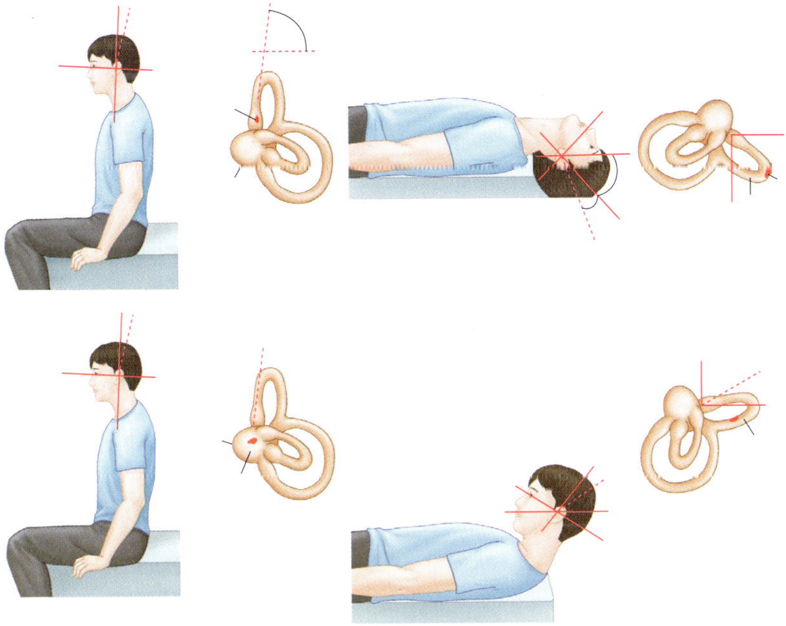

그림 2-31 위반고리관 이석증 환자에서 야코비노 수기.

## 1.2 여러 반고리관 이석증

### 증상 및 정의

여러 반고리관 이석증은 양측 혹은 동측에서 서로 다른 2개 이상의 반고리관에 이석증이 생기는 질환으로, 조합이 매우 다양하고 그에 따른 증상도 다양할 수 있다. 하지만 근본적으로 다른 이석증과 같은 원리로 증상이 생기기 때문에 증상 자체가 크게 다르지는 않으며 증상으로 여러 반고리관 이석증을 판별해 내기는 어렵다.

### 병태생리

유병률은 생각보다 높아 전체 이석증의 5% - 21.3%까지 보고되었으며, 동측보다는 양측의 반고리관에 생기는 경우가 더 흔하다고 알려져 있다.[4,5,12] 일반적으로 두부 외상후에 여러 반고리관 이석증이 잘 생기는 것으로 알려져 있고 이런 경우 양측에 발생하는 이석증이 흔하다.[12,13]

단일 반고리관 이석증과 여러 반고리관 이석증 환자들을 비교해 보면, 여러 반고리관 이석증 환자에서 연령이 높고, 기저질환이 더 많으며, 외상과 관련된 경우가 더 많았다. 하지만 성별, 메니에르병, 전정신경염 등은 차이를 보이지 않았다.[12]

뒤반고리관과 수평반고리관 이석증의 조합이 가장 흔한 것으로 알려져 있고, 이때에는 뒤반고리관과 수평반고리관의 안진이 혼합되어 나타날 수 있고, Dix-Hallpike검사에서는 뒤반고리관의 안진이 강하며 Roll test에서는 수평반고리관의 안진이 강하게 나타난다. 위반고리관 이석증은 드물다고 알려져 있는데, 공통다리를 통해서 위반고리관과 뒤반고리관이 동시에 침범되는 경우도 종종 있다. 두위검사에서 한 개 이상의 반고리관이 동시에 자극되는 경우, 진단이 매우 어려울 수 있다. 예를 들어, 상보적인 위치에 있는 뒤반고리관과 반대측의 위반고리관에 이석증이 있는 경우, 안진이 서로 상쇄되어 진단이 매우 어렵다. 양측의 가쪽반고리관 이석증인 경우에는 안진이 서로 합산되어 동일한 방향으로 나타나기 때문에 진단이 매우 어렵다. 또한, 이석정복술을 시행하는 동안 이석이 다른 반고리관으로 이환되는 경우가 있으며, 이 경우는 여러 반고리관 이석증이 아니기 때문에 진단에 주의가 필요하다.

## 진단

2015년 바라니학회의 진단기준은,

(1) 누울 때 또는 바로 누운 자세에서 돌아누울 때 유발되는 체위현기증 또는 체위어지럼의 반복적 발작을 보인다.
(2) 어지럼 발작의 지속시간이 대부분 1분 미만이다.
(3) Dix-Hallpike 검사와 Roll test에서 한 개이상의 반고리관 이석증의 진단에 부합하는 체위안진을 보인다.

(4) 다른 질환을 배제할 수 있다.

이다. 위의 기준 중 2)는 팽대부릉정 이석증의 경우에는 만족하지 않아도 되며, 여러 반고리관 이석증은 이석정복술 후 체위 안진이 즉시 사라지는 경우 더 확실히 진단할 수 있다.

### 치료

각각의 반고리관 이석증을 치료할 수 있는 수기를 시행한다. 어떤 방향을 먼저 치료해야 하는지, 어떤 반고리관을 먼저 치료해야 하는지는 알려진 바가 없다. 하지만, 더 강한 안진과 어지럼을 유발하는 반고리관을 먼저 치료하는 것에 대해서는 어느 정도 의견이 일치한다.[11]

## 1.3 이차성 이석증

### 증상 및 정의

일반적으로 이석증은 원인을 알 수 없는 경우가 대부분이나, 원인을 추정할 수 있는 경우를 이차성 이석증이라고 한다.[8] 이차성 이석증을 일으킬 수 있는 원인으로는, 두부외상, 돌발성 난청, 미로염, 메니에르병, 수술, 이독성약물 등이 있다. Lee 등이 2010년 발표한 연구에 따르면, 이석증의 평균 치료 기간이 일차성의 경우 2.28일이고 이차성의 경우 4.87일로, 이차성 이석증이 치료가 잘 안되는 경향이 있었고, 특히 돌발성난청과 전정기능장애에서 정복술의 효과가 떨어지는 양상을 보였다.[10] 이 외에 여러 연구에서 돌발성 난청, 전정기능장애 뿐 아니라 두부외상에 의한 이차성 이석증도 치료가 잘 안되고 재발이 잦다는 유사한 결론이 보고된 바 있다.[1,6,7]

### 병태생리

내이의 질환에 의한 이석주변부의 환경변화로 이석이 유리될 확률이 높아지기 때문에 이차성 이석증이 생기는 것으로 추정할 수 있다. 예를 들어 돌발성난청이나 전정신경염의 가능성 있는 원인으로 지목되는 혈류장애나

바이러스에 의한 염증의 경우, 달팽이관과 인접해 있는 이석기관에 영향을 미칠 수 있으며 유모세포의 사멸이나 내림프액의 성상을 변화시킬 가능성이 있다. 메니에르병의 경우 내림프수종에 의한 해부학적인 구조의 왜곡과 더불어, 내림프액 성상과 압력의 변화를 원인으로 추측할 수 있다. 두부 외상이나 귀수술 후에 생기는 이석증의 경우, 충격이나 진동이 직접 이석을 유리시킴으로서 이석증을 유발할 수 있다.

## 진단

이차성 이석증의 진단기준은 알려진 바 없으며, 이석증이 발생하기 전 유발요인을 지목할 수 있는 경우 진단할 수 있을 것이다. 유발요인은 전술한 돌발성난청, 미로염, 전정신경염, 메니에르, 내이 기능장애를 동반한 두부외상 등의 내이질환이 있을 수 있고, 내이 기능장애가 없는 두부외상, 귀수술 등의 물리적인 원인이 있을 수 있다.

## 치료

일반적인 이석증과 동일한 방법으로 치료한다. 다만, 이차성 이석증의 경우 치료에 반응이 떨어지며 재발이 더 흔하다.

## 심화학습

1. **위반고리관 이석증(AC BPPV)에서 반고리관 결석증(canalolithiasis) 또는 팽대부 결석증(cupulolithiasis)은 어떻게 구분하나요? 위반고리관 팽대부 결석증은 치료가 잘 되지 않는 것 같은데 치료의 팁이 있나요?**

위반고리관 이석증은 굉장히 드물게 관찰됩니다. 그 중에서 cupulolithiasis는 거의 보고가 되지 않으며, 1분 이상의 지속적인 안진이 나타나면 진단이 가능합니다. 하지만, 이런 경우 유병률을 고려하였을 때, central origin의 어지럼증을 먼저 감별해야 하며, 감별 후에는 vibrator를 사용하여 상반고리관 이석증 정복술을 시도할 수 있습니다.

2. **하향 체위안진(positional down beat nystagmus)의 감별 진단은?**

Pure down beat인 경우, 반드시 central origin의 어지럼증을 감별해야 합니다. 하지만 central origin이 감별된 peripheral type의 down beat nystagmus 환자들을 관찰한 연구에서 1개월 후 96%의 환자가 안진이 소실되었고, 대부분의 경우 이석증이 감별에 실패했을 것으로 추정하였습니다. Central origin에 의한 positional down beat은 주로 multiple systemic atrophy와 같은 소뇌의 기능장애에 의해 발생합니다.

3. **수평반고리관의 반고리관내 결석증과 팽대부 결석증이 함께 존재시 안진 소견은?**

고개를 숙이는 Bowing자세나 Roll test에서 먼저 canalolithiasis의 안진이 보이고 시간이 지나면서 cupulolithiasis의 안진을 보이면서 안진의 방향이 바뀌는 변화를 관찰할 수 있습니다. 처음에는 강도는 강하고, 지속시간은 짧은 geotropic 안진(canalolithiasis의 안진)을 보이다가 서서히 강도는 약하고, 지속시간은 긴 apogeotropic 안진(cupulolithiasis의 안진)으로 바뀌는 것을 볼 수 있습니다. 이전의 논문에서는 이러한 소견을 안진의 역전(reversal or inversion)이라고 표현했었습니다. 유념할 점은 periodic alternating nystagmus 소견은 중추성 의심 안진이기 때문에 먼저 central origin을 의심한 만한 이학적 소견이나 신경학적 증상이 없음을 반드시 확인해야 합니다.

**4. 양측 이석증인 경우 안진이 심한 쪽 소견이 먼저 보이게 되나요? 실제 임상에서 어떤 경우에 양측 이석증을 의심해야 하나요?**

만약 상보적인 반고리관에서 이석증이 발생하여 안진의 방향이 상쇄된다면 안진이 심한쪽 소견만 관찰될 것입니다. 상술했듯, 임상적으로 후반고리관-측반고리관 조합의 이석증이 아니면 진단이 매우 어렵습니다. 그렇기 때문에, 후반고리관-측반고리관 타입의 여러 반고리관 이석증이 가장 흔히 보고되는 것 일 가능성도 있습니다. 이런 타입의 경우, Dix-Hallpike test와 Roll test에서 각각의 반고리관에 따라 주된 안진소견을 보입니다.

## 참고문헌


1. Chen G, Li Y, Si JZ, et al. Treatment and recurrence of traumatic versus idiopathic benign paroxysmal positional vertigo: a meta-analysis. Acta Oto-Laryngologica 2019;139:727-733
2. Il Song C, Kang BC, Yoo MH, Chung JW, Yoon TH, Park HJ. Management of 210 patients with benign paroxysmal positional vertigo: AMC protocol and outcomes. Acta Oto-Laryngologica 2015;135:422-428
3. Imbaud-Genieys S. Anterior semicircular canal benign paroxysmal positional vertigo: A series of 20 patients. European Annals of Otorhinolaryngology-Head and Neck Diseases 2013;130:303-307
4. Lopez-Escamez JA, Molina MI, Gamiz MJ, et al. Multiple positional nystagmus suggests multiple canal involvement in benign paroxysmal positional vertigo. Acta Oto-Laryngologica 2005;125:954-961
5. Moon SY, Kim JS, Kim BK, et al. Clinical characteristics of benign paroxysmal positional vertigo in Korea: A multicenter study. Journal of Korean Medical Science 2006;21:539-543
6. Turk B, Akpinar M, Kaya KS, Korkut AY, Turgut S. Benign Paroxysmal Positional Vertigo: Comparison of Idiopathic BPPV and BPPV Secondary to Vestibular Neuritis. Ent-Ear Nose & Throat Journal 2021;100:532-535
7. Balatsouras DG, Koukoutsis G, Aspris A, et al. Benign Paroxysmal Positional Vertigo Secondary to Mild Head Trauma. Ann Otol Rhinol Laryngol 2017;126:54-60
8. Baloh RW, Honrubia V, Jacobson K. Benign positional vertigo: clinical and oculographic features in 240 cases. Neurology 1987;37:371-378
9. Casani AP, Cerchiai N, Dallan I, Sellari-Franceschini S. Anterior canal lithiasis: diagnosis and treatment. Otolaryngol Head Neck Surg 2011;144:412-418
10. Lee NH, Ban JH, Lee KC, Kim SM. Benign paroxysmal positional vertigo secondary to inner ear disease. Otolaryngol Head Neck Surg 2010;143:413-417
11. Lee SH, Kim JS. Benign paroxysmal positional vertigo. J Clin Neurol 2010;6:51-63
12. Soto-Varela A, Rossi-Izquierdo M, Santos-Perez S. Benign paroxysmal positional vertigo simultaneously affecting several canals: a 46-patient series. Eur Arch Otorhinolaryngol 2013;270:817-822
13. Suarez H, Alonso R, Arocena M, Suarez A, Geisinger D. Clinical characteristics of positional vertigo after mild head trauma. Acta Otolaryngol 2011;131:377-381
14. Yacovino DA, Hain TC, Gualtieri F. New therapeutic maneuver for anterior canal benign paroxysmal positional vertigo. J Neurol 2009;256:1851-1855

# 2.5

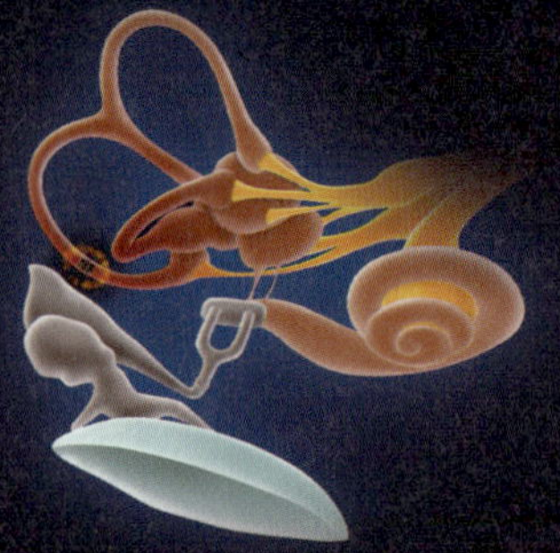

# 비전형적 및 중추성 체위현훈

경희대학교 홍석민/경희대학교 변재용

## 1.1 정의

이석증(양성돌발두위현훈 *benign paroxysmal positional vertigo, BPPV* )은 어지럼의 가장 흔한 원인질환으로 난형낭반 *untricular macula* 으로부터 떨어져 나온 이석 조각 *otoconial particle* 이 인해 머리의 위치 변화에 따라 어지럼과 안진이 발생하게 된다. 이 현상은 이석이 반고리관 내에서 움직이는 반고리관결석설 *canalolithiasis* 과 팽대부마루 *cupula* 에 붙어서 내림프의 흐름을 유발하는 팽대부릉결석설 *cupulolithiasis* 로 설명된다. 이 때 나타나는 안진은 이석이 위치한 반고리관과 반고리관내 이석과 팽대부마루의 부착여부에 따라 특징적인 성분과 방향으로 나타난다. 따라서, 전형적인 이석증은 두위변환시 어지럼을 호소하고 특징적인 안진을 관찰함으로써 진단된다. 실제로 위의 두 이론을 뒷받침할 수 있는 반고리관내 유리 이석이 보고되기도 하였다. 그러나, 어떤 환자에서는 두위변화에 따라 어지럼이 발생하지만, 반고리관결석설이나 팽대부릉결석설로 설명되지 않는 안진이 관찰되며, 이러한 안진을 설명하기 위해, 가벼운팽대부릉 *light cupula* , 반고리관결석끼임 *canalith jam* 과 같은 다양한 병리기전이 제시되고 있다. 두위 현훈은 있으나, 특징적인 안진과는 다른 안진을 보이는 경우를 비전형적 이석증으로 일컫고 있다, 그리고 이석정복술에 반응이 없는 두위 현훈, 안진과 어지럼 증상이 일치하지 않는 체위현훈 등 중추성 현훈을 시사하는 체위현훈 또한 넓은 범위의 비전형적 체위 현훈으로 포함시킬 수 있다. 본 장 chapter에서는 비전형적이석증과 중추성체위현훈을 묶어 비전형적 및 중추성체위현훈에 대한 진단과 치료에 대해 기술하고자 한다.

## 1.2 비전형적 및 중추성 체위 현훈의 종류

### 비전형적 체위현훈

#### (1) 가벼운팽대부마루

가벼운팽대부마루는 2001년 Shigeno 등이 제안한 이론으로, 이후 Hiruma 등이 향지성 방향변환성두위안진 *geotropic direction-changing positional nystagmus* 을 보이는 환자의 누워머리돌리기검사 *supine head roll test* 에서 약 20°-30° 머리를 회전했을 때와, 그로부터 180° 더 회전할 때 안진이 사라지는 영점 neutral point, null point을 관찰하면서 이 현상을 가벼운팽대부마루로 설명하였다. 사실 가벼운팽대부마루의 개념은 알코올 섭취 후 나타나는 방향변환성두위안진에서 처음 제시되었다. 이것을 체위성알코올안진 *positional alcohol nystagmus, PAN* 으로 명명하고 알코올의 주성분인 에탄올은 내림프보다 비중이 낮은데, 알코올 섭취 후 혈류에 흡수된 에탄올이 내림프보다 팽대마루에 더 빨리 확산되어 팽대부마루가 내림프보다 가벼워지면서 지속성 향지성 띄고 방향변환성두위안진이 발생하는 것으로 설명 하였다. 이렇듯 가벼운팽대부마루는 지속성 향지성 방향변환성두위안진을 설명하는 이론 중 하나로 가벼운팽대부마루 자체를 질환명으로 사용하는 데에는 아직 논란이 있다.

##### 1) 진단 및 안진의 특징

가벼운팽대부마루를 가진 환자의 증상은 누을 때 또는 누운 자세에서 돌아 누을 때 유발되는 자세변화에 따른 어지럼이다. 따라서, 환자의 병력 및 증상으로 이석증과 가벼운팽대부마루를 감별할 수는 없다. 환자는 대개 이석증과 유사한 증상을 호소하므로 이석증을 진단하기 위해, Dix-Hallpike test와 누워머리돌리기 검사를 하게 되며, 이 때 누워머리돌리기검사에서

표 2-8 수평 반고리관 반고리관결석증과 가벼운팽대부마루의 안진 특징

| | 반고리관결석증 | 가벼운팽대부마루 |
|---|---|---|
| 방향 | 향지성 | 향지성 |
| 지속시간 | 일과성(1분미만) | 지속성(2분이상) |
| 잠복기 | 수초 | 매우 짧음 |
| 영점 | 없음 | 있음 |
| 피로현상 | 있음 | 없음. |

2분이상의 향지성 방향변환성체위안진을 관찰함으로써 가벼운팽대부마루를 진단하게 된다. 이 때 나타나는 향지성 방향변환성체위안진은 전형적인 이석증인 수평반고리관 반고리관결석증과 다른 특징을 보이게 되는데, 반고리관결석증에서는 이석기관에서 이탈된 부유 이석 *free-floating otoconial debris* 이 수평 반고리관의 후완 *posterior arm* 에 위치하고 있다가 누워머리돌리기 검사에서 머리를 회전 후 뒤따라 움직이며 내림프의 흐름을 유도하므로 수 초간의 잠복기 후에 안진이 발생하며 이후 30초에서 1분동안 부유 이석이 움직인 후 멈추면 안진도 사라지게 된다. 그러나 가벼운팽대부마루에서는 팽대부마루가 중력의 반대방향으로 즉각적인 편위가 발생하면서 안진의 잠복기가 더 짧고 안진의 지속시간이 2분이상 지속되며, 누운 자세에서 머리를 좌우로 회전 시 안진이 사라지는 영점이 존재하는 등 수평반고리관의 팽대부마루결석증에서 관찰되는 안진의 특징이 관찰된다(표 2-8).

가벼운팽대부마루에서 향지성 방향변환성체위안진이 나타나는 현상은 누운 자세에서 병변 측으로 머리가 회전 시 내림프보다 비중이 낮은 팽대마루가 중력의 반대방향으로 움직이게 되면서 팽대부방향의 내림프의 흐름을 유도하게 되고 병변 반대측으로 회전 시 역시 팽대부마루가 중력반대방향으로 기울어지며 팽대부 반대방향의 내림프의 흐름을 유발하기 때문이다. 이때 양측 안진의 세기는 Ewald 제2법칙에 따라 팽대부방향의 기울어짐을 유발하는 병변 측이 더 강한 안진이 발생할 것으로 생각된다(그림 2-32). 그리고 영점이 발견되는 것은 팽대부가 해부학적으로 시상면에 대해 외측방향으로 약 20°-30° 기울어져 있어 양아위에서 머리를 병변측으로

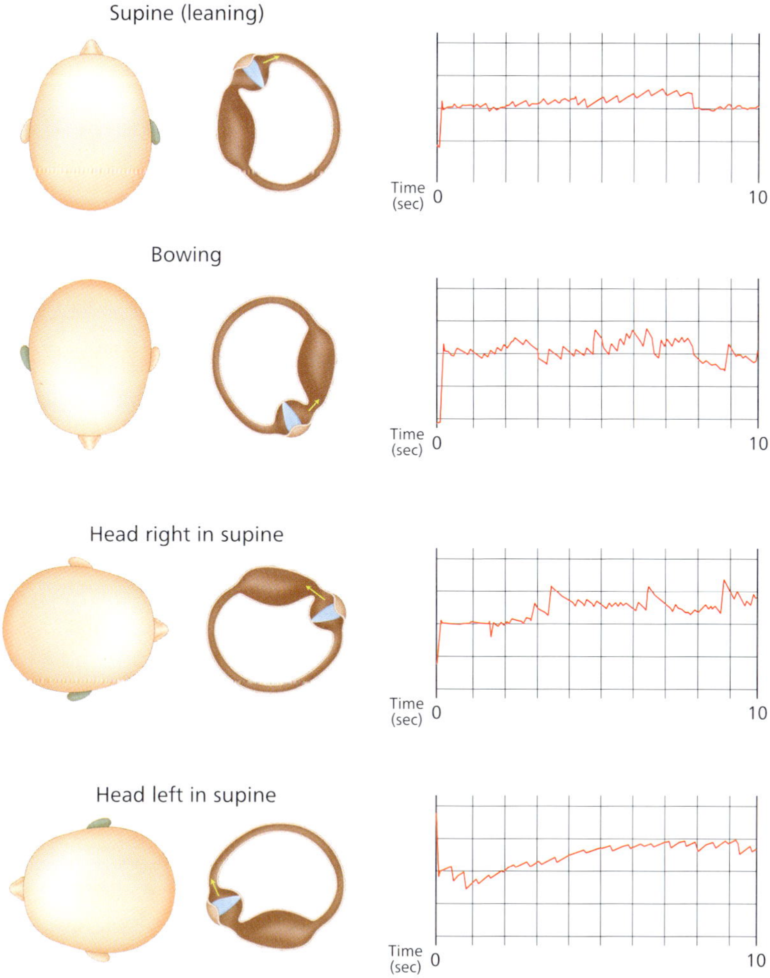


그림 2-32 우측 가벼운 팽대마루에서 두위에 따른 팽대부마루의 편위방향

20°~30° 회전 시 팽대마루가 중력과 일직선이 되어 팽대마루의 기울어짐이 없어지게 되므로 안진이 사라지는 것으로 설명하였다(그림 2-33). 그러나 최근 연구에 의하면 가벼운 팽대마루환자에서 누워머리돌리기검사에서 안진이 강한 측, 즉 팽대부방향으로의 내림프흐름이 발생하는 것으로 생각되는 측과 영점이 발생한 측이 반대로 나타나는 경우가 다수 관찰되어 영점이 발견되는 측을 병변 측으로 결정하는 것에 대해서는 논란이 있다. 이 밖

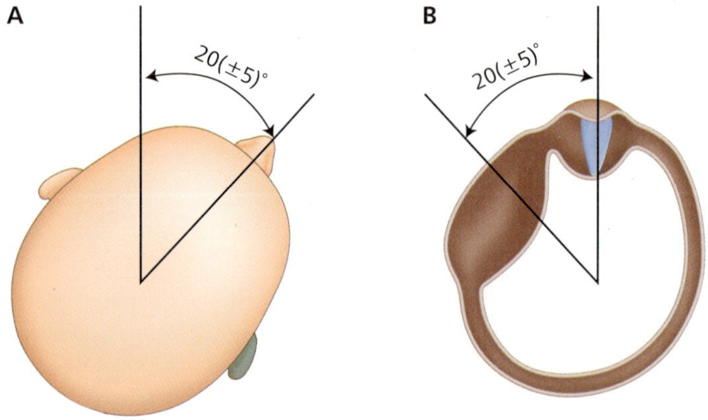


그림 2-33 우측 가벼운팽대마루에서의 영점이 발생하는 두위. **(A)** 똑바로 누운 상태에서 우측으로 머리를 20~30° 회전. **(B)** 우측으로 머리를 20~30° 회전 시, 팽대부마루

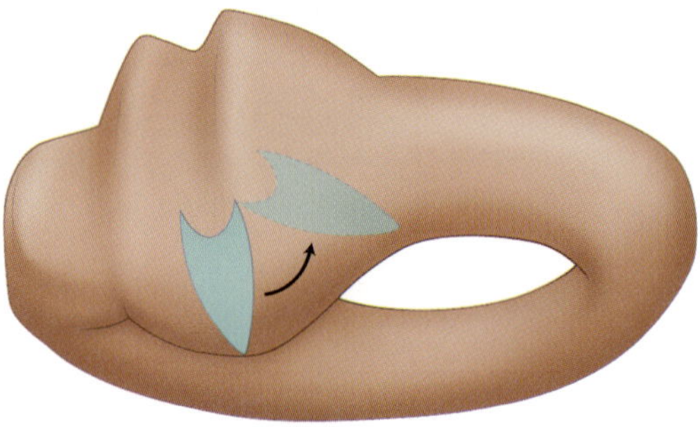

그림 2-34 좌측 가벼운팽대부마루 환자의 앉은 자세에서 팽대부의 편위

에 현재까지 발표된 가벼운팽대부마루에서 나타나는 안진의 특징으로 수평 반고리관 반고리관결석증 환자의 안진 검사 시 나타나는 가성 자발 안진 pseudo-spontaneous nystagmus 발현율이 수평 반고리관 반고리관결석증 보다 높게 나타나는 데 이것은 앉은 자세에서 수평 반고리관이 앞쪽으로 약 30° 들려 있으므로 가벼운팽대부마루가 중력반대방향으로 편위 되면서 팽대부 띄고 반대방향의 내림프이동을 발생시켜 병변 반대방향으로의 약한 안진이 관찰 될 수 있다(그림 2-34). 그리고, 가벼운팽대부마루의 움직임은 팽대마루가 가벼워지면서 내림프와의 상대적인 비중의 차이에 의해서 발

생하므로 부유 이석의 양에 따라 안진의 세기가 달라질 수 있을 것으로 생각되는 수평 반고리관 반고리관 결석증에 비해 평균 안진의 세기가 약하다고 알려져 있다.

### 2) 가벼운팽대부마루의 기전

가벼운팽대부마루는 서론에서 언급되었듯이 누워머리돌리기검사에서 나타나는 2분이상 지속되는 향지성 방향변환성두위현훈을 설명하는 하나의 이론으로 제시되었다. 이 현상은 아직 원인이 명확히 밝혀지지 않았으며, 이 현상을 설명하는 다양한 가설들은 다음과 같다.

① 가벼운팽대부마루가설(light cupula theory)

체위성알코올안진에서 언급되었듯이 팽도부마루 자체이 밀도가 감소되면서 팽대부마루의 움직임이 발생한다는 이론이다. 실제로 한 연구의 동물실험에서 내림프보다 비중이 낮은 용액을 고실내에 주입 후 향지성 방향변환성두위안진이 발생함을 보고하면서 주입된 용액이 정원창을 통해 내이로 흡수되어 팽대부마루로 확산되었다고 설명하였다.

② 무거운내림프가설(heavy endolymph theory)

무거운내림프가설은 가벼운팽대부마루가설과 반대로 팽대부마루에는 변화가 없고, 팽대부마루와 접하고 있는 내림프의 비중이 커지고, 상대적으로 팽대부마루가 가벼워지면서 편위를 일으킨다는 가설이다. 이 것은 성상신경절차단술 *stellate ganglion block* 후 지속적 향지성 방향변환성두위안진이 발생한 경우를 보고하면서 성상신경절차단 후 척추동맥에서 증가된 혈류가 내이로의 저관류를 유발하여 내이의 밀도에 영향을 주었을 것으로 설명하였다. 이후 돌발성 난청과 어지럼을 가진 환자들에서 가벼운팽대부마루가 발생하는 것을 보고 혈관-내이 장벽을 통한 혈장단백질의 내이로의 이동이 내림프의 비중을 증가시킬 수 있을 것으로 설명되기도 하였다. 하지만 무거운 내림프가설은 지속적 향지성 방향변환성두위안진이 주로 수평 반고리관에서 관찰된다는 점, 내림프액의 비중 변화에 따른 청각증상이 없는 경우가 많다는 점, 그리고 갑작스런 발병과 증상 소실을 설명하는 데는 논란이 있다.

③ 가벼운부스러기이론(light debris theory)

가벼운부스러기이론은 내림프보다 가벼운 부스러기가 팽대부마루에 부착되어 가벼운팽대부마루가 형성된다고 설명한다. 가벼운 부스러기는 내림프내에서 가벼워진 염증성 세포나 이석부스러기가 부피가 팽창하면서 생성되는 것으로 생각되고 있다. 가벼운팽대부마루는 일측성이며 갑작스런 발병을 보인다는 점에서 임상증상과 잘 부합한다, 그러나, 수평반고리관의 팽대부마루결석증에서처럼 가벼운부스러기를 팽대부마루에서 이탈시킨 후 이석정복술을 시행하는 치료에 효과가 미미한 것으로 보고되어 가벼운 부스러기이론을 주장하는데 한계가 있다.

위의 3가지 이론과 함께, 난형낭반 *utricular macula* 의 기능장애가 지속적 향지성방향변환성두위안진을 일으킨다는 주장과 내림프와 외림프의 밀도 차이에 의해 내림프관의 변형을 유발하여 팽대부마루가 편위된다는 이론들이 제시되고 있으나 이에 대해서는 향후 더 많은 연구가 필요하다.

### 3) 가벼운팽대부마루의 치료

가벼운팽대부마루의 치료를 위해 여러가지 방법들이 시도되었으나 아직 치료효과는 불분명하다. 한 연구에서 수평 반고리관 치료 방법인 바비큐 수기를 시행 후, 치료 후 즉시 치료효과를 파악했을 때, 수평 반고리관 반고리관결석증은 67%에서 안진이 사라졌지만, 가벼운팽대부마루에서의 치료효과는 0%였다. 이후 또다른 연구에서 지속적 향지성 방향변환성두위안진이 가벼운부스러기이론에 기인한다는 전제하에 유돌부 진동을 이용한 새로운 이석정복술을 시행하였지만 역시 치료효과를 거두진 못했다. 가벼운팽대부마루의 안진은 증상발생 후 1~2주내에 소실되는 것으로 알려져 있으며 이것은 기존의 수평 반고리관 이석증의 자연회복기간 보다 긴 수치로 치료이환기간을 단축시키기 위해 가벼운팽대부마루의 병태생리 및 치료를 위한 연구가 이루어져야 할 것이다.

## (2) 반고리관결석끼임(Canalith jam)

반고리관결석끼임은 Epley에 의해 처음 기술되었는데 부유 이석이 내림프 흐름을 차단하게 되면 팽대부마루와 반고리관결석끼임 지점사이에 음압이

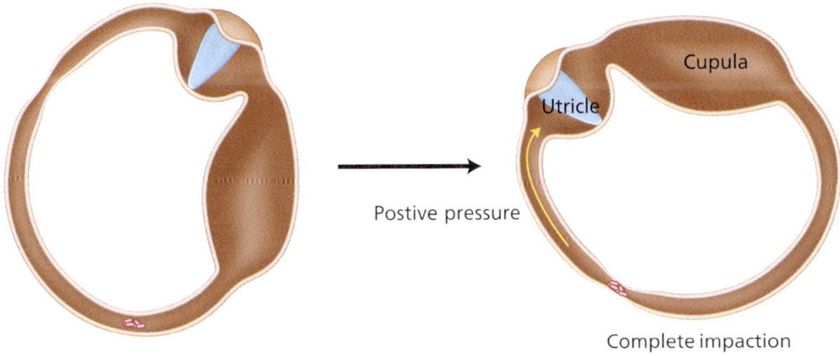


그림 2-35 반고리관결석끼임의 기전, 누운 상태에서 우측으로 머리 회전 시, 여러 개의 부유 이석이 정상 내경보다 좁아진 부분에 끼이면서 반고리관결석끼임이 발생.

형성되어 일시적으로 전정안반사가 감소하게 되며 결과적으로 지속성 방향고정성안진 *persistent direction-fixed nystagmus* 이 병변 반대측으로 발생한다는 가설이다(그림 2-35). 이후 몇 개의 증례형태로 보고되었고 아직 반고리관결석끼임의 기전은 명확하지 않다. 보고에 따라서 Epley가 처음 제안한 것처럼 병변 반대측으로의 방향고정성안진을 보고한 것 외에도 병변 측으로의 방향 고정성 안진을 관찰한 경우도 있었다. 어느 경우 든 안진의 방향은 두위와 관계없이 지속적으로 일측성 수평 안진이 관찰된다는 사실이다.

반고리관 결석 끼임은 임상적으로 몇 가지 특성을 보이는데, 첫번째는 수평 반고리관에서 반고리관결석증이 관찰된 후 지속성 방향 고정성 안진이 발생하거나, 또는 지속성 방향 고정성 안진을 보인 후 반고리관결석증이 관찰되는 양상을 보인다. 이 현상에 기인하여 반고리관결석끼임이 발생하는 과정을 생각해보면, 부유 이석에 의해 반고리관결석증이 발생하고, 이후 추적관찰 혹은 치료 과정 중 여러 개의 부유 이석이 뭉쳐지면서 플러그 *plug* 를 형성하여 정상 내경보다 좁아진 반고리관부분에서 반고리관결석끼임이 발생할 수 있으며, 또는 정상 내경을 가진 반고리관에서 커다란 부유 이석이 존재하다가 체위변환 중 역시 반고리관끼임이 발생할 수 있을 것이다. 또 다른 연구에서는 부유 이석이 팽대부의 기저부에 박히면서 중력의 방향과 상관없이 팽대부마루의 지속적 편위를 유발할 수 있다고 제안하기도 하였다.

반고리관결석끼임이 발생하게 되면, 내림프의 이동이 제한되므로, 반고리관결석끼임 환자의 온도안진검사에서 반고리관마비가 관찰되나, 반고리관결석끼임이 해결되면, 반고리관마비는 호전된다. 반고리관결석끼임의 치료는 반고리관결석끼임을 유발한 이석의 이동방향과 반대방향으로 끼인 이석을 탈출시켜 중력을 이용한 이석 치환술을 시행하는 것이다. 유양동에 진동기를 사용하거나 앉은 자세에서 머리를 빠르게 전방으로 60° 숙인 후 후방으로 젖히는 'head pitching maneuver'를 이용하며, 그 후 수평 반고리관 반고리관결석증에 이용되는 정상 측으로 강제지속자세 *Forced prolonged position* 혹은 바비큐회전수기 *Barbecue roll maneuver* 혹은 램퍼트수기 *Lempert maneuver* 를 이용할 수 있다.

### (3) 다발성, 양측성 이석증

2개이상의 반고리관에 이석이 존재하는 다발성 이석증은 편측성 혹은 양측성으로 발생할 수 있으며, 양측 Dix-Hallpike test와 누워머리돌리기검사에서 2개이상의 반고리관의 특징적인 안진이 관찰될 때 진단된다. 다발성 또는 양측성 이석증의 빈도는 다양하게 보고되고 있으나 2014년 우리나라연구에 발표된 연구에서 이석증 환자 1,054명 중 49명(4.6%)이 다발성이었다. 이 연구에서 다발성 이석증이 발생하는 가장 흔한 반고리관의 조합은 동측의 후 반고리관과 수평 반고리관으로 다발성 이석증 환자 중 63.3%였다. 양측성으로 발생하는 경우는 양측 후 반고리관에 발생한 경우와 일측 후 반고리관과 반대측 수평 반고리관에 발생하는 경우가 약 10%로 비슷하였다. 한 개의 반고리관에만 발생한 이석증과 비교했을 때 다발성 이석증에서 특별한 원인질환이 없는 특발성 양성돌발뒤현훈의 비율이 낮았다. 이것은 두부외상이나 메니에르병 등 기저질환을 가진 환자에서 이석증이 발생하는 이차성 이석증이 다발성 이석증에서 더 잘 발생한다는 의미로 해석된다. 수평 반고리관과 후 반고리관에 동시에 이석이 존재하는 경우 병변 측을 구분할 때 Dix-Hallpike 검사에서 회전성 안진의 방향을 기준으로 해야하며, 수평 반고리관의 경우, 누워머리돌리기 검사에서 후 반고리관과 수평 반고리관의 반응이 더해진 안진으로 관찰될 수 있으므로 Ewald 제2법칙에 의존해서 환측을 진단하는 경우 주의를 요한다. 다발성 이석증의 치료는 측별 구분이 비교적 명확한 후 반고리관을 먼저 치료하거나, 혹은 환자가 가장 심한 증상을 호소하는 측부터 이석정복술을 시행하며, 단기간 추적 관찰하면서 증상 및 안진의 변화에 따라 추가적으로 이석정복술을 시행하면 좋은 결과를 기대할 수 있다.

### (4) 기타 비정형 이석증

#### 1) 수평 반고리관 단완 반고리관결석

수평 반고리관의 반고리관결석증에서 관찰되는 향지성 방향변환성체위안진은 부유 이석이 반고리관 팽대부의 반대측, 즉, 장완 *long arm* 에 위치하는 것으로 설명된다. 그러나, 부유 이석이 팽대부 부위, 특히 단완 *short arm* 에 존재한다면, 원지성 방향변환성체위안진이 발생할 수 있다. 그러나 이 경우엔 수평 반고리관의 팽대부릉정결석에서 처럼 안진이 2분이상 지속되지 않는다. 그리고, 누워머리돌리기검사에서 병변 반대측으로 머리회전시 부유 이석이 난형낭쪽으로 이동하면서 안진이 사라질 수 있다. 그리고 난형낭으로 이동한 이석이 다시 수평 반고리관의 장완으로 이동하면서 향지성 안신으로 변화할 수 있다. 임상적으로 일측에서 원지성안진이 발생하고 반대편에서 안진이 나타나지 않는다 거나, 자발 안진이 없고, 원지성 안진이 나타난 후 이어서 향지성 안진이 나타난다면 수평 반고리관의 단완 반고리관결석을 의심해 볼 수 있으며, 이 경우에 반복적인 체위 검사를 시행하면서, 안진의 변화 혹은 사라짐을 관찰하는 과정이 필요하다.

#### 2) 치료 중 이환된 반고리관이 변경

이석증이 진단되면, 이환된 반고리관의 위치에 따라 이석정복술을 하게 되는데 이석정복술 도중 부유 이석이 난형낭으로 들어가지 않거나, 난형낭으로 들어간 후 다시 반고리관으로 이동하여 새로운 안구움직임을 유발하는 반고리관 변경 *canal switch* 이 발생할 수 있다. 이 것의 가장 많은 유형은 후 반고리관에서 수평 반고리관이나 전 반고리관으로의 반고리관 변경으로 알려져 있다. 그러나 2019년 국내보고에 의하면, 2,303명의 이석증 환자에서 이석정복술 시행 후 68명(3.0%)에서 반고리관 변경이 발생하였고 수평 반

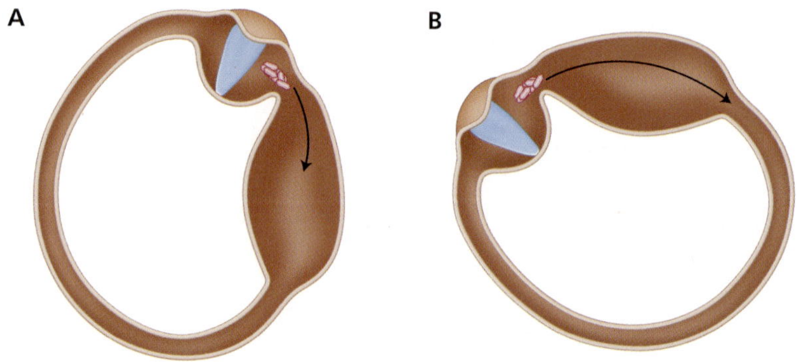


그림 2-36 수평 반고리관의 단완에서 장완으로의 반고리관변경. **(A)** 누운 자세에서 좌측 수평 반고리관, 단완의 이석이 난형낭으로 이동. **(B)** 좌측으로 머리 회전 시 이석이 장완으로 이동

고리관에서 후 반고리관으로 변경이 39명, 후 반고리관에서 수평 반고리관으로의 변경이 29명이었다. 반고리관변경이 발생하면 이석정복술 후에도 지속되는 체위 현훈이 발생하며, 체위변환검사에 의해 쉽게 진단이 가능하다. 앞서 언급한 수평 반고리관의 단완에 위치한 이석이 장완으로 이동하는 경우도 반고리관변경의 한 종류에 포함될 수 있을 것이다(그림 2-36). 전 반고리관에 이석증이 발생한 경우, 수평 반고리관이나 후 반고리관으로 반고리관반으로 반고리관 변경이 관찰될 수 있다.

### (5) 중추성체위현훈

체위 현훈의 가장 흔한 원인은 이석증으로 이석정복술로 쉽게 치료되거나, 혹은 수일에서 수주내에 자연회복 된다. 그러나 드물게 심각한 중추신경계 병변이 체위변환으로 유발되는 어지럼을 발생할 수 있으며, 이석증과 구별하여, 중추성체위현훈 *central positional vertigo* 으로 불린다. 중추성체위현훈이 발생하는 중추성 질환은 주로 소뇌벌레 *cerebellar vermis* , 제4뇌실주변의 병변, 소뇌를 포함하는 퇴행성질환, 탈수초성질환, 그리고 전정편두통 등이며, 보행 및 균형장애, 구음장애 등 중추성 어지럼을 시사하는 증상을 보이는 경우가 많으나, 때로는 체위현훈을 주로 호소하는 경우가 있어 이석증과 감별이 어려울 수 있다.

### 1) 중추성체위안진

이석증과 구별되는 중추성체위현훈에서 보일 수 있는 안진으로 정확한 기전은 알려지지 않았으나 소뇌나 뇌간 병변으로 인해 반고리관과 이석기관 관련 신호의 비정상적인 중추통합과정때문에 발생하는 것으로 추정되고 있다. 5도이상의 안진이 특정두위에서 지속되며, 어지럼을 호소하지 않거나 안진의 강도에 비해 어지럼이 약한 경우, 특정 방향으로의 두위에 의한 반고리관 자극으로 예상되는 안진과는 다른 안진이 나타나는 경우, 단 한번의 두위변환검사에서 나타나는 안진에 비해 심한 구토가 나타나는 경우도 중추성질환을 의심해보아야 한다.

### 2) 중추성체위현훈의 유형

중추성체위현훈은 회선 안진, 하방 및 수평 안진, 상방안진 등 다양한 양상으로 나타날 수 있지만, 비교적 잘 알려진 주요 증례의 유형은 다음과 같다

① 체위성하방안진(positional down-beating nystagmus)

바로 눕힌 자세에서 머리를 45도 하방으로 젖히는 자세 *straight head hanging* 에서 나타나는 체위성하방안진은 아놀드-키아리기형 *Arnold-Chiari malformation* 이나 척수소뇌실조증 등 퇴행성 소뇌질환에서 발작적 현훈이나 구토 증상을 동반하지 않으면서 관찰될 수 있다. 신경학적 검사를 통해 소뇌병변시 나타나는 소견을 통해 감별할 수 있다.

② 체위성원지성안진(positional apogeotropic nystagmus)

소절경색 *nodular infarction* , 교뇌-연수경색 *medullary infarction* , 제4뇌실 주변의 소뇌종양 등에서 관찰된다. 소절 경색의 경우 말초전정질환과 유사한 임상양상을 보일 수 있으며, 심한균형장애와 함께 두진 후 안진검사에서 머리의 회전방향과는 다른 방향의 안진 *perverted nystagmus* 을 관찰함으로써 진단에 도움을 받을 수 있다. 체위성원지성 원진은 체위성 어지럼을 보이지만 심한 균형장애 외에는 다른 신경학적 증상이 경미하거나 없는 경우가 보고되므로 세심한 진단이 필요하다.

### 3) 중추성체위현훈과 이석증과의 감별

체위 현훈을 보이나, 이석증에서 보이는 안진의 특징인, 잠복기, 피로현상, crescendo-decrescendo 양상의 안진이 없거나 반복적인 이석정복술에도 증상이 호전되지 않는다면 중추성체위현훈을 의심해야 한다. 그러나 간혹 이석증과 비슷한 안진이 관찰되는 경우도 보고되고 있다. 중추성체위현훈과 이석증의 감별점은 다음과 같다(표 2-9).

**표 2-9** 이석증과 중추성체위현훈의 감별

| | 이석증 | 중추성체위현훈 |
|---|---|---|
| 안진의 잠복기 | 0~15초 | 없거나 짧음 |
| 안진의 지속시간 | 1분이내 | 1분이상 가능 |
| 피로현상 | 있음 | 없음 |
| Crescendo-decrescendo 안진 | 일반적 | 일반적이지 않음 |
| 신경학적증상 | 없음 | 동반가능 |
| 이석정복술의 효과 | 좋음 | 없음 |

## 심화학습

### 1. 비전형적 양성돌발두위현훈을 이해하기 위해서 필요한 반고리관의 해부학적 명칭

Short arm/ long arm, Ampullary arm/ non-ampullary arm/ Isthmic portion 등(그림 2-37).

단완 short arm: 팽대부 *ampulla* 와 난형낭 *utricle* 의 앞쪽 연결부 사이

장완 long arm: 팽대부와 난형낭의 뒤쪽 연결부 사이

협부 isthmic portion: 반고리관의 직경이 좁아지는 부위로 수평반고리관의 전반부에 위치. 이 협부를 기준으로 장완을 앞쪽은 전완 *anterior arm* 또는 팽대부부위 *periampullary segment* , 뒤쪽을 후완 *posterior arm* , 비팽대부부위 *non-ampullary segment* 로 구분.

### 2. 후반고리관 단완 반고리관결석시 증상, 안진소견, 치료는?

후반고리관 단완 반고리관결석의 경우, 증상과 치료에 관한 연구는 주로 증례보고 형식으로 이루어져 있다. 2011년 Taura는 4개의 증례에서, Dix-Hallpke 자세에서 앉은 자세로 변경시 안진이 없거나 매우 약하게 관

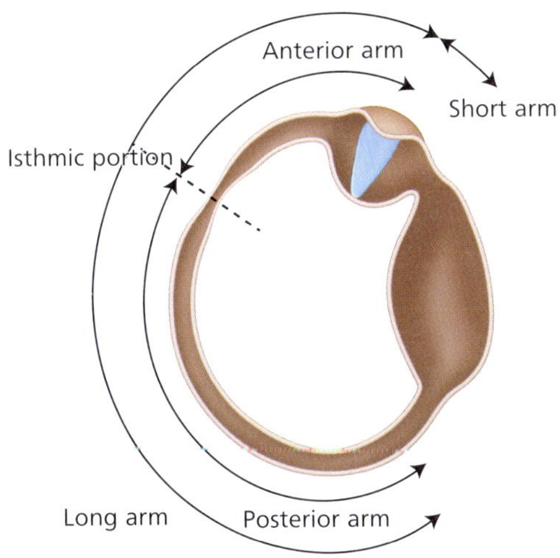


그림 2-37 반고리관의 해부학적 명칭

찰되었으며, 2011년 Buki는 역시 Dix-Hallpike에서 앉은 자세로 변경시 어지럼, 몸의 동요감이 발생한다고 보고하였다. 우리가 흔히 관찰하는 후반고리관 장완 결석에서도 앉은 자세로 변환시 어지럼을 호소할 수 있으나, 단완에서는 누을 때 보다 일어날 때 어지럼이 더 흔하게 관찰된다고 정리될 수 있을 것이다. 치료 방법으로, 반복적인 Dix-Hallpike자세에서 앉은 자세로 자세변환, 병변 반대측으로 머리를 기울인 후 병변측 유양동에 진동기를 사용, 그리고 머리를 앞으로 숙이는 방법 등 부유이석을 후반고리관의 단완에서 난형낭으로 복귀시키기 위한 다양한 방법들이 제안되고 있다.

이론적으로 Dix-Hallpike 검사에서, 팽대부마루가 억제방향으로 편위되면서 병변반대측의 회선안진 및 하방안진이 관찰될 수 있으나, 단완에서 이석의 움직임이 잘 발생하지 않아 안진이나 어지럼이 관찰되지 않는다, 그러나, 앉은 자세로 이동하면서 팽대부마루가 반고리관의 흥분방향으로 편위되면서, 어지럼을 호소하게 된다(그림 2-38).

### 3. 후반고리관 팽대부릉결석의 누워머리돌리기검사에서 안진이 보이는 경우들이 있는데 어떤 안진이 생길 수 있는지요?

후반고리관팽대부릉결석의 경우, Dix-Hallpike 검사시, 1분이상의 회선, 상방안진이 관찰되며, 간혹 팽대부마루가 중력방향에 놓이게 되면서 안진이 관찰되지 않는 경우가 있다. 따라서, 환자의 병력이 후반고리관 양성돌발위현훈이 의심되는데 체위성안진이 관찰되지 않을 경우 half Dix-Hallpke 자세(머리를 병변측으로 45도 회전 후 바닥으로 부터 머리를 30도 상방으로

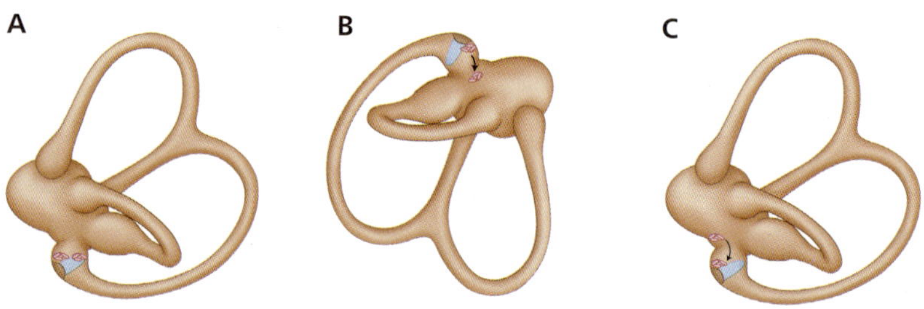


그림 2-38 뒤반고리관 단완 반고리관 결석에서 Dix-Hallpike 검사. **(A)** 앉은 자세, **(B)** Dix-Halpike자세, **(C)** 다시 앉은 자세

구부린 자세)에서 회선 및 상방안진이 더 잘 관찰되게 된다.

수평고리관 팽대부릉결석이 누워머리돌리기검사에서 전형적인 안진이 보이지만 Dix-Hallpike검사에서도 안진이 관찰되는 경우가 있는 것처럼, 후반고리관 팽대부릉결석도 누워머리돌리기 검사에서도 안진이 관찰될 수 있다. 병변측에서 회선 및 상방안진과 병변 반대측에서 회선 및 하방안진이 보일 수 있다.

### 4. 중추성을 의심하고 MRI를 찍었는데 이상이 없을 경우, 안진의 원인은 무엇인가요?

앞서 살펴보았듯이, 바로 눕힌 후 머리를 테이블 밑으로 젖히거나 혹은 Dix-Hallpike자세에서 나타나는 하방한진은 중추성체위안진의 중요한 징후일 수 있다. 그러나, 여러 연구에서 체위성하방안진은 중추성 보다는 말초성원인, 즉 후반고리관의 원지성아형이나 전반고리관 양성돌발두위현훈이 더 흔하다고 보고되었다. 그리고 중추성체위현훈의 원인인 전정편두통에서 체위안진이 발생하며, 특히 어지럼 발작시 90%에서 지속적 방향고정성수평안진, 향지성 혹은 원시성 안진, 하방 혹은 상방안진 등 다양한 형태의 안진이 나타난다고 알려져 있다. 전정편두통은 두부영상검사에서 정상소견을 보이므로, 중추성체위안진을 보일 때 감별해야 할 질환 중 하나이다.

한 연구에서 시고정을 억제한 정상인의 80%에서 한 자세이상의 다양한 형태의 체위성안진이 관찰되었다고 보고되었다, 정상인에서 체위성안진이 발생하는 원인으로 중력을 추정하는 내적모델에서 노이즈의 발생, 혹은 무증상의 팽대부릉결석 등이 여러가지 이론이 제안되고 있으나, 아직 정확한 원인은 밝혀지지 않았다.

## 참고문헌


1. Kim JS, Zee DS. Clinical practice. Benign paroxysmal positional vertigo. *N Engl J Med* 2014;370:1138-1147.
2. Honrubina V, Baloh RW, Harris MR, et al. Paroxysmal positional vertigo syndrome. *Am J Otol* 1999;20:465-470.
3. Baloh RW, Yue Q, Jacobson KM, Honrubina V. Persistent direction changing positional nystagmus: another variant of benign positional nystagmus? *Neurology* 1995;45:1297-1301.
4. Hiruma K, Numata T. Positional nystagmus showing neutral points. *ORL J Otorhinolaryngol Relat Spec* 2004;66:46-50.
5. Ko KM, Song MH, Kim JH, et al. Persistent spontaneous nystagmus following a canalith repositioning procedure in horizontal semicircular canal benign paroxysmal positional vertigo. *JAMA Otolaryngol Head Neck Surg* 2014;140:250-252.
6. Shigeno K, Oku R, Takahashi H, et al. Static direction-changing horizontal positional nystagmus of peripheral origin. J Vestib Res 2001;11:243-244.
7. Aschan G, Bergstedt M, Goldberg L, et al. Positional nystagmus in man during and after alcohol intoxication. Q J Stud Alcohol 1956;17:381-405.
8. Money KE, Myles WS. Heavy water nystagmus and effects of alcohol. Nature 1974;247:404-405.
9. DH Lee, CH Kim. Light cupula : Recent Updates. Res in Vestibular science 2023;22;23-33.
10. Kim SK, Li SW, Hong SM. Differences in the Head Roll Test, Bow and Lean Test, and Null Plane between Persistent and Transient Geotropic Direction-Changing Positional Nystagmus. J Clin Med 2019; 27;73.
11. Hong SM, Kim SK, Park IS, et al. Pseudo-spontaneous nystagmus in patients with geotropic direction-changing positional nystagmus. PLoS One. 2018 ; 23;13:e0196019
12. Shigeno K, Egami T, Sasano T. Experimental study of nystagmus induced by injecting various solutions into the middle ear cavity. Acta Otolaryngol 1989;108:31-37.
13. Hiruma K, Numata T, Mitsuhashi T, et al. Two types of direction-changing positional nystagmus with neutral points. Auris Nasus Larynx 2011;38:46-51
14. Kim CH, Choi JM, Jung HV, et al. Sudden sensorineural hearing loss with simultaneous positional vertigo showing persistent geotropic direction-changing positional nystagmus. Otol Neurotol 2014;35:1626-1632.
15. Ichijo H. Neutral position of persistent direction-changing positional nystagmus. Eur Arch Otorhinolaryngol 2016;273:311-316.
16. Bergenius J, Tomanovic T. Persistent geotropic nystagmus: a different kind of cupular pathology and its localizing signs. Acta Otolaryngol 2006;126:698-

704.
17. Ichijo H. Persistent direction-changing geotropic positional nystagmus. Eur Arch Otorhinolaryngol 2012;269:747-751.
18. Ichijo H. Persistent type of geotropic direction-changing positional nystagmus. Equilib Res 2006;65:422-428.
19. Kim CH, Hong SM. Is the modified cupulolith repositioning maneuver effective for treatment of persistent geotropic direction-changing positional nystagmus? Eur Arch Otorhinolaryngol 2018;275:1731-1736.
20. Kim CH, Pham NC. Density difference between perilymph and endolymph: a new hypothesis for light cupula phenomenon. Med Hypotheses 2019;123:55-59.
21. Epley JM. Human experience with canalith repositioning maneuvers. Ann N Y Acad Sci. 2001 Oct;942:179-191.
22. von Brevern M, Clarke AH, Lempert T. Continuous vertigo and spontaneous nystagmus due to canalolithiasis of the horizontal canal. Neurology 2001;56:684-686.
23. Shim DB, Song CE, Jung EJ, et al, Song MH. Benign paroxysmal positional vertigo with simultaneous involvement of multiple semicircular canals. Korean J Audiol. 2014;18:126-130.
24. Chung SW, Cho CH, Han GC. Multicanal Benign Paroxysmal Positional Vertigo: Concurrent Bilateral Posterior Canalolithiasis and Unilateral Lateral Cupulolithiasis. Res in Vestibular science 2009:8;142-146
25. Suh MW, Bae SH, Jung JY, et al. Bilateral benign paroxysmal positional vertigo of horizontal canal and posterior canal. Korean J Otolaryngol - Head Neck Surg 2008;51:1155-1162.
26. Nuti D, Vannucchi P, Pagnini P. Benign paroxysmal positional vertigo of the horizontal canal: a form of canalolithiasis with variable clinical features. J Vestib Res 1996;6:173-184.
27. Fife T. Recurrent positional vertigo. Continuum 2006;12:92-115.
28. Büki B, Mandalà M, Nuti D. Typical and atypical benign paroxysmal positional vertigo: literature review and new theoretical considerations. J Vestib Res. 2014;24:415-423.
29. Lee G, Lee SG, Park HS, et al. Clinical characteristics and associated factors of canal switch in benign paroxysmal positional vertigo. J Vestib Res. 2019;29:253-260.
30. Bassani R, Della Torre S. Positional nystagmus reversing from geotropic to apogeotropic: a new central vestibular syndrome. J Neurol 2011;258:313-315.
31. Imai T, Horii A, Takeda N, et al. A case of apogeotropic nystagmus with brainstem lesion: An implication for mechanism of central apogeotropic nystagmus. Auris Nasus Larynx 2010;37:742-746.

32. Choi J-Y, Kim JH, Kim HJ et al. Central paroxysmal positional nystagmus: characteristics and possible mechanisms. Neurology 2015;84:2238–2246

33. TK Lee. Central positional vertigo. Res in Vesti science. 2011;10;s19-23.

34. Taura A, Miura M, Ogita H, et al. Four cases ofbenign paroxysmal positional vertigo involving the putativeshortarm-type posterior semicircular canal BPPV. EquilibriumRes. 2011;70:151-158.

35. Büki B, Simon L, Garab S, et al.Sitting-up vertigo and trunk retropulsion in patients with benignpositional vertigo but without positional nystagmus. J Neurol Neurosurg Psychiatry. 2011;82:98-104.

36. Cambi J, Astore S, Mandala M et al. Natural course of positional down-beating nystagmus of peripheral origin. J Neurol 2013;260:1489–1496

37. Bertholon P, Bronstein AM, Davies RA et al. Positional down beating nystagmus in 50 patients: Cerebellar disorders and possible anterior semicircular canalithiasis. J Neurol Neurosurg Psychiatry 2002; 72:366–372

38. Lemos J, Martins AI, Duque C et al, Positional testing in acute vestibular syndrome: a transversal and longitudinal study. Otol Neurotol 2018;40;e119-e129.

39. Polensek SH, Tusa RJ. Nystagmus during attacks of vestibular migraine: an aid in diagnosis. Audiol Neurotol 2010;15:241–246.

40. El-Badry MM, Samy H, Kabel AM et al Clinical criteria of positional vertical nystagmus in vestibular migraine. Acta Otolaryngol 2017;137:720–722

41. Martens C, Goplen FK, Nordfalk KF et al. Prevalence and characteristics of positional nystagmus in normal subjects. Otolaryngol Neck Surg 2016;154:861–867

42. Suzuki M. Basic and Clinical Approach to BPPV Based on Model Experiment Results. Tokyo, Japan: SPIO; 2012:66-70

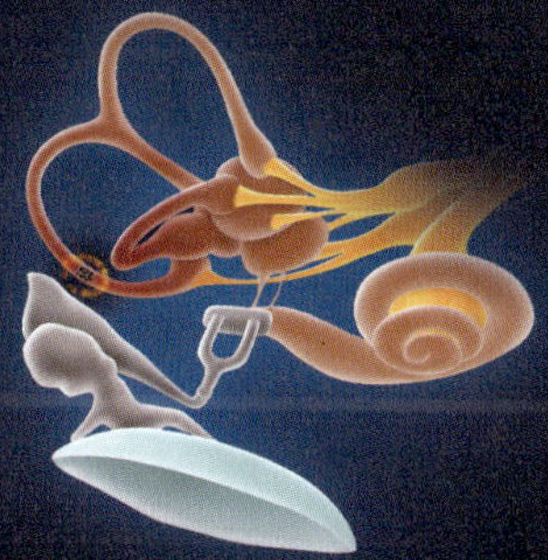

# 2.6 이석정복술 실패 및 난치성 이석증

을지대학교 안용휘/가톨릭대학교 전은주

## 1.1 이석정복술의 실패

### 치료 성공에 대한 평가

2017년에 업데이트된 미국이비인후과학회 진료 지침에 의하면, 이석정복술의 성공은 치료 후 재평가 시에 안진 및 증상이 모두 사라진 경우로 정의한다. 다만, 치료의 성공을 판정하는 시기는 연구에 따라 매우 다양하여, 치료 후 24시간, 2~3일, 1~2주, 1개월, 길게는 6개월까지로 보고되고 있다. 최근 전향적 무작위 배정 임상 연구들 에서는 이석정복술 후 재판정 시점은 보통 치료 후 24시간으로 정하고 있다. 이는 해부학적으로 이석정복술 후 난형낭으로 돌아간 이석들이 수면하는 동안 다시 반고리관으로 이탈할 수 있는 것을 고려해 정하고 있다.

미국 진료지침에서는 임상의가 치료 후 1개월 이내에 증상의 소실 또는 지속에 대해 평가하는 것을 권고한다. 또한 치료되지 않고 증상이 지속되는 이석증 환자에서 다른 말초성 어지럼 질환이나 중추성 병변에 대한 평가를 시행할 것을 권고하고 있다. 전정신경염, 두부 외상과 함께 발생한 이석증의 치료 실패가 흔한 것으로 알려져 있고, 메니에르병이나 편두통과 동반된 이석증에서 더 오랫동안 어지럼증이 지속될 수 있다고 한다. 특히, 2~3회의 이석정복술로도 치료되지 않을 경우 신경학적인 검사를 포함한 추가적인

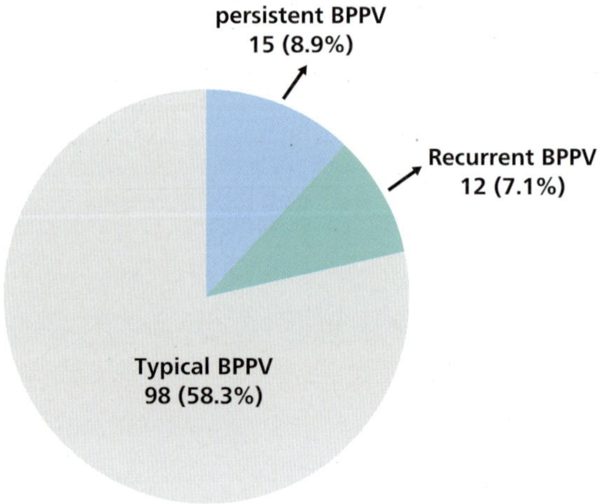


그림 2-39 The incidence of persistent or recurrent benign paroxysmal positional vertigo (BPPV).

재평가가 반드시 필요하다.

국내의 한 보고에 의하면 120명의 이석증 환자들 중 77.5%인 93명은 2주 이내에 잘 치료가 된 typical BPPV였고, 12.5%인 15명은 5회 이상의 이석정복을 시행했음에도 불구하고 2주 이상 지속된 persistent BPPV였으며, 10%인 12명은 2주 이상의 기간 동안 증상이 호전되었다가 동일한 반고리관에 재발한 recurrent BPPV였다(그림 2-39) (Choi SJ, 2012).

## 치료의 반복 횟수

이석증의 치료는 어느 반고리관의 어느 부분에 발생했는지에 따라 이석정복술의 성공율이 다르다. 따라서, 이석정복술의 치료 횟수에 대한 일정한 원칙이나 높은 근거 수준의 연구는 아직까지 없다. 진단한 첫 날에 총 몇 번의 이석정복술을 시행할 것인지, 치료 후 체위 검사를 통해 안진 및 증상에 대한 재평가를 시행하고 추가 치료를 시행할 것인지, 매일 치료를 시행할 경우 총 치료 횟수를 얼마로 결정할지 등을 고려해야 한다. 이에 따라 1회 방문 시에 단 1회씩만 시행하는 방법, 1회 방문에 정해진 횟수만큼 시행하는 방법, 그리고 방문 시마다 증상 및 안진이 소실될 때까지 반복적으로 시행하는 방법 등 다양한 방법들이 임상적으로 시행되고 있다. 이에 대해 미국 진료 지침에서도 어떤 특정한 방식을 권고하고 있지는 않다. Epley 수기의 경우, 1회 치료의 성공률이 70~80%로 매우 높으므로 치료 횟수를 반드시 많이 할 필요가 없으며, 각 병원의 상황(진료 환경, 병원의 환자 추적관찰 정책 등)과 환자의 상태(환자의 거동 상태, 병원과 집의 위치 관계 등) 등을 고려해 적용하면 된다. Epley 수기 등 체위성 안진 교정치료에 대해 건강보험에서는 외래는 1일 1회, 입원은 1일 2회까지만 처방을 인정해주고 있다.

국내 보고에 의하면 287명의 이석증 환자에 대한 체위성 안진 검사에서 안진과 증상이 소실될 때까지 시행한 이석정복술의 평균 횟수는 1.8 ± 1.36회였으며, 각 아형 별로는 뒤반고리관 이석증은 평균 1.7 ± 1.40회, 가쪽반고리관 이석증(향지성 아형)은 평균 1.7 ± 1.15회, 가쪽반고리관 이석증(원지성 아형)은 평균 2.2 ± 1.34회였다. 세 가지 이석증의 아형 별 이석정복술의 평균 횟수는 통계학적으로 유의한 차이를 보였다. 또한 뒤반고리관 이석증과 가쪽반고리관 이석증 전체의 평균 치료 횟수는 통계적으로 유의한 차이가 있었고, 가쪽반고리관 이석증(원지성 아형)과 나머지 두 반고리관의 평균 치료 횟수 또한 통계적으로 유의한 차이가 있었다(그림 2-40) (Kim JH, 2013).

## 실패 요인

이석증의 치료 실패 요인에 대한 연구 결과는 아직 명확하지 않으며 논란의 여지가 많다. 하지만 가쪽 반고리관에 대해서는 몇가지 추정되는 원인이 있다. 1) 유리 이석이 반고리관을 통과하기에 너무 큰 경우, 2) 팽대부마루에 과도하게 밀착된 경우, 3) 병변 측의 감별이 어려운 경우, 4) 치료 후 두부 운동 제한을 하지 못한 경우 등이다. 그러나 일반적으로 모든 형태의 이석증의 치료 실패 요인으로 작용하는 요소는 1) 치료 시에 유리 이석이 이동할 충분한 시간적 여유 없이 바로 다음 동작으로 이행하는 것과 같이 치료가 부적절하게 이루어진 경우, 2) 여러 개의 반고리관에 이환된 다중 반고리관의 이석증, 3) 유리 이석의 생성이 지속적으로 많이 유발되는 경우,

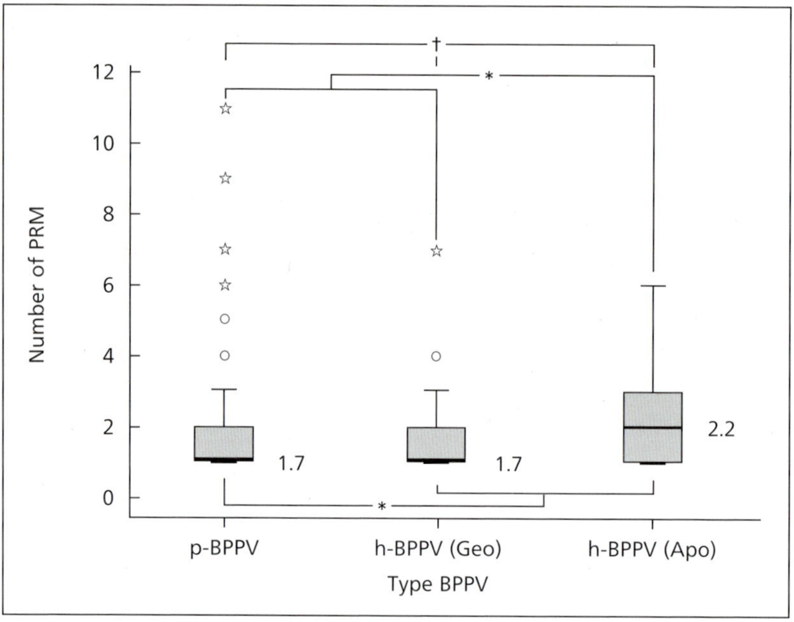


그림 2-40 The mean number of particular repositioning maneuver (PRM) in patients with benign paroxysmal positional vertigo (BPPV). The mean number of PRM in patients with BPPV show significant difference in three subtypes (†Kruskal-Wallis test, $p < 0.05$). The mean number of PRM show significant difference not only between posterior canal BPPV (p-BPPV) and horizontal canal BPPV (h-BPPV) but also between h-BPPV (Apo) and another subtypes (*Mann-Whitney test, $p < 0.05$).

4) 다른 전정 질환을 동반한 경우, 5) 중추성 체위 현훈, 6) 비만, 경추 질환 등이 동반되어 충분한 치료를 시행하지 못한 경우 등이 제시되고 있다. 따라서 치료 성공률을 높이기 위해서는 충분하고 정확한 방법으로 이학적 검사를 시행해 질병 자체를 감별할 뿐만 아니라 병변의 측별 구분과 함께 이석증의 정확한 아형을 추정할 수 있어야 한다.

치료 후 다른 반고리관으로 이석이 이동하는 경우 *canal conversion or switch* 도 실패 요인이 될 수 있고, 이 때에는 이환된 각 반고리관에 맞는 치료법을 적용할 것이 권고된다. 예를 들어 우측 뒤반고리관 이석증에 대해

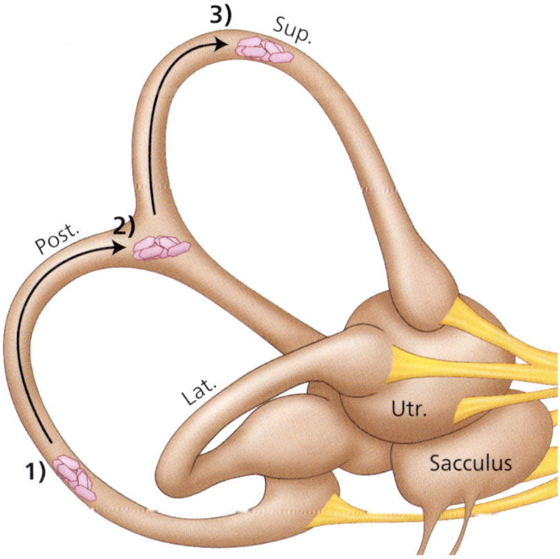


그림 2-41 Canal conversion from **1)** posterior canal via **2)** common crus to **3)** superior canal.

우측 Epley maneuver를 시행한 환자에서 1~3일 후에 우측 위반고리관 이석증 소견이 관찰되면(그림 2-41), 좌측 Epley maneuver (= reverse Epley maneuver) 또는 Yacovino maneuver를 시행하여 치료할 수 있다.

## 1.2 난치성 이석증(intractable BPPV)

난치성 이석증 의 기준은 연구마다 조금씩 다르게 정의한다. 대부분의 연구들이 공통적으로 제시하는 기준은 다음과 같고, 그 빈도는 연구마다 매우 다양하다.

① 적절한 치료에도 불구하고 첫 진단 후 1년 이상 지속되는 이석증
② 초기 이석증 증상 및 안진이 수개월 내로 호전되나, 1년 이상 자주 재발하는 이석증

아직까지 난치성 이석증의 정확한 기전은 밝혀지지 않았으나, 다음과

같은 여러 가지 이론들이 제시되고 있다.

① 이석정복술이 부적절하게 시행된 경우
② 이석들이 팽대부마루에 붙어 있는 경우(팽대부마루결석증 *cupulolithiasis* )
③ 이석들이 반고리관을 막을 정도로 과도하게 큰 덩어리를 형성한 경우
④ 내림프 공간을 침범하는 미로내 섬유화 *intra-labyrinthine fibrosis* 나 골화 *ossification*
⑤ 난형낭반 병변이나 막성 미로를 침범한 병변들
⑥ 이석이 막성 미로에 유착된 경우
⑦ 내림프수종이 동반된 경우
⑧ 전정 무기증 *vestibular atelectasis*

몇몇 연구자들이 난치성 이석증에 대한 수술적 치료를 시도하여 보고하고 있지만, 일반적으로는 난치성 이석증 환자의 경우에도 환자에게 수술적 치료의 부족한 근거와 수술 후 변화에 대한 상세한 설명에 동의하는 경우를 제외하고는 수술적 치료보다 반복적인 이석정복술이 추천되고 있다. 난치성 이석증의 발병 빈도가 매우 적기 때문에, 수술적 치료에 대한 확실한 근거를 제시할 만한 높은 수준의 연구 결과가 아직까지는 존재하지 않는다.

## 심화학습

### 1. 첫 이석치환술(Canalolith repositioning procedure, CRP)로 정복이 안될 시 추가 CRP를 몇 번까지 해볼 수 있나?

전형적인 이석증, 특히 후반고리관이나 수평반고리관의 반고리관결석증 canalolithiasis인 경우에는 1회 치료의 성공률이 70-80%로 높은 점을 고려하여 2-3번의 CRP를 시행 후에도 이석증이 지속되면 진단에 대한 재평가를 시행하는 것이 바람직하다. 비 전형적인 이석증이나 외상에 의한 2차성 이석증, 수평반고리관의 팽대부마루결석증 cupulolithiasis의 경우에는 치료가 한번에 잘 안되는 경우가 많아 추가 CRP를 여러 번 시행할 수 있고, 이에 대한 치료의 반복 횟수에는 특별한 제한이 없다.

### 2. CRP 후 치료가 안되면 다른 CRP로 바꾸는 것이 효과가 있나?

이석증에 대한 근거 수준이 높은 무작위 배정 임상 연구들이 매우 적은 현실에서 어떤 CRP가 가장 효과적인지에 대해서는 불분명하다. 따라서 이석증에서 다른 CRP로 바꾸어 치료하는 것에 대해서도 확실한 효과가 입증된 바 없다. 비슷한 치료 결과라고 가정한다면 하나의 CRP를 반복하는 것과 다른 CRP로 바꾸어 치료하는 것에 큰 차이는 없을 것으로 예상된다.

국내 보고에 의하면 144명의 난치성 후반고리관 이석증 환자에서 Epley 수기 후 치료가 잘 안되었을 때 Semont 수기로 전환하는 것은 Epley 수기를 반복하는 것과 치료 결과가 비슷하다고 하였고(Oh SY, 2017), 103명의 측반고리관 이석증(원지성 아형) 환자에서 head shaking 또는 Gufoni 수기 후 치료가 잘 안되었을 때 두가지 방법을 서로 바꾸어 cross-over했지만 치료 결과는 유의한 차이가 없었다(Oh SY, 2009).

### 3. 증상도 신체 검진도 확실히 이석증 인데 전혀 호전이 없다면?

문진 및 신체검시에서 이석증이라고 확진하여 이석정복술을 반복 시행하였지만 치료가 되지 않는 경우, 제일 먼저 이석증이 아닌 다른 체위성 어지럼을 보이는 질환(예: 중추성 체위 현훈)이 아닌지 감별이 필수적이다. 본 원고의 1-(3)에서 기술한 이석정복술의 실패 요인을 고려해도 해당이 없거나 조처에도 호전 없는 경우 안진 양상을 점검해보고, 특히 중추성 병변이 의심될 때에는 brain MRI 영상을 고려해야 한다. 만약 치료자가 영상 검사를 포함한 여러 검사를 통해 모든 감별 질환을 확실히 제외한 경우에는 Brandt-Daroff 습관화 치료를 시행해 볼 수도 있다.

### 4. Geotropic direction changing positional nystagmus (DCPN) 약간 남은 게 치료에도 수개월 지속될 때?

Light cupula 또는 heavy endolymph 이론에 따라 지속이 되는 경우도 있는데, 이에 대한 치료는 정립된 것이 없다. 대부분 2주 이내로 자연 회복되고, CRP가 효과적이지 않은 것으로 보고되고 있다. 이럴 때는 정기적인 경과 관찰을 통해 증상이나 진찰 상의 변화가 있는지 확인하고, 잘 낫지 않는 이론적인 이유에 대해 잘 설명해주면서 증상이 지속될 경우 전정 재활운동과 함께 항불안제 투여를 고려해볼 수도 있다.

### 5. 분명 어제는 없었는데 오늘 다시 생겼다. 환자분께 어떻게 설명할지?

이석정복술에 의해 원위치 되었던 이석들이 밤 사이에 다시 반고리관으로 빠져나와 이석증이 재발했을 가능성이 가장 높고, 또는 이석들이 존재하는 난형낭 *utricle* 에 병변이 동반되어 이석들이 자꾸 빠져나올 수도 있음을 설명해준다. 더불어, 이석이 발생한 쪽으로 눕거나 고개를 돌리는 행동을 수일 동안 피할 것을 교육하기도 한다.

### 6. MRI가 정상이고 신경학적 증상이 없는데 치료에도 계속 지속되는 positional vertical nystagmus 뭐라 설명해야 하나?

체위성 하향 안진일 경우에는 상반고리관의 이석증이 잘 치료되지 않아서 지속이 될 수도 있고, 중추성 체위 수직 안진이 뇌졸중이나 뇌출혈 같은 구조적인 이상이 없이 단독으로 지속될 수도 있음을 설명한다. 이런 환자 들에서 perverted head-shaking nystagmus, increased gain of VOR, impaired tilt suppression 등이 자주 동반된다고 보고되며, 이에 대한 정기적인 추적 관찰이 필요하다(Oh SY 2007).

중추성 질환에 의한 체위 안진은 지속적으로 나타나거나, 자극된 반고리관 이외의 다른 성분의 안진, 즉 두부의 상하-좌우 운동에 따라 하향 또는 상향 성분이 강하게 나오기도 한다. 또한 안진의 방향이 수시로 바뀌거나 자세 변환 후 안진 유발까지 걸리는 잠복기가 없거나 매우 짧기도 하며, 반복 검사에 피로도가 없는 비정형의 안진이 관찰된다. 또한 더욱 중요한 소견은 어지럼 외에 다른 신경학적 증상이 수반될 수 있다는 것이다. 즉, 다양한 유발안진검사를 부가하거나 지속적으로 환자의 전신 상태와 안구운동을 주의 깊게 관찰하면 비교적 쉽게 감별할 수 있다. 한 예로 소뇌 질환에 의한 하향 안진과 상반고리관 이석증 간의 구별에서 안구 운동 검사 ocular motor test가 감별진단에 도움이 될 수 있다(안성기, 2017).

### 7. 두 달에 한번씩 재발하는 동일 위치 이석증 수술도 해볼 수 있나?

난치성 이석증으로 진단되는 경우에는 반고리관 폐쇄술과 같은 수술적 치료를 고려할 수 있으나, 그 근거 수준이 높지 않아서 일반적으로 수술적 치료보다는 반복적인 이석정복술이 추천되고 있다(심대보, 2016).

수술 후 해당 반고리관의 BPPV는 완전히 조질이 되나 약 15%에서는 자세 불안과 약한 정도의 어지럼이 장시간 지속될 수 있으며, 28명을 대상으로 한 연구에서 수술 전후 어지럼 장애 척도 *dizziness handicap inventory* 는 70에서 13으로 의미 있게 호전되었고 1명에서 난청이 동반되었다고 보고하였다. 골미로를 열어 반고리관을 폐쇄해야 하므로 감각신경성 난청이 생길 수 있는 수술이므로 수술은 신중하게 결정되어야 하고, 통상 1년 이상 이석치환술을 해도 호전이 없는 경우나 자주 재발하여 두위 현훈으로 고통을 받는 경우 적응이 된다(구자원, 2022).

## 참고문헌


1. 구자원: 전정질환의 수술적 치료. In: 대한이과학회: 이과학 Otology. 서울. 세종의학. 2022. p1121
2. 심대보, 안성기: 이석증. In: 이원상 기념사업회: *문답이 있는 어지럼 솔루션*. 서울. 군자출판사. 2016. p62-64
3. 심대보. Advanced review of BPPV; 잘 낫지 않는 이석증. In: *Programs and Abstracts of 제19회 임상 이과학 세미나*. 서울. 대한이과학회. 2023.
4. 안성기, 이승한, 심대보: 이석증. In: 대한평형의학회: *임상 평형의학*, 제2판. 서울. 범문에듀케이션. 2017. p282-284
5. Bhattacharyya N, Gubbels SP, Schwartz SR, et al. Clinical practice guideline: benign paroxysmal positional vertigo (update). *Otolaryngol Head Neck Surg* 2017; 156: S1-S47
6. Choi SJ, Lee JB, Lim HJ, et al. Clinical features of recurrent or persistent benign paroxysmal positional vertigo. *Otolaryngol Head Neck Surg*. 2012; 147: 919-924
7. Gross EM, Ress BD, Viirre ES, e al. Intractable benign paroxysmal positional vertigo in patients with Meniere's disease. *Laryngoscope*. 2000; 110: 655-659
8. Horii A, Kitahara T, Osaki Y, et al. Intractable benign paroxysmal positioning vertigo: long-term follow-up and inner ear abnormality detected by three-dimensional magnetic resonance imaging. *Otol Neurotol*. 2010; 31: 250-255
9. Jung HJ, Koo JW, Kim CS, et al. Anxiolytics reduce residual dizziness after successful canalith repositioning maneuvers in benign paroxysmal positional vertigo. *Acta otolaryngologica* 2012; 132: 277-284
10. Kim JH, Jung EJ, Song CE, et al. Risk Factors for Treatment Failure in Benign Paroxysmal Positional Vertigo. *Korean J Otorhinolaryngol-Head Neck Surg*.2013; 56: 74-78
11. Monobe H, Sugasawa K, Murofushi T. The outcome of the canalith repositioning procedure for benign paroxysmal positional vertigo: are there any characteristic features of treatment failure cases? *Acta Otolaryngol Suppl* 2001; 545: 38-40
12. Oh SY. Isolated Positional Downbeat Nystagmus: Central or Peripheral Positional Nystagmus? Korean Bal Soc.2006; 5: 235-241
13. Oh SY, Kim JS, Choi KD, et al. Switch to Semont maneuver is no better than repetition of Epley maneuver in treating refractory BPPV. *J Neurol* 2017; 264: 1892-1898
14. Oh SY, Kim JS, Jeong SH, et al. Treatment of apogeotropic benign positional vertigo: comparison of therapeutic head-shaking and modified Semont maneuver. *J Neurol* 2009; 256: 1330-1336

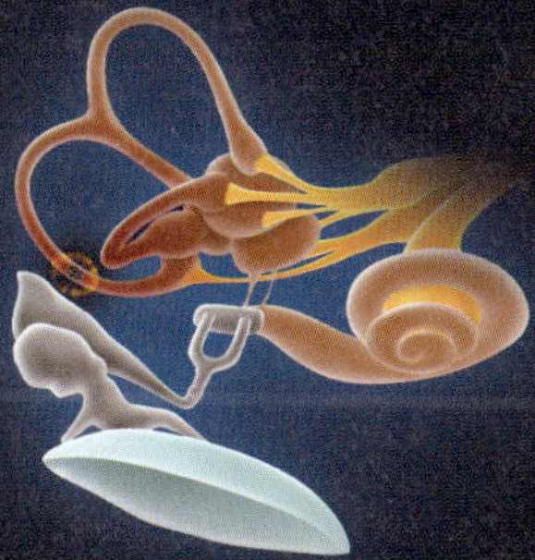

# 2.7 약물 치료

한림대학교 홍성광/고려대학교 채성원

## 1.1 서론

이석증(benign paroxysmal positional vertigo, BPPV, 이석증)은 어지럼으로 내원하는 환자의 17~42%를 차치할 만큼 어지럼을 일으키는 가장 흔한 원인이다. 이석증은 병명안에 "Benign"이 의미하는 것처럼 일반적으로 예후가 양호하여 1달이내 20%, 3달이내 50% 정도가 별다른 치료 없이도 자연적으로 좋아진다는 보고가 있다. 그러나 적절한 치료가 조기에 시행되지 않는 경우 삶의 질의 저하와 낙상 위험성 증가로 이를 치료하기 위한 의료적 비용 외에 정상적인 사회복귀의 지연으로 많은 사회적 비용이 지출될 수 있다. 근거중심의학적인 입장에서 이석증의 진단 및 치료는 환자 병력을 기반으로 두위 혹은 체위검사를 시행하여 이석이 존재하는 반고리관 *semicircular canal* 을 확인하여 이석 치환술 *canalith repositioning procedures. CRPs* 을 시행하는 것이다. 이환된 반고리관에 따라 다양한 이석 치환술이 소개되었고 이는 이석증의 치료에 있어서 치료효과가 입증된 가장 확실한 치료 방법으로 제시되어 온 반면 약물치료는 대부분의 연구에서 CRPs 대비 우월한 치료효과가 없는 것으로 보고되어 약물 치료는 이석증 환자에서 1차적인 치료목적으로 사용하지 말 것을 권고하고 있다. 그러나 실제 임상에서 많은 이석증 환자들은 두위변화에 의한 회전성 어지럼 자체로 인한 불편감 외에 자율신경의 항진으로 인한 오심과 구토 그리고 어지럼으로 인한 불안감을 호소하는 경우가 많고, 이석 치환술로 치료가 마무리된 이후에도 멀미 같은 지속적인 잔존 증상을 호소하는 경우가 있다. 특히 이석 치환술 중에 이석의 움직임으로 발생하는 어지럼에 대한 공포로 이석 치환술 자체를 거부하는 환자들도 있어 많은 의사들은 이석 치환술을 병행하여 혹은 단독적으로 약물을 투여하는 경우도 많다. 이에 본론에서는 이석증 환자에서의 약물치료의 역할에 대해 알아보고자 한다.

## 1.2 본론

2017년 미국이비인후과학회의 이석증의 임상진료지침을 참고하면 이석증 환자에서 항히스타민 *antihistamine* 또는 벤조디아제핀 *benzodiazepines* 계열의 전정억제 약물의 일반적인 투여는 권고하고 있지 않다 *recommendation against*. 그러나 실제 임상에서는 이석증 환자의 회전성 어지럼을 감소시키고 자율신경의 항진으로 발생하는 멀미나 구토 등의 2차적인 증상을 경감시키기 위한 목적으로 전정억제약 *vestibular suppressant medication* 을 투여하는 경우가 많다. 이석증에만 사용하는 전정억제약은 존재하지 않으며 이비인후과 혹은 신경과 외래에서 다양한 원인으로 발생하는 어지럼이나 불안 등을 치료하는 일반적인 약제들을 이석증 환자에서 그 증상에 맞도록 처방하게 되는 것이다. 벤조디아제핀 계열과 항히스타민 계열의 약들은 이석증으로 인한 어지럼뿐 아니라 다양한 원인의 어지럼을 위해 사용하는, 실제 임상에서 가장 많이 처방하는 전정억제약들이다(표2-10).

이들 중 Diazepam이나 Clonazepam 등은 벤조디아제핀 계열로 gamma-amino butyric acid system (GABA) 억제 작용에 의한 진정작용과 항불안 그리고 근육이완 등의 효과를 보여준다. 이러한 약리 기전의 특성상 중추에 작용하여 전정감각의 반응을 감소시켜 어지럼의 증상 호전에 도움을 줄 수 있지만 장기 복용시 중추에서의 전정보상을 억제할 수 있기 때문에 처방에 있어 주의가 필요하다. 항히스타민 계열은 구토중추 *emetic center* 에 직접 작용하여 구토나 오심증의 멀미 증상을 경감시킬 수 있다. 항히스타민 계열의 약물 중 흔히 meclizine이나 dimenhydrinate 등을 흔하게

표 2-10 임상에서 흔히 처방되는 전정억제제

| 약물 | 용량 | 기전 | 부작용 |
|---|---|---|---|
| **Benzodiazepine** | | GABA modulators | Sedation, addiction |
| Lorazepam (Ativan) | 0.5 mg BID | | |
| Diazepam (Valium) | 2 mg bid PO<br>5 mg IV (1 dose) | | |
| Clonazepam | 0.5 mg BID | | |
| **Antihistamines** | | | Sedation |
| Dimenhydrinate (Dramamine) | 50 mg q 4~6h | antihistamine, anticholinergic | drowsiness, weight gain |
| Meclizine (Antivert, Bonine) | 25~50 mg q 4~6h | antihistamine anticholinergic | glaucoma, prostate enlargement |
| **Antiemetics** | | | |
| domperidone (Motilium) | 10 mg TID | Dopamine blocker | Not approved by FDA, cardiac arrhythmia<br>Restriction for 7days |
| Ondansetron (Zofran) | 4~8 mg PO TID<br>32 mg IV one dose | $5HT_3$ antagonist | Hepatic dysfunction |

처방한다. 가끔은 항구토제로서 serotonin-$5HT_3$ antagonist 인 ondansetron 등을 처방할 수 있고 scopolamine block acetylcholine 같은 항콜린성 약물은 neural mismatching을 감소시켜 구토나 오심 같은 멀미 등의 증상을 경감에 기여하는 것으로 알려져 있다.

## 전정억제약의 약리 작용과 고려할 점

### (1) 벤조디아제핀

벤조디아제핀은 GABA-A receptors에 작용하여 전정반응을 감소시킨다. Lorazepam은 단순한 효과와 간단한 약리작용으로 많이 사용되고 저용량의 Diazepam (2 mg) 또한 효과적으로 어지럼 증상개선에 기여할 수 있다. 항전간제 *antiepileptic properties* 로서 사용되기도 하는 Clonazepam 또한 Lorazepam과 비슷한 효과를 보여준다. 그러나 약물 의존과 기면 *sedation* , 기억력 상실이 주된 부작용이고 또한 노인에게서 이러한 문제로 인한 낙상의 위험성을 증가시키기 때문에 사용에 있어서 주의가 필요하다. 특히 지속형 벤조디아제핀 *long acting benzodiazepines* 인 diazepam은 사용에 있어서 특히 주의를 기울여야 한다. Alprazolam (Xanax)은 상대적으로 속효성 벤조디아제핀 *short-acting benzodiazepines* 이나 장기간 사용시 약물의존성으로 약을 중단하는 것이 어렵기 때문에 만성적인 어지럼에서는 일반적으로 권고되지는 않는다.

### (2) 항히스타민제

전정계의 약리 작용에 대해서는 확실히 알려져 있지는 않다. 어지럼 환자에서 사용되는 모든 항히스타민제는 항콜린 작용도 가지고 있기 때문이며, 이러한 약물의 기전이 단순히 $H_1$ receptor effects 인지 아니면 단순히 중추에서의 항콜린 작용의 영향인지는 명확하지 않다. 임상에서 가장 흔히 사용하는 베타히스틴염산염 *betahistine hydrochloride* 은 특이하게도 여러 히스타민 수용체중에 $H_3$ 수용체에는 길항제 *antagonist* 로 $H_1$ 수용체에서는 약한 작용제 *agonist* 로 작용하게 된다 이를 통해 히스타민 분비를 증가시켜 내이의 혈관을 이완시켜 혈류를 증가시킨다. 또한 세로토닌 *serotonin* 의 분비를 촉진하여 전정핵의 활동을 억제시켜 구토나 오심 등의 증상호전에 기여한다

### (3) 항콜린제

항콜린성 계열의 약물들은 무스카린 *muscarinic* 수용체를 자극하여 멀미증상을 경감시킬 수 있다. 항콜린제 자체는 이미 발생한 어지럼이나 멀미증상에 효과적이지 않기 때문에 예방적으로 사용하게 되는데 Scopolamine은 효과적인 어지럼 예방약제로 알려져 있다. 항콜린제는 입마름 *dry mouth* , 동공확장 *dilated pupils* , 진정 *sedation* , 집중력 저하의 부작용이 있다

## 이석증 환자에서 전정억제 약물의 사용시 고려할 점

이러한 전정억제 약물은 다양한 약리작용으로 어지럼의 증상 완화에 기여할 수 있다. 그러나 이러한 약물은 졸음을 유발시키고 인지기능의 장애를 가져올 수 있고 운전이나 정교한 기계작업 등에 어려움을 초래할 수 있다. 특히 벤조디아제핀 계열의 약물은 낙상의 위험성을 가지고 있는데 우울증약과 같이 다수의 벤조디아제핀 계열의 약물 복용은 노인에게서 낙상의 위험성을 높이는 것으로 보고되었다. 또한 이미 많은 약을 복용하고 있는 노인 환자에서 이러한 약물의 추가 복용시에 특히 위험성이 증가하기 때문에 약물을 처방하기전에 이러한 위험성에 대한 충분한 교육과 설명이 필요하다. 이 외에도 벤조디아제핀과 항히스타민제는 알려진 대로 전정보상을 억제하여 장기적인 관점에서 어지럼의 회복에 부정적 영향을 끼칠 수 있고 진단을 위해 시행하는 Dix-Hallpike 검사에서의 결과를 흐리게 하여 적절한 진단과정에 어려움을 가져올 수 있다. 항히스타민계열의 약물 역시 인지기능의 장애나, 위장 기능이나 배뇨 억제, 시력, 입마름 등의 추가적인 부작용을 발생시킬 수 있다. 많은 연구에서 전정억제 약물이 이석증의 주요 치료로 효과적이거나 이석 치환술 대비 효과적이라는 증거는 없다. 일부 연구에서는 약물을 사용하여 이석증 증상이 시간이 지남에 따라 해결되는 것으로 보고되었지만 이석증의 자연 관해가 자주 일어나기 때문에 약물의 효과로서 인정하기는 어렵다. Diazepam과 lorazepam 그리고 위약 *placebo* 약물만을 사용하는 이중 맹검 임상시험 *double-bind controlled study* 에서는 모든 그룹이 비슷한 점진적인 증상 호전 경과를 보인다고 보고했으며 다른 하나의 연구에서는 이석 치환술이 78.6~93.3%의 임상 개선 효과를 보여 약물 치료군 30.8%에 비하여 2주 후에 치료 반응이 훨씬 높았다고 보고되었다. 이러한 연구결과는 이후 많은 연구자들의 연구에서 증명이 되어 이석 치환술이 약물 치료보다 우월한 치료효과가 입증되었고 이석 치환술 단독치료군에서도 이석 치환술 + 약물치료군에 비하여도 우월한 치료효과를 보여주었다.

그러나 일부 환자에서 약물 치료의 효용성에 대해 보고를 한 연구결과들도 있다. 이석 치환술군에 벤조디아제핀 계열의 약물을 추가하여 치료한 그룹이 이석 치환술 단독 치료군보다 어지럼 장애지수의 Dizziness Handicap Inventory의 기능적 *functional* 그리고 정서적 *emotion* 도메인의 점수가 유의하게 호전되었음을 보고하였고 그 외 상당수 저자들은 이석증의 2차적인 증상인 불안이나 초조함 등의 증상완화에 이러한 전정억제 약물이 효과적일 수 있음을 보여주었다. 또 다른 연구에서는 betahistine 이 50세 이상의 고혈압을 가진 환자에서 1개월 이내 증상 발현 병력이 있고 1분 이내의 짧은 증상이 반복되는 경우 그 증상을 경감시키는데 효과적이라고 보고하였다. 즉 이석증 환자에서 약물은 이석증의 원인인 이석을 소실시키거나, 원래의 자리로 이동시키는 역할이 아니라 열이 심하게 나는 환자에게 해열제를 사용하는 것처럼 어지럼으로 인한 2차적인 구토나 불안 초조 등의 증상을 경감시키는 목적으로 사용될 때 그 의미가 있다고 할 수 있다.

## 1.3 결론

이석증 환자에서 이석 치환술 없이 전정억제 약물을 1차적으로 사용하는 것은 되도록 피해야 한다. 다만 극심한 어지럼을 호소하거나 구토나 오심 그리고 어지럼으로 인해 불안이나 초조가 심한 경우 단기적인 치료로서 제한적으로 사용된다면 환자의 삶의 질을 높일 수 있다는 점이 이석증에 있어서 약물치료의 의미라고 할 수 있다. 특히 심한 어지럼으로 이석 치환술을 거부하는 환자나 이석 치환술 시행 이전에 심한 구토나 오심 등의 증상이 있는 경우, 이석 치환술이 성공적으로 이루어진 후에도 지속적인 잔존증상을 호소하는 경우에는 이러한 전정억제 약물의 사용을 적극적으로 고려할 수 있다. 그러나 노인의 경우에 특히 주의가 필요하고 의사들은 이러한 경우에도 환자에게 약물 사용의 한계 그리고 부작용에 대해서 상세한 설명이 필요할 것이다.

## 심화 학습

### 1. 환자가 약을 꼭 달라는데, 주지 말아야 하나요?

임상적 근거에서 약물치료는 이석증의 1차 치료로 권고되지 않는다. 그러나 1) 심한 이석증의 증상으로 불안과 초조가 심하여 이석 치환술을 시행을 거부하는 경우 2) 이석증으로 진단된 환자들 중에 일부 심한 어지럼을 호소하는 환자에서 이석 치환술 시행 전 3) 이석 치환술 이후 이석증이 소실되었음에도 지속적인 멀미나 불안감을 호소하는 잔존증상이 지속되는 경우에 short acting의 벤조디아제핀이나 항히스타민 제제 등을 단기간 처방할 수 있다. 그러나 이 경우에도 의사들은 환자에게 약물이 주는 이점과 약물로 인한 부작용 등을 상세하게 설명하는 것이 필요하고 장기간 처방은 삼가야 한다.

### 2. 소아에서는 어떤 약을 써야 하나요?

소아에서의 이석증은 흔하지 않고 성인에서와 마찬가지로 이석 치환술이 가장 좋은 치료방법이기 때문에 약물치료 역시 일반적으로 권고되지 않는다. 그러나 경험적인 측면에서 이석증의 일반적인 약물 사용원칙과 동일하게 불안감이나 어지럼이 심한 경우, 치료후에도 잔존증상이 지속되는 경우에는 약물을 고려할 수 있는데 이 경우 성인에서 사용하는 Alprazolam (Xanax)이나 Clonazepam, Lorazepam 등의 벤조디아제핀 계열의 약물은 소아에서 안정성이 확보되지 않아 사용에 있어 주의가 필요하다. 구토 억제나 멀미 증상의 예방에 효과적인 Dimenhydrinate의 항히스타민 계열 약물은 정제나 시럽 그리고 껌정 *Chewable tablets* 등으로 미국에서 2세 이상에서 처방 가능하고 OTC로 판매하고 있으나 우리나라의 경우 보나링 에이정은 4세 이상에서 사용이 가능하고 보나링 츄어블정은 7세 이상에서 사용이 허가되어 있다. 최근 많이 사용하고 있는 Betahistine제제는 18세 미만에서 안정성에 대한 데이터가 아직 확보되지 않았다. 일부 보고에서 항산화 약물인 폴리페놀 화합물이 이석증의 잔존증상에 효과적이라고 하는 보고가 있고 폴리페놀 화합물은 일반적으로 과일과 채소 등에 많이 포함되어 있다.

### 3. 약물을 복용하고 온 환자는 전정기능검사를 시행하면 안 되나요?

일반적으로 어지럼 검사 전 대략 48시간 이전에는 어지럼 약이나 안정제 등 신경계에 작용하는 약을 중지해야 한다고 알려져 있다. 이러한 믿음은 시운동성 검사를 시행할 때 항경련제나 일부 정신안정약물 등이 일부 증례에서 소뇌중심부 *midline cerebellum* 병변을 의미하는 주시유발안진 *gaze evoked nystagmus, GEN* 을 유발할 수 있다는 2009년 McCaslin과 Jacobson의 연구결과에 기인한다. 그러나 이를 제외하고 실제로 어지럼 검사 24-48 시간 전 vestibular suppressants나 antiemetics를 중지해야 한다는 것에 대한 과학적 근거는 빈약하다. 우리가 알고 있는 것처럼 전정억제 약물은 acetylcholine이나 histamine 그리고 gamma-aminobutyric acid (GABA)의 neurotransmitter를 target으로 하여 brainstem 수준에서 전정신호의 비대칭성을 감소시켜 어지럼 증상의 개선에 기여하거나 2차적인 불안이나 우울증상에 효과적으로 알려져 있는데 이 과정에서 전정계의 이득(gain)을 감소시키기 때문에 전정기능 검사시 전정계의 반응을 감소시켜 검사에 영향을 끼칠 수 있다는 이유로 검사 전 전정억제약물의 중지를 권고하는데 실제로는 이러한 약물이 검사결과에 끼치는 영향에 대해서는 거의 보고되지 않았다. 따라서 어떤 클리닉은 전정억제약물의 사용을 검사 전 중단하라고 권고하지만 또 어떤 다른 클리닉은 특별히 이러한 권고를 하지 않는 곳도 존재한다. 그러나 전정억제약물의 약리기전을 고려하면 이러한 약물복용에 대한 병력을 확인하고 약물에 따른 결과가 왜곡될 수 있음을 인지하는 것이 필요하다. 실제로 McCaslin의 경험적 보고에 따르면 20년간 추적관찰을 한 결과 Meclizine 복용 여부에 관계없이 온도안진검사 *caloric test* 반응의 저하는 관찰되지 않았다고 보고했다. 그러나 이러한 약물의 약리작용에 따라 경험적 근거에 따라 전정계에 직접적인 영향을 줄 수 있는 전정억제 약물은 검사에 영향을 끼칠 수 있기 때문에 가능하다면 중지를 하는 것이 좋을 것으로 생각된다. 술을 비롯한 알코올 섭취도 positional alcohol nystagmus나 upbeat nystagmus를 유발할 수 있어 중지가 필요할 수 있다.

이석증 환자들의 경우 진단기준을 고려하면 환자가 두위변화에 따르는 어지럼을 호소하고 특징적인 두위변화에 따른 안진이 유발되어야 하기 때문에 벤조디아제핀 등의 전정억제 약물에 의해 어지럼 증상이 가려질 수 있고 전정안반사 *VOR pathway* 의 특성상 이러한 약리작용에 의하여 두위변화에 따라 유발되는 안진 강도가 작아질 수 있는 우려가 있으나 이석증 환자의 진단은 안진 강도가 아니라 안진 방향으로 판단을 하고 환자가 호소하는 병력을 통해서 충분히 짐작이 가능하기 때문에 이석증 환자의 진단을 위해서라면 저자의 병원에서는 환자의 전정억제 약물 복용 여부에 상관없이 검사를 시행하고 있으며 체위변화에 따른 어지럼 증상과 구토 등의 증상이 심한 경우 전정억제 약물을 정맥주사 또는 경구로 투여하고 검사를 시행하기도 한다.

한편, 항구토제로 사용되는 Ondansetron은 직접적으로 전정계에 영향을 주지 않는 것으로 알려져 있고 2세대 항히스타민 계열도 거의 영향을 주지 않고 카페인 등도 전정계에 미미한 영향만을 주기 때문에 이러한 약물이나 음료 등을 중지할 필요는 없다.

결론적으로 가능하다면 전정계에 영향을 주는 전정억제제의 사용은 검

표 2-11　전정기능 검사시 중단 혹은 지속 사용을 고려해야 하는 예

| 분류 | 중단 여부 | 보기 |
|---|---|---|
| **전정계에 영향을 줄 수 있는 약물들** | Yes (if possible)<br>단 이석증 진단에서는 환자 상태 고려 | Alcohol, Antidepressants, Antiemetics, Benzodiazepines, First-generation antihistamines, Opioids and Sedatives |
| **중단 후 금단증상이 예측되는 약물들** | No (or with caution) | Alcohol (if dependent), Anticonvulsants, Antidepressants, Benzodiazepines, Blood pressure medications, Corticosteroids, Opioids, Statins |
| **전정계에 영향을 주지 않은 약물들** | No | Caffeine, Setrons (e.g., Zofran), Possibly<br>second generation antihistamines (e.g., fexofenadine) |
| **중단하면 안 되는 약들** | No | Medications for heart conditions, diabetes, blood pressure, epilepsy, and other chronic health conditions |

사 전 일반적으로 중단을 권고하나 이는 절대적인 가이드라인이나 기준이 있는 것이 아니며 특히 이석증 환자에서는 진단기준과 병력의 특성상 환자의 상황에 따라 대처하는 것이 필요하다. 또한 생명유지에 필수적인 약물이나 약물의 갑작스러운 중단으로 금단증상이 나타나는 경우는 당연히 약물을 유지해야 한다. 표 2-11은 어지럼 검사시 일반적인 약물들의 중단여부를 권고한 표로 참고용으로 사용을 고려해야 한다.

## 참고문헌


1. Ancelin ML, Artero S, Portet F, et al. Non-degenerative mild cognitive impairment in elderly people and use of anticholinergic drugs: longitudinal cohort study. *BMJ*. 2006;332:455-459.
2. Baloh RW. Dizziness: neurological emergencies. *Neurol Clin*. 1998;16:305-321.
3. Barbone F, McMahon AD, Davey PG, et al. Association of road-traffic accidents with benzodiazepine use. *Lancet*. 1998;352:1331-1336.
4. Beck DL. (2013) VEMPs, rotational tests, and platform posturography. Interview with Devin L. McCaslin, PhD. American Academy of Audiology. www.audiology.org/news/vemps-rotational-tests-and-platform-posturography-interview-devin-l-mccaslin-phd (accessed January 29, 2017).
5. Bhattacharyya,N.;Gubbels,S.P.;Schwartz,S.R.;Edlow,J.A.;ElKashlan,H.;Fife,T.;Holmberg,J.M.;Mahoney,K.;Hollingsworth,D.B.;Roberts,R.;etal.ClinicalPracticeGuideline:BenignParoxysmalPositionalVertigo(Update).Otolaryngol.—HeadNeckSurg. 2017,156,S1–S47.
6. Brodsky,J.R.;Lipson,S.;Wilber,J.;Zhou,G.BenignParoxysmalPositionalVertigo(BPPV)inChildrenandAdolescents:Clinical FeaturesandResponsetoTherapyin110PediatricPatients.Otol.Neurotol.2018,39,344–350
7. Carlow TJ. Medical treatment of nystagmus and ocular motor disorders. *Int Ophthalmol Clin*. 1986;26:251-264.
8. Casani A.P., Navari E., Albera R., Agus G., Libonati G.A., Chiarella G., Lombardo N., Marcelli V., Ralli
9. G., Di Santillo L.S., et al. Approach to residual dizziness after successfully treated benign paroxysmal positional vertigo: Effect of a polyphenol compound supplementation. Clin. Pharmacol. Adv. Appl. 2019;11:117–125.
10. Cesarani A, Alpini D, Monti B, et al. The treatment of acute vertigo. *Neurol Sci*. 2004;25(suppl 1):S26-S30.
11. Engeland A, Skurtveit S, Morland J. Risk of road traffic accidents associated with the prescription of drugs: a registry-based cohort study. *Ann Epidemiol*. 2007;17:597-602.
12. Fujino A, Tokumasu K, Yosio S, et al. Vestibular training for benign paroxysmal positional vertigo: its efficacy in comparison with antivertigo drugs. *Arch Otolaryngol Head Neck Surg*. 1994;120:497-504.
13. Guneri EA, Kustutan O. The effects of betahistine in addition to epley maneuver in posterior canal benign paroxysmal positionalvertigo. *Otolaryngol Head Neck Surg*. 2012;146:104-108.
14. Hain TC, Uddin M. Pharmacological treatment of vertigo. CNS Drugs. 2003;17:85-100.

15. Hain TC, Yacovino D. Pharmacologic treatment of persons with dizziness. Neurol Clin. 2005;23:831-853.

16. Hartikainen S, Lonnroos E, Louhivuori K. Medication as a risk factor for falls: critical systematic review. *J Gerontol A Biol Sci Med Sci*. 2007;62:1172-1181.

17. Hebert C, Delaney JAC, Hemmelgarn B, et al. Benzodiazepines and elderly drivers: a comparison of pharmacoepidemiological study designs. *Pharmacoepidemiol Drug Saf*. 2007;16:845-849.

18. Hien LTT, Cumming RG, Cameron ID, et al. Atypical antipsychotic medications and risk of falls in residents of aged care facilities. *J Am Geriatr Soc*. 2005;53:1290-1295.

19. Itaya T, Yamamoto E, Kitano H, et al. Comparison of effectiveness of maneuvers and medication in the treatment of benign paroxysmal positional vertigo. *ORL J Otorhinolaryngol Relat Spec*. 1997;59:155-158.

20. Jauregui I, Mullol J, Bartra J, et al. H1 antihistamines: psychomotor performance and driving. *J Investig Allergol Clin Immunol*. 2006;16(suppl 1):37-44.

21. Jung HJ, Koo J-W, Kim CS, Kim JS, Song JJ. Anxiolytics reduce residual dizziness after successful canalith repositioning maneuvers in benign paroxysmal positional vertigo. *Acta Otolaryngol*. 2012;132:277-284.

22. Landi F, Russo A, Liperoti R, et al. Anticholinergic drugs and physical function among frail elderly population. *Clin Pharmacol Ther*. 2007;81:235-241.

23. Maslovara S, Soldo SB, Puksec M, Balaban B, Penavic IP. Benign paroxysmal positional vertigo (BPPV): influence of pharmacotherapy and rehabilitation therapy on patients' recovery rate and life quality. *NeuroRehabilitation*. 2012;31:435-441.

24. McCaslin DL, Jacobson GP. (2009) Current role of the videonystagmography examination in the context of the multidimensionalbalance function test battery. Semin Hear 30(4):242–252.

25. McClure JA, Willett JM. Lorazepam and diazepam in the treatment of benign paroxysmal vertigo. *J Otolaryngol*. 1980;9:472-477.

26. Pit SW, Byles JE, Henry DA, et al. A Quality Use of Medicines program for general practitioners and older people: a cluster randomised controlled trial. *Med J Aust*. 2007;187:23-30.

27. Rudolph JL, Salow MJ, Angelini MC, et al. The anticholinergic risk scale and anticholinergic adverse effects in older persons. *Arch Intern Med*. 2008;168:508-513.

28. Sacco RR, Burmeister DB, Rupp VA, et al. Management of benign paroxysmal positional vertigo: a randomized controlled trial. *J Emerg Med*. 2014;46:575-581.

29. Salvinelli F, Trivelli M, Casale M, et al. Treatment of benign positional vertigo in the elderly: a randomized trial. *Laryngoscope*. 2004;114:827-831.

**30.** Sundararajan I, Rangachari V, Sumathi V, Kumar K. Epley's manoeuvre versus Epley's manoeuvre plus labyrinthine sedative as management of benign paroxysmal positional vertigo: prospective, randomised study. *J Laryngol Otol.* 2011;125:572-575.

# 3 재발 및 예방

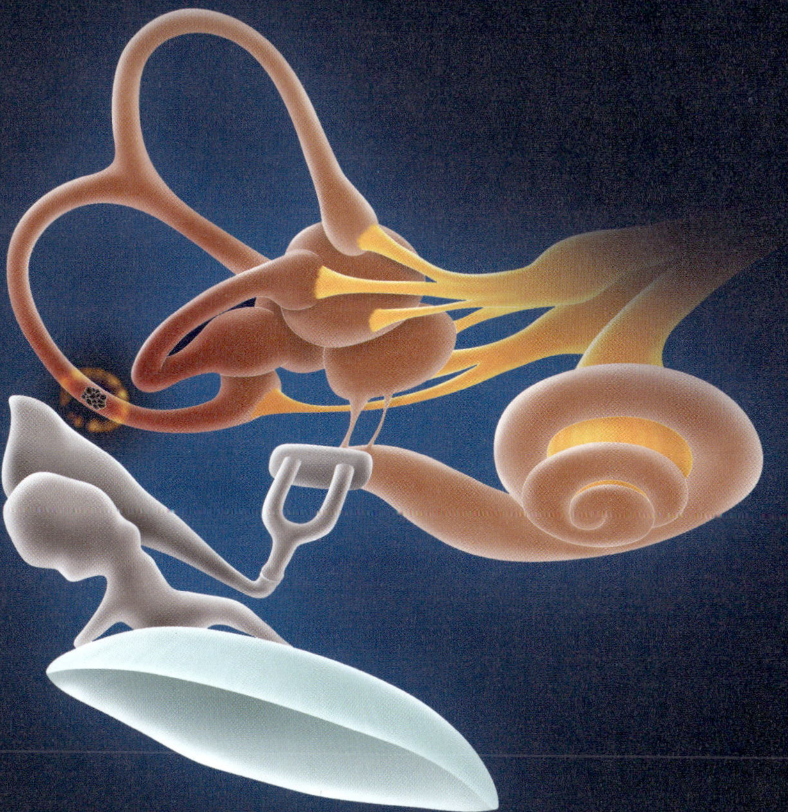

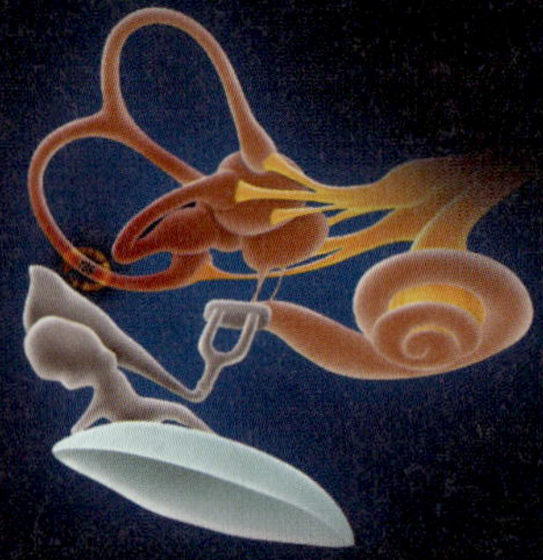

# 3.1 재발

인제대학교 이전미/가천대학교 한규철

이석증은 말초성 어지럼증의 가장 흔한 원인으로 전체 어지럼증의 20~40%를 차지하며, 전체 인구의 10%가 경험한다.[51] 비록 이석증은 특별한 치료가 없어도 2~6주 후면 대부분 회복되지만,[57] 개인의 삶의 질은 물론 높은 경제적, 사회적 영향을 부담을 지우며 재발성 이석증은 더 큰 영향을 준다.[31]

## 1.1 역학

문헌에 따른 이석증의 재발률 차이는 재발의 정의 및 이석증의 진단 방법, 그리고 추적 관찰 기간이 다르기 때문이다. 또한 이석증의 재발에 영향을 줄 수 있는 인자들, 예를 들어 나이, 성별, 외상 여부 등의 통제 여부에 따라 재발률은 차이가 있을 수 있다. 또한 첫 이석증이 발생한 반고리관이 아닌 다른 반고리관에 이석증이 발생해도 많은 보고에서 재발로 간주한다.

이석증의 재발률은 1년에 약 20%, 5년에 40~50% 정도로 보고된다. 2003년 Tanimoto 등은 1년간 전향적으로 추적 관찰한 145명 이석증 환자에서 재발이 의심되면 병원으로 재방문시켜 진찰로써 재발 여부를 판단했을 때, 약 21%의 재발을 보고했다.[49] 2000년 Nunez 등은 168명 이석증 환자의 2년간 추적관찰에서 재발률을 26.8%로 보고했고,[38] 추척 관찰 기간은 명시하지 않았지만 2022년 Tricarioco 등은 797명을 관찰연구에서 31.4%

**표 3-1** 문헌 별로 보고된 이석증의 재발률

| 참고 문헌 | 대상자 수 | 추적 관찰 기간 | 연구 방법 | 재발 진단 | 재발률 |
|---|---|---|---|---|---|
| 2003 Tanimoto | 145명 | 1년 | 전향적 추적관찰 | 대면 진찰 | 21% |
| 2000 Nunez | 168명 | 2년 | 전향적 추적관찰 | 전화 인터뷰 | 26.8% |
| 2022 Tricarioco | 797명 | 명시하지 않음 | 후향적 차트리뷰 | 대면 진찰 | 31.4% |
| 2020 Teggi | 3,042명 | 2년 | 후향적 차트리뷰 | 대면 진찰<br>전화 인터뷰 | 67.3% |
| 2012 Perez | 69명 | 4년 | 전향적 추적관찰 | 대면 진찰 | 27% |
| 2003 Sakaida | 50명 | 5년 | 전향적 추적관찰 | 전화 인터뷰 | 37% |
| 2018 Luryi | 1,105명 | 10년 | 후향적 차트리뷰 | 대면 진찰 | 37% |
| 2006 Brandt | 125명 | 평균 10년 | 후향적 차트리뷰 | 전화 인터뷰 | 50% |

로 보고했다. 그러나 2020년 Teggi 등은 3042명을 대상으로 한 2년간의 대규모 관찰연구에서 67.3%의 재발률을 보고했는데,[50] 이러한 재발률의 차이는 모든 환자를 직접 대면하여 진찰하지 않고 일부는 전화 인터뷰 등을 통해 진단하였기 때문일 것이라 생각한다.

장기 추적 관찰한 연구로써, Perez 등은 47개월 동안 69명의 환자를 전향적 관찰에서 직접 대면 진찰로 재발 여부를 진단했을 때, 27%에서 이석증이 재발한 것을 확인했다.[40] Sakaida 등은 전화 인터뷰를 통해 재발 여부를 판단하는 방법으로 5년 동안 50명의 이석증 환자 중 37%가 재발했다고 보고했다.[44] 10년 이상 관찰한 Luryi 등의 연구에서 1105명 중 37%,[33] Brandt 등은 125명 중 50%가 재발했다고 보고했다(표 3-1).[6]

위 연구들은 반고리관 별로 구분하지 않고 모든 이석증을 포함했다는 변수가 있다. 각 반고리관 별로 재발에 차이가 있는지에 대한 고찰이 필요하다. 2018년에 Pollak 등은 20년간의 후향적 연구를 통해 가쪽반고리관 이석증 환자의 재발을 연구하였는데,[43] 108명의 환자 중 46%가 재발했다고 보고했다. 2020년 140명의 가쪽반고리관 이석증 환자를 5년간 전향적으로 연구한 결과에서도 이들 중 40.7%가 재발한 것으로 보고했다.[20] 50명의 이석증 환자 중 5년 사이 37%가 재발했다고 밝힌 Sakaida의 연구에서, 재발 환자의 50%는 가쪽반고리관으로, 26%의 뒤반고리관의 재발보다 흔하다고

**표 3-2** 문헌 별로 보고된 동일 반고리관을 침범하는 이석증의 재발률

| 참고 문헌 | 대상자 수 | 추적 관찰 기간 | 연구 방법 | 재발 진단 | 재발률 |
|---|---|---|---|---|---|
| 가쪽반고리관 | | | | | |
| 2018 Pollak | 108명 | 20년 | 후향적 차트리뷰 | 대면 진찰 | 46% |
| 2020 Ichijo | 140명 | 5년 | 전향적 추적관찰 | 대면 진찰 | 40.7% |
| 2003 Sakaida | 19명 | 5년 | 전향적 추적관찰 | 전화 인터뷰 | 50% |
| 뒤반고리관 | | | | | |
| 2003 Sakaida | 28명 | 5년 | 전향적 추적관찰 | 전화 인터뷰 | 26% |
| 2008 Helminski | 39명 | 2년 | 전향적 추적관찰 | 대면 진찰 | 41% |
| 2005 Helminski | 116명 | 2년 | 전향적 추적관찰 | 대면 진찰 | 43% |
| 2000 Hain | 70명 | 5년 | 후향적 차트리뷰 | 전화 인터뷰<br>대면 진찰 | 47% |

결론지었다.[44] 그러나 뒤반고리관 이석증 환자의 재발을 보고한 문헌에서 재발률은 차이가 있다. 전향적으로 뒤반고리관 이석증 환자 39명을 2년간 추적 관찰한 연구에서 41%의 재발률을 보고했으며,[17] 마찬가지로 전향적으로 2년간 116명의 뒤반고리관 이석증 환자를 추적 관찰한 연구에서 43%가 재발한 것이 확인됐다.[18] 또한 전향적으로 약 5년간 70명을 추적 관찰한 연구도 47%의 재발을 확인하는 등,[16] 가쪽반고리관 이석증의 재발률과 다르지 않다(표 3-2).

이는 대부분의 재발이, 기존의 반고리관과 다른 반고리관을 침범하기 때문에 나온 결과로 생각한다. 이석증이 재발할 때 동일한 반고리관에 재발하느냐에 대해서는 문헌마다 보고가 다르지만 대부분의 연구가 재발 환자의 7~80%가 처음 침범한 반고리관의 종류와 관계없이, 재발 시 처음과 다른 반고리관을 침범하는 것으로 보고했다.[24,40,43] 즉 재발성 이석증 환자는 재발 과정 중 가쪽반고리관과 뒤반고리관 모두를 반복하여 침범할 수 있으며 처음 이석증이 발생한 반고리관을 기준으로 재발의 호발 여부를 따지는 것은 의미 없을 것으로 생각한다.

그렇지만 가쪽반고리관 이석증의 아형인 가벼운 팽대부릉 *light cupula* 에서는 독특한 결과가 발표되었다. 2020년 일본의 연구에 의하면, 총 140명의

가쪽반고리관 이석증 환자를 가벼운 팽대부릉, 향지성 아형 *canalolithiasis* 및 원지성 아형 *heavy cupula* 로 나누어 재발 여부를 확인했다.[20] 5년 동안 140명 중 40.7%가 재발했는데, 가벼운 팽대부릉 환자의 72.3%가 평균 2.5회 재발했고 대부분 동일한 가벼운 팽대부릉 형태로 재발했으며 재발 시 방향도 유의미하게 동일한 것으로 확인됐다. 그에 비하면 향지성 아형 및 원지성 아형의 재발율은 각각 28.9%와 20.8%로 가벼운 팽대부릉에 비하면 현저히 낮았으며 재발 횟수도 평균 1.5회에 불과했다. 또한 재발 시 다른 반고리관을 침범하는 경우가 대부분이었다.

비록 각 연구가 이석증의 재발을 정의하거나 진단하는 방법, 추적 관찰 기간 등은 다르지만 공통으로 첫 증상 발생 후 1년 이내에 대부분의 재발이 발생했다는 점을 주목해야 한다. 2006년 125명을 후향적으로 약 10년간 추적관찰 한 Brandt의 연구에서 50%의 환자가 첫 연도에 재발했으며[6] 2012년 69명의 환자를 대상으로 47개월간 전향적으로 이석증의 재발을 확인한 연구에서도 50%는 6개월 이내에 발생했다고 보고했다.[40] 마찬가지로 2018년 1,105명을 상대로 시행한 10년간의 후향적 차트 연구도 전체 재발 환자의 56%가 1년 사이에 재발했다고 보고했다.[33] 뒤반고리관 환자만을 관찰한 연구에서도 동일하게 대부분 2년 이내에 재발 환자의 반 이상이 재발한 것으로 보고하고 있다.[16,23]

요약하자면 이석증의 재발률은 1년에 약 20%, 5년에 40~50% 정도로 생각하며, 50% 이상은 첫 증상이 발생하고 1년 내에 재발한다. 침범된 반고리관의 종류, 즉 가쪽반고리관 침범과 뒤반고리관 침범 여부는 재발률과 관계없으며 이는 아마도 이석증이 재발할 때, 흔히 기존 반고리관을 동일하게 침범하는 경우가 드물기 때문으로 생각된다. 그러나 가쪽반고리관 이석증의 아형인 가벼운 팽대부릉의 경우는 재발률 자체도 높을 뿐만 아니라 동일 반고리관에서 계속해서 발생하는 것으로 알려져, 가벼운 팽대부릉 환자의 경우 재발의 우려를 충분히 안내해야 할 것이다.

## 1.2 재발에 영향을 미치는 인자

이석증의 재발에 영향을 미치는 인자에 대해 다음과 같은 연구들이 보고됐다.

### 비타민 D

동물 실험에서 이석의 재생, 성장 및 퇴화 과정은 전정 기관 내 칼슘 대사 과정과 관련이 있다고 보고된다.[53] 일부 연구는 이석의 발생에 비타민 D 관련 상피칼슘채널단백 *Vitamin D-related epithelial calcium channel protein* 이 중요한 역할을 하여 이석의 생김새나 성장, 유지에 영향을 미친다고 밝히기도 했다.[32]

2021년 60명의 이석증 환자를 대상으로 비타민 D 레벨을 확인해 본 결과 40%가 결핍 *deficiency* , 26.7%가 불충분 *insufficiency* 하다는 것을 확인했다.[13] 비타민 D가 결핍되거나 불충분한 환자 40명을 두 군으로 나누어 비타민 D를 1년간 보충했을 때, 비타민 D를 보충한 20명은 재발이 전혀 없었으나 보충하지 않은 20명 중 5명에서는 재발이 확인됐고 이는 통계적으로 유의한 수준의 차이였다. 이와 같은 연구 결과를 들어 비타민 D 부족은 이석증의 발생 및 재발에 영향을 미치며, 비타민 D를 교정함으로써 재발을 방지할 수 있음을 보고했다. 마찬가지로 2022년 128명의 환자를 대상으로 시행한 무작위 임상 연구에서도 재발을 경험한 환자들은 60세 이상 노인이나 여성보다도 혈중 비타민 D 레벨이 낮았으며, 이를 교정함으로써 재발이 유의미하게 감소한다고 보고했다.[29] 2021년 16명의 재발성 이석증 환자를 대상으로 3개월간 비타민 D를 보충해서 전후를 비교해 보았는데, 비타민 D 보충 전 16명 모두에게서 평균 5회 정도의 재발을 보이던 환자들이 비타민 D 보충 후 5명만이 재발했으며 평균 약 1회 정도로 유의미하게 재발률이 감소함을 보였다.[39]

국내에서 2020년 8개 병원에서 진행한 대규모 무작위 임상 시험이 있었다.[22] 약 1000명을 대상으로 445명의 비타민 D 보충군과 512명의 대조군의 1년간 재발률을 측정하는 연구였다. 재발 기준은 대상자들에게 매달 전화 인터뷰를 하고, 필요시 해당 병원 및 방문이 용이한 근처 병원에서 비디오 안진 검사기로 확인했으며, 증상이나 안진이 사라지더라도 문진 결과가 전형적인 이석증에 합당하면 재발로 간주했다. 1년간 재발 횟수는 비타민 D 보충군이 0.83 (재발횟수/대상자수)으로 대조군 1.10에 비하면 통계적으로 유의미하게 적었으며, 재발 환자도 약 37.8%로 대조군의 46.7%가 재발한 것에 비해 유의미하게 적었다.

요약하자면 비타민 D 결핍은 이석증의 발생 및 재발에 유의미한 영향을 미치고 있으며, 비타민 D를 보충함으로써 재발을 방지할 수 있음이 꾸준히 보고되고 있다.

### 여성

여성에게서 이석증의 발생 및 재발이 높은 것은 잘 알려진 사실이다. 다양한 가설들이 제시되었고 여성 호르몬이 유리 이석의 발생에 관련이 있을 것이라는 가설이 지배적이다. Brandt 등은 재발성 이석증의 남녀 비율이 2:3 정도라고 보고했으며[6] 2022년 이석증의 재발에 영향을 미치는 인자를 연구한 메타 분석에서 총 29,035명의 이석증 환자를 대상으로 분석했을 때 여성은 남성보다 1.2배 재발의 위험이 높은 것으로 보고했다.[28] 2021년 2,856명을 대상으로 이루어진 메타 분석에서도 동일한 결과가 보고됐다.[9]

### 나이

연령이 높아짐에 따라 이석증의 발생 및 재발이 높아진다. 이는 아마도 난형낭의 퇴화로 인한 현상으로 생각된다.[4] 2022년 시행한 메타 분석에서 22,701명의 이석증 환자를 분석하여 65세 이상의 환자는 재발의 위험률이 1.5배 정도라고 보고했다.[28] 비슷하게 139명의 재발성 이석증 환자를 분석했을 때, 65세 이상의 환자가 그렇지 않은 환자에 비해 이석증이 재발할 우려는 1.6배 높음을 보고했으며,[41] 2023년 총 138명의 재발성 이석증 환자를 대상으로 한 연구도 재발에 가장 큰 영향을 미치는 것은 나이임을 보고했다.[36] 한편 2021년 812명의 대상자를 포함한 메타 분석에서 나이는 이석증의 재발과 관련이 없다고 보고한 바도 있는데,[9] 이들은 이런 차이를 두고 아마도 분석에 포함된 환자군 및 대조군의 연령이 특정 연령대에 집중해 있기 때문에 알맞은 비교가 이루어지지 않은 것으로 분석했다. 현재 연령에 따른 이석증 재발 가능성의 증가는 일반적으로 받아들여진다.

## Meniere's disease

메니에르병을 가진 환자에게서 이석증이 발생하는 것은 빈번히 관찰된다. 이는 내림프 수종으로 인해 막성 미로 *membranous labyrinth* 가 팽창과 수축을 반복하게 되면서 이석이 쉽게 탈락하기 때문으로 생각한다. 한편으로는 이석이 탈락해서 내림프액으로 흡수가 지연되기 때문에 메니에르병이 발생한다고 보는 견해도 있으나, 대부분의 경우 이석증은 메니에르병이 발생한 뒤 이차적으로 발생하는 것으로 간주한다.[58]

2022년 보고된 메타 분석에서 총 24,123명의 이석증 환자를 대상으로 메니에르병의 위험도를분석했는데, 메니에르병을 가진 환자는 그렇지 않은 환자에 비하여 1.6배 이상 재발이 흔하다고 보고했다.[28] 다른 연구는 메니에르병이 있는 경우 이석증 재발의 위험성을 6배 이상으로 보고하기도 했고[56] 내림프 수종이 있는 환자들의 35%에서 이석증이 재발한다는 보고를 보여주기도 했다.[12] 한편 2021년 발표된 1,130명을 대상으로 한 메타 분석에서, 메니에르병과 이석증은 관련성이 없다고 보고하기도 했다.[9] 이는 대부분의 메니에르병 환자에서 이석증이 가쪽반고리관에 호발하지만[26] 이 메타 분석에 사용된 두 편의 연구 중 한편은 뒤반고리관 이석증 환자만을 분석했기 때문으로 생각된다.

## 두부 외상

두부 외상으로 인한 이석증은 그렇지 않은 경우보다 증상이 더 오래가고 치료가 쉽지 않은 것으로 알려졌지만 재발에 대한 의견은 분분하다. 2004년 Gordon 등은 27명의 외상성 이석증 환자와 42명의 비외상성 이석증 환자를 관찰했는데, 약 2년의 관찰 기간 중 비외상성 이석증 환자의 19%가 재발한 것에 반해 외상성 이석증 환자의 57%가 재발한 것을 보고했다.[4] 마찬가지로 2012년 Liu는 40명의 외상성 이석증 환자와 46명의 비외상성 이석증 환자를 관찰했는데, 1년 후 비외상성 이석증 환자의 12%, 그리고 외상성 이석증 환자의 67%가 재발한 것을 보고했다.[30] 2015년 716명의 외상성 이석증 환자와 2,344명의 비외상성 이석증 환자를 비교한 대규모 연구에서도 1년 추적관찰 시 재발률이 각각 61%와 18%로 유의한 차이를 확인했다.[42] 2022년 28,584명의 이석증 환자를 대상으로 두부 외상이 재발에 미치는 위험성을 메타 분석한 결과 두부 외상의 경험은 1.6배 이상 재발의 위험을 높이는 것으로 보고했다.[28] 또한 2,048명의 재발성 이석증 환자를 대상으로 한 연구에서 158명 즉, 7.7%가 두부 외상이 원인이었고, 이는 재발에 유의한 영향을 미친 것으로 보고했다.[50] 뒤반고리관 환자 118명을 대상으로 한 연구는 총 39명이 재발했는데, 이 중 12명(30.8%)은 두부 외상이 원인이었다.[23]

한편 일부 연구는 두부외상과 이석증의 재발은 관련이 없다고 보고하기도 했다.[3,6,12,33,38,40,41,47] 2021년 899명의 이석증 환자를 대상으로 시행한 메타 분석에서도 두부 외상과 이석증의 재발은 연관이 없는 것으로 분석했는데, 저자들은 대상자 수가 비교적 적은 것, 그리고 분석에 포함한 일부 연구들은 뒤반고리관 이석증 환자만 포함했던 것을 그 이유로 해석했다.[9]

아직 두부 외상 환자에서 이석증이 자주 재발할 수 있는기전은 명확하게 밝혀지지 않았다. 아마도 충격에 의해 이석이 이탈하거나 미세 출혈이나 조직 손상 등 생화학적 변화가 유리 이석의 발생과 응집에 영향을 미친다는 가설이 있으나 아직 이를 뒷받침할 근거는 충분하지 않다.[15] 드물지만 두부 외상으로 인한 이차적인 전정기능 저하가 발생함으로써 이석증이 재발할 수 있다는 가설이 제기된 바도 있다.[8] 실제로 Chen 등은 두부 외상 후 발생한 이석증 환자 42명을 재발이 있는 군과 없는 군으로 나누어 전정기능 검사를 시행했고,[8] 재발군에서 비정상 oVEMP 결과가 유의하게 더 많이 발생했다고 보고한 바 있다.

### 당뇨/고혈당

당뇨와 고혈당은 재발성 이석증의 중요한 원인으로 보고됐으나 아직 정확한 그 기전은 밝혀지지 않았으며 반대 의견도 종종 대두되고 있다. 2022년

25,562명의 이석증 환자를 대상으로 시행한 메타 분석에서 당뇨 환자는 약 2.86배 높은 가능성으로 이석증의 재발을 보고했고[28] 2021년 1,752명을 분석한 메타 분석에서도 비슷하게 2.62배의 위험도를 확인했다.[9]

2015년 시행된 전향적 연구에서 고혈당은 재발성 이석증의 중요한 원인으로 보고했고,[52] 대규모 집단을 대상으로 시행한 다기관 연구에서 De Stefano와 Messina는 당뇨의 유무가 이석증의 재발에 의미 있게 관여함을 확인했다.[11,35] 한편으로는 대규모 집단을 대상으로 시행한 연구에서 당뇨와 이석증은 관련이 없는 것으로 보고한 경우도 있다.[33,56] 이는 아마도 동일한 당뇨라고 하더라도 아형의 차이가 있을 수 있고, 또한 당뇨로 진단받았다고 하더라도 현재 얼마나 잘 조절이 되고 있는지 등이 제대로 반영되지 않아서 일 것으로 생각된다.

포도당 대사 *glucose metabolism* 의 변화는 내이 질환의 발병과 관련성이 높은 것으로 알려져 있다.[2,52,55] 뿐만 아니라 고혈당 상태는 혈관 내 저항을 높이게 되면서 내이의 저산소 손상 *hypoxic damage* 을 일으킬 수 있다.[10] 또한 당뇨로 인해 발생한 미세 혈관 손상 및 전정 신경 장해 *vestibular neuropathy* 가 이석의 퇴화에 관여할 것이라는 보고도 있다.[5,46]

## 심혈관계 위험인자(고혈압, 고지혈증, 심혈관계 질환)

이석증과 심혈관계 위험인자들이 관련성에 대한 보고는 많다. 이는 아마도 이석증의 발생에 관여하는 혈관의 기능 저하로 인한 현상으로 생각되며, 특히나 이석의 탈락은 이러한 미세혈관의 변화로 인해 발생한다고 알려졌다.[41] 2022년 24,437명의 이석증 환자를 대상으로 고혈압이 이석증 재발에 미치는 영향을 분석한 결과 고혈압 환자는 정상 환자군에 비하여 약 2.381배 이석증이 더 잘 발생함을 보고했고,[28] 2021년 1,680명을 대상으로 시행한 메타 분석에서도 비슷하게 2.61배의 위험도를 확인했다.[9] 동일한 연구에서 고지혈증은 1.6배의 위험도를 가지고 있음을 보고했다.[9]

Tan 등은 이석증 환자를 고혈압 유무에 따라 이석증의 재발 여부를 확인했을 때, 고혈압 환자 군에서 유의하게 잦은 재발을 확인했고,[48] 마찬가지로 나이를 교정하여 비교했을 때도 고혈압과 고지혈증은 의미 있게 이석증 재발에 관여하는 것으로 밝혀졌다.[56] 또한 Messina 등은 이석증 환자 중 고혈압이 있는 환자의 64.5%가 재발을 경험했다고 보고했다.[35] 한편 일부 보고는 고혈압과 고지혈증 등 혈관 관련 인자들이 이석증과 관련이 없다고 발표하기도 했는데,[3,46,47] 이는 대부분의 연구가 관찰형 연구인만큼 모든 위험인자를 전부 교정하지는 못했기에 상이한 결과가 나왔을 것이라 생각한다. 현재까지 고혈압과 고지혈증은 이석증에 영향을 미친다는 결론에 대부분 동의하고 있다.

## 편두통

편두통과 어지럼증의 관련성은 이미 많이 알려진 사실로, 편두통이 있는 환자들은 두통이 없는 환자들에 비해 2~3배 이상 어지럼증을 경험할 가능성이 높은 것으로 보고된다.[7] 편두통을 가진 환자에게서 이석증이 더 많이 발생하는지에 대해 다양한 의견들이 보고된다. 2022년 24,123명의 이석증 환자를 대상으로 편두통이 이석증의 재발에 미치는 영향을 분석한 연구에서 편두통을 가진 환자가 그렇지 않은 경우에 비해 1.6 배가량 이석증의 재발 우려가 높은 것으로 보고했고,[28] Ishiyama의 보고에 의하면 편두통이 없는 환자의 66%가 재발을 경험했지만, 편두통이 있는 환자는 77%에서 이석증이 재발했다.[21] 이들은 아마도 편두통으로 인한 혈관 경련 *vasospasm* 으로 인해 전정 기관 내 세포 손상이 발생하고, 이로 하여금 이석이 쉽게 탈락하는 현상으로 인한 것으로 해석한다.[21] 그렇지만 일부 문헌은 이석증과 편두통이 관련이 없다고 보고하기도 했으며[3,6] 2021년 1,530명의 환자를 대상으로 시행한 메타 분석에서도 이석증과 편두통 사이의 상관관계를 찾을 수 없었다.[9] 연구자들은 이런 상이한 결과의 원인을 대부분 진단 기준의 차이로 해석하고 있다. 편두통 환자에서 흔하게 발생할 수 있는 전정 편두통의 신체 진찰 양상이 이석증의 신체 진찰 양상과 혼동될 수 있기 때문에 엄격한 진단 기준 없이는 이석증과 편두통의 관계를 정확히 분석할 수 없다고 해석한다.

이석증과 편두통의 관련성에 대해 의견이 분분한 가운데 더 주목해야 할 것은 이석증이 발생한 나이이다. 대부분의 이석증이 주로 나이가 많을수록 호발하는 것에 비해 편두통 환자는 47%의 환자가 50세 이전에 발생했다는 점에 주목해 볼 만하다.[21] 또한 Hilton 등도 60세 이상의 환자에서 편두통과 이석증이 동시에 나타나기는 어려우나 젊은 나이일수록 그 두 가지가 동시에 나타나는 경우가 많다고 발표했다.[19]

## Enlarged vestibular aqueduct (EVA)

한 연구에서는 EVA와 재발성 이석증과의 관련성을 주장했다.[34] 이들은 108명의 재발성 이석증 환자에게 CT 촬영으로 확인했는데 이들 중 63명에서 EVA를 확인했으며, 이는 대조군과 유의한 차이가 보임을 보고했다. 이들은 내림프액의 변화가 이석증의 재발에 관여할 것이라는 가설을 내세웠으며, 이런 전정도수관의 구조적 변화는 자가면역성 혈관염 *autoimmune vasculitis* 이나 외상 후 발생할 수 있다고 했다. 마찬가지로 EVA를 보이는 소아에서 이석증이 유의하게 많이 발생하며 자주 재발한다는 보고도 있다.[45]

## 유전적 요인

재발성 이석증에서 유전적 요인이 원인이 될 수도 있다는 보고가 있다. 재발성 이석증이 빈번한 가족을 대상으로 유전자 검사를 진행한 연구들이 있었는데 염색체 15번[14] 및 염색체 22q12[27]에서 이상 소견을 발견했다. 또한 이석증이 자주 발생하는 12 가계를 대상으로 유전자 검사를 진행하였을 때, PCDHGA10 유전자의 변이가 유의하게 확인했다.[54] 유전성이 확인된 이석증은 일반적인 이석증 환자보다 비교적 젊은 나이에 이석증이 발생하는 것으로 알려졌다.

한 증례 보고에서는 DFNB16과의 관련성도 제시했다. DFNB16는 경도-중등도 난청을 일으키는 유전자로, 일반적으로 균형에는 관여하지 않는 것으로 알려졌다. 그러나 최근 DFNB16 변이가 확인된 어린 형제에서 연달아 재발성 이석증이 보고된 바 있다.[1] 일반적으로 어린 나이에서 재발성 이석증이 잘 발생하지 않기에 유전적 원인이 그 가능성으로 대두됐다. 전정기관내 Stereocilin의 부족으로 이석증이 발생하였을 것이라는 가설이다.

## 이석증 습관화 운동 및 자가 이석증 치환술

이석증 습관화 운동, 혹은 Brandt-Daroff 운동이란 이석증이 오래가고 증상이 심한 경우 어지럼증이 유발되는 자세를 반복하여 결국 적응이 되도록 훈련하는 것을 뜻한다. 이석증이 발생하고 1 2주 사이에 이석증 습관화 운동을 시행하였을 때 23%에서 98%까지의 증상 호전이 보고된 바 있다. 이에 평소 증상이 없을 때에도 꾸준히 이석증 습관화 운동을 하는 경우 이석증의 재발에 도움이 될 수 있을지에 대한 연구가 진행되었다. Helminski 등은 뒤반고리관을 침범한 이석증 환자에게 Brandt-Daroff 운동을 학습시켜 꾸준히 운동을 진행한 43명과 그렇지 않은 73명을 비교하여 2년간 추적 관찰 하였으나 이 두 군 사이에서 재발률의 유의한 차이는 없었다{Helminski, 2005 #19}.

일부 연구자들은 이석증의 치료에 있어 이석증 습관화 운동보다는 자가 치환술(self-CRP)의 치료효과가 더 높다는 근거를 들어, 이석증을 겪은 환자들에게 자가 치환술을 교육시켜 재발 여부를 연구하기도 했다. 뒤반고리관 이석증 환자 17명에게 자가 치환술을 교육하여 증상이 없어도 매일 이를 시행하도록 하고 2년간 추적관찰 한 결과, 이들은 자가 치환술을 시행하지 않은 환자들과 재발률에 있어 차이를 보이지는 않았다.[18] 또 다른 연구에서도 94명의 이석증 환자에게 자가 치환술을 교육하고 6년 간 추적관찰했으나, 동일한 결과를 보였다.[64] 다만 이러한 습관화 운동이나 자가 치환술이 이석증의 재발률을 낮추지는 못하더라도, 이미 재발한 경우 환자가 주관적 증상의 정도를 낮출 수 있는 효과가 있는지에 대해서는 더 연구가 필요하다.

## 심화 학습

### 1. 재발을 했던 경우가 하지 않은 경우보다 더 잘 재발하나요?

전향적 연구 결과에서 재발성 이석증 환자에서 수회 이상 재발하는 경우는 약 25~50% 정도로 생각된다. 2022년 한국의 단일기관에서 2년간 전향적으로 이석증 환자를 모집한 연구가 있는데, 548명의 환자 중 121명이 이석증이 재발하였고 그중 78명, 즉 64.5%가 단 1회만 재발했지만, 나머지 43명(35.5%)는 2회 이상 재발했다.[25] 2017년 한국에서 발표된 논문에서 14년간 전향적으로 재발성 이석증 환자를 모집하였을 때 총 167명이 등록되었는데, 이 중 41명 즉 24.5%는 2회 이상 재발한 환자였다. 이들 중 29명은 3회, 8명은 4회, 4명은 5회 재발했다고 보고했다.[24] 2012년 약 5년간의 전향적 연구에서 모집한 19명의 재발성 이석증 환자 중 10명은 1회 재발하였으나 7명은 2회, 2명은 3회 재발했다.[40]

재발 횟수를 고려해 보면 주로 이석증이 재발한 환자에서 반복적으로 이석증이 재발했을 것이라고 생각할 수 있지만, 한편으로는 이 결과만 가지고 판단하기는 어려울 것이다. 이석증은 치료하지 않아도 2~6주 후 회복되는 경향을 보이며, 이석증을 겪은 환자 중에는 미디어 등을 통해 self-CRP 등을 시행하는 경우도 있다. 이처럼 이석증이 재발해도 굳이 병원을 찾지 않는 경우도 있기 때문에, 정확한 역학에 대해서는 좀 더 많은 연구가 필요할 것이다.

참고로 후향적 연구에서 재발성 측반고리관 이석증 환자 중 1회 재발한 경우와 수회 재발한 환자를 비슷한 숫자로 모아 그 특성을 비교해 보았는데, 연령, 성별, 이석증의 아형(원지성 vs. 향지성), 치료 횟수 및 재발 시 침범한 반고리관이나 방향 등에서 차이를 보이지는 않았다.[43]

### 2. 각각의 canal 별로 재발의 차이가 있나? 재발하면 동측 또는 같은 canal이 더 흔한가?

이에 대해서는 각 문헌마다의 보고가 상이하다. 이석증의 재발률은 동측에서 28.0%에서 62.9%로 보고됐지만 반대쪽 귀에서는 16%에서 70%로 재발하는 것으로 보고됐다.[3,24,33,40,43] 한국에서 시행한 14년간의 후향적 연구에서 167명의 재발성 이석증 환자 중 동측에서 발생한 경우가 57.6%, 즉 1/2의 확률로 동측에서 발생할 가능성과 큰 차이를 보이지 않았다고 보고했으나,[24] 마찬가지로 한국에서 시행한 5년간의 전향적 연구는 19명의 재발성 이석증 환자 중 71%가 동측에서 발생했다고 보고했다.[25] 한 연구에서는 이석증이 1년 이내 재발할 때는 동측에 재발이 발생할 가능성이 더 높다는 결과를 보고했는데[33] 이런 점을 고려해 보았을 때 이석증 환자의 추적 관찰 기간 및 환자가 병원에 방문하지 않았을 가능성 등으로 인해 이러한 상이한 결과가 나왔을 것으로 생각된다.

또한 동일 반고리관의 침범에 대해서도 상이한 연구 결과가 보고됐다. 대부분의 기존 연구가 재발 환자의 70~80%가 처음과 다른 반고리관을 침범했다고 보고했지만[24,40,43] 앞서 소개한 5년간의 전향적 연구에서는 동일한 반고리관을 침범한 경우를 53%까지도 보고했다.[25] 이는 측반고리관이나 후반고리관 등 반고리관의 차이는 없는 것으로 나타났다.

그렇지만 측반고리관 이석증의 아형인 가벼운 팽대부릉 *light cupula* 에서는 독특한 결과가 발표되었다. 2020년 일본의 한 연구는 총 140명의 측반고리관 이석증 환자를 가벼운 팽대부릉, 향지성 아형 *canalolithiasis* 및 원지성 아형 *heavy cupula* 로 나누어 재발 여부를 확인했다.[20] 5년 동안 140명 중 40.7%가 재발했는데, 가벼운 팽대부릉 환자의 72.3%가 평균 2.5회 재발했고 대부분 동일한 가벼운 팽대부릉 형태로 재발했으며 재발 시 방향도 유의미하게 동일한 것으로 확인되었다. 그에 비해 향지성 아형 및 원지성 아형의 재발률은 각각 28.9%와 20.8%로 가벼운 팽대부릉에 비하면 현저히 낮았으며 재발 횟수도 평균 1.5회에 불과했다. 또한 재발 시 다른 반고리관을 침범하는 경우가 대부분이었다.

### 3. 재발을 막기 위한 노력은 필요한가? 한다면 어떤 것을 해야 하나?

재발에 영향을 미치는 요인들이 많이 있으나 이 중 노력을 통해 교정할 수 있는 것은 비타민 D 보충 뿐이다. 이석증 이후 환자들에게 자세를 제한한 경우와 그렇지 않은 경우에도 재발에 큰 차이는 없었다.[37] 또한 환자에게

self-CRP를 교육해서 이석증이 없는 상태에서 매일 운동을 하고 재발 여부를 비교한 연구들이 있었으나 이런 모든 운동이 이석증의 재발에 도움이 되지 않는 것으로 결론지었다.[17,18]

## 참고문헌


1. Achard S, Simon F, Denoyelle F, Marlin S. Recurrent benign paroxysmal positional vertigo in two DFNB16 siblings: A CARE case report. Eur Ann Otorhinolaryngol Head Neck Dis 2023;140:127-129
2. Angeli RD, Lavinsky L, Dolganov A. Alterations in cochlear function during induced acute hyperinsulinemia in an animal model. Braz J Otorhinolaryngol 2009;75:760-764
3. Babac S, Djeric D, Petrovic-Lazic M, Arsovic N, Mikic A. Why do treatment failure and recurrences of benign paroxysmal positional vertigo occur? Otol Neurotol 2014;35:1105-1110
4. Balatsouras DG, Koukoutsis G, Fassolis A, Moukos A, Apris A. Benign paroxysmal positional vertigo in the elderly: current insights. Clin Interv Aging 2018;13:2251-2266
5. Bhattacharyya N, Gubbels SP, Schwartz SR, et al. Clinical Practice Guideline: Benign Paroxysmal Positional Vertigo (Update). Otolaryngol Head Neck Surg 2017;156:S1-s47
6. Brandt T, Huppert D, Hecht J, Karch C, Strupp M. Benign paroxysmal positioning vertigo: a long-term follow-up (6-17 years) of 125 patients. Acta Otolaryngol 2006;126:160-163
7. Bruss D, Abouzari M, Sarna B, et al. Migraine Features in Patients With Recurrent Benign Paroxysmal Positional Vertigo. Otol Neurotol 2021;42:461-465
8. Chen G, Zhao X, Yu G, Jian H, Li Y, Xu G. Otolith dysfunction in recurrent benign paroxysmal positional vertigo after mild traumatic brain injury. Acta Otolaryngol 2019;139:18-21
9. Chen J, Zhang S, Cui K, Liu C. Risk factors for benign paroxysmal positional vertigo recurrence: a systematic review and meta-analysis. J Neurol 2021;268:4117-4127
10. D'Silva LJ, Staecker H, Lin J, et al. Retrospective data suggests that the higher prevalence of benign paroxysmal positional vertigo in individuals with type 2 diabetes is mediated by hypertension. J Vestib Res 2016;25:233-239
11. De Stefano A, Dispenza F, Suarez H, et al. A multicenter observational study on the role of comorbidities in the recurrent episodes of benign paroxysmal positional vertigo. Auris Nasus Larynx 2014;41:31-36
12. Del Rio M, Arriaga MA. Benign positional vertigo: prognostic factors. Otolaryngol Head Neck Surg 2004;130:426-429
13. Elmoursy MM, Abbas AS. The role of low levels of vitamin D as a co-factor in the relapse of benign paroxysmal positional vertigo (BPPV). Am J Otolaryngol 2021;42:103134
14. Gizzi MS, Peddareddygari LR, Grewal RP. A familial form of benign paroxys-

mal positional vertigo maps to chromosome 15. Int J Neurosci 2015;125:593-596

15. Gordon CR, Levite R, Joffe V, Gadoth N. Is posttraumatic benign paroxysmal positional vertigo different from the idiopathic form? Arch Neurol 2004;61:1590-1593

16. Hain TC, Helminski JO, Reis IL, Uddin MK. Vibration does not improve results of the canalith repositioning procedure. Arch Otolaryngol Head Neck Surg 2000;126:617-622

17. Helminski JO, Janssen I, Hain TC. Daily exercise does not prevent recurrence of benign paroxysmal positional vertigo. Otol Neurotol 2008;29:976-981

18. Helminski JO, Janssen I, Kotaspouikis D, et al. Strategies to prevent recurrence of benign paroxysmal positional vertigo. Arch Otolaryngol Head Neck Surg 2005;131:344-348

19. Hilton DB, Luryi AL, Bojrab DI, et al. Comparison of associated comorbid conditions in patients with benign paroxysmal positional vertigo with or without migraine history: A large single institution study. Am J Otolaryngol 2020;41:102650

20. Ichijo H. Recurrence in patients with benign paroxysmal positional vertigo of the lateral semicircular canal. Auris Nasus Larynx 2020;47:353-358

21. Ishiyama A, Jacobson KM, Baloh RW. Migraine and benign positional vertigo. Ann Otol Rhinol Laryngol 2000;109:377-380

22. Jeong SH, Kim JS, Kim HJ, et al. Prevention of benign paroxysmal positional vertigo with vitamin D supplementation: A randomized trial. Neurology 2020;95:e1117-e1125

23. Kansu L, Avci S, Yilmaz I, Ozluoglu LN. Long-term follow-up of patients with posterior canal benign paroxysmal positional vertigo. Acta Otolaryngol 2010;130:1009-1012

24. Kim HJ, Kim JS. The Patterns of Recurrences in Idiopathic Benign Paroxysmal Positional Vertigo and Self-treatment Evaluation. Front Neurol 2017;8:690

25. Kong TH, Song MH, Shim DB. Recurrence Rate and Risk Factors of Recurrence in Benign Paroxysmal Positional Vertigo: a Single-Center Long-Term Prospective Study With a Large Cohort. Ear Hear 2022;43:234-241

26. Kutlubaev MA, Xu Y, Hornibrook J. Benign paroxysmal positional vertigo in Meniere's disease: systematic review and meta-analysis of frequency and clinical characteristics. J Neurol 2021;268:1608-1614

27. Lee H, Jen JC, Wang H, et al. A genome-wide linkage scan of familial benign recurrent vertigo: linkage to 22q12 with evidence of heterogeneity. Hum Mol Genet 2006;15:251-258

28. Li S, Wang Z, Liu Y, et al. Risk Factors for the Recurrence of Benign Paroxysmal Positional Vertigo: A Systematic Review and Meta-Analysis. Ear Nose

Throat J 2022;101:Np112-np134

29. Libonati GA, Leone A, Martellucci S, et al. Prevention of Recurrent Benign Paroxysmal Positional Vertigo: The Role of Combined Supplementation with Vitamin D and Antioxidants. Audiol Res 2022;12:445-456

30. Liu H. Presentation and outcome of post-traumatic benign paroxysmal positional vertigo. Acta Otolaryngol 2012;132:803-806

31. Lopez-Escamez JA, Gamiz MJ, Fernandez-Perez A, Gomez-Fiñana M. Long-term outcome and health-related quality of life in benign paroxysmal positional vertigo. Eur Arch Otorhinolaryngol 2005;262:507-511

32. Lundberg YW, Zhao X, Yamoah EN. Assembly of the otoconia complex to the macular sensory epithelium of the vestibule. Brain Res 2006;1091:47-57

33. Luryi AL, Lawrence J, Bojrab DI, et al. Recurrence in Benign Paroxysmal Positional Vertigo: A Large, Single-Institution Study. Otol Neurotol 2018;39:622-627

34. Manzari L. Enlarged vestibular aqueduct (EVA) related with recurrent benign paroxysmal positional vertigo (BPPV). Med Hypotheses 2008;70:61-65

35. Messina A, Casani AP, Manfrin M, Guidetti G. Italian survey on benign paroxysmal positional vertigo. Acta Otorhinolaryngol Ital 2017;37:328-335

36. Moen CM, Kontorinis G. Analysis of patient variables including socioeconomic indicators and their association with recurrence rates and persistence of benign paroxysmal positional vertigo: A retrospective case series. Clin Otolaryngol 2023;48:705-708

37. Moon SJ, Bae SH, Kim HD, Kim JH, Cho YB. The effect of postural restrictions in the treatment of benign paroxysmal positional vertigo. Eur Arch Otorhinolaryngol 2005;262:408-411

38. Nunez RA, Cass SP, Furman JM. Short- and long-term outcomes of canalith repositioning for benign paroxysmal positional vertigo. Otolaryngol Head Neck Surg 2000;122:647-652

39. Pecci R, Mandalà M, Marcari A, et al. Vitamin D Insufficiency/Deficiency in Patients with Recurrent Benign Paroxysmal Positional Vertigo. J Int Adv Otol 2022;18:158-166

40. Pérez P, Franco V, Cuesta P, Aldama P, Alvarez MJ, Méndez JC. Recurrence of benign paroxysmal positional vertigo. Otol Neurotol 2012;33:437-443

41. Picciotti PM, Lucidi D, De Corso E, Meucci D, Sergi B, Paludetti G. Comorbidities and recurrence of benign paroxysmal positional vertigo: personal experience. Int J Audiol 2016;55:279-284

42. Pisani V, Mazzone S, Di Mauro R, Giacomini PG, Di Girolamo S. A survey of the nature of trauma of post-traumatic benign paroxysmal positional vertigo. Int J Audiol 2015;54:329-333

43. Pollak L, Huna-Baron R, Osherov M, Roni M. In whom does horizontal canal BPPV recur? Am J Otolaryngol 2018;39:410-412

44. Sakaida M, Takeuchi K, Ishinaga H, Adachi M, Majima Y. Long-term outcome of benign paroxysmal positional vertigo. Neurology 2003;60:1532-1534

45. Song JJ, Hong SK, Kim JS, Koo JW. Enlarged vestibular aqueduct may precipitate benign paroxysmal positional vertigo in children. Acta Otolaryngol 2012;132 Suppl 1:S109-117

46. Sreenivas V, Sima NH, Philip S. The Role of Comorbidities in Benign Paroxysmal Positional Vertigo. Ear Nose Throat J 2021;100:Np225-np230

47. Su P, Liu YC, Lin HC. Risk factors for the recurrence of post-semicircular canal benign paroxysmal positional vertigo after canalith repositioning. J Neurol 2016;263:45-51

48. Tan J, Deng Y, Zhang T, Wang M. Clinical characteristics and treatment outcomes for benign paroxysmal positional vertigo comorbid with hypertension. Acta Otolaryngol 2017;137:482-484

49. Tanimoto H, Doi K, Nishikawa T, Nibu K. Risk factors for recurrence of benign paroxysmal positional vertigo. J Otolaryngol Head Neck Surg 2008;37:832-835

50. Teggi R, Guidetti R, Gatti O, Guidetti G. Recurrence of benign paroxysmal positional vertigo: experience in 3042 patients. Acta Otorhinolaryngol Ital 2021;41:461-466

51. von Brevern M, Seelig T, Neuhauser H, Lempert T. Benign paroxysmal positional vertigo predominantly affects the right labyrinth. J Neurol Neurosurg Psychiatry 2004;75:1487-1488

52. Webster G, Sens PM, Salmito MC, et al. Hyperinsulinemia and hyperglycemia: risk factors for recurrence of benign paroxysmal positional vertigo. Braz J Otorhinolaryngol 2015;81:347-351

53. Xu Y, Zhang H, Yang H, Zhao X, Lovas S, Lundberg YW. Expression, functional, and structural analysis of proteins critical for otoconia development. Dev Dyn 2010;239:2659-2673

54. Xu Y, Zhang Y, Lopez IA, et al. Identification of a genetic variant underlying familial cases of recurrent benign paroxysmal positional vertigo. PLoS One 2021;16:e0251386

55. Yoda S, Cureoglu S, Yildirim-Baylan M, et al. Association between type 1 diabetes mellitus and deposits in the semicircular canals. Otolaryngol Head Neck Surg 2011;145:458-462

56. Zhu CT, Zhao XQ, Ju Y, Wang Y, Chen MM, Cui Y. Clinical Characteristics and Risk Factors for the Recurrence of Benign Paroxysmal Positional Vertigo. Front Neurol 2019;10:1190

57. Zucca G, Valli S, Valli P, Perin P, Mira E. Why do benign paroxysmal positional vertigo episodes recover spontaneously? J Vestib Res 1998;8:325-329

58. Mikael Karlberg KHNQJHGMH. What Inner Ear Diseases Cause Benign Paroxysmal Positional Vertigo? Acta Oto-Laryngologica 2000;120:380-385

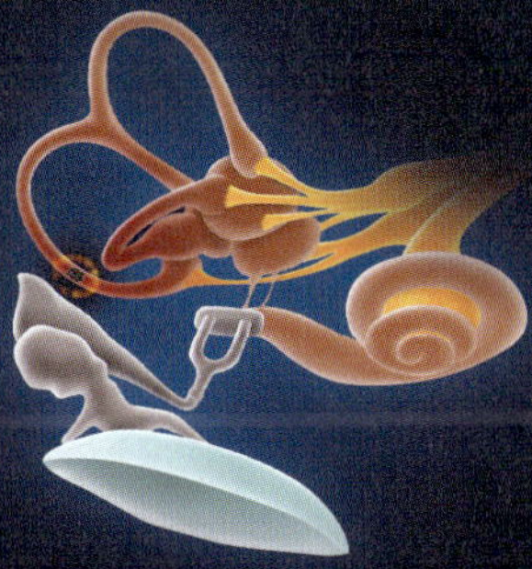

# 3.2 예방

단국대학교 최지은/순천향대학교 이종대

## 1.1 서론

2017년 미국이비인후과학회에서 발표한 이석증의 임상진료지침에 따르면 이석증 재발을 막는 뚜렷한 방법은 아직 알려진 게 없다.[1] 다만, 이석증이 잘 생기는 원인을 알면 이석증을 예방하는 데 도움이 될 수 있다. 이석증의 34~66%는 원인을 알 수 없는 특발성 이석증이나, 이석증의 원인을 추정할 수 있는 이차성 이석증의 경우 두부 외상이나 전정신경염 및 메니에르병 등과 같은 내이 질환이 흔한 원인으로 보고된다.[2-5] 특발성 이석증의 정확한 발생 원인은 아직 밝혀지지 않았으나, 최근 연구에 따르면 골다공증과 같은 칼슘 대사 이상과 밀접한 관련이 있음이 보고된다. 이석의 주 성분은 탄산칼슘으로, 일생동안 지속적인 생성과 흡수의 과정을 반복한다.[6] 이 과정에서 내림프액 내 칼슘은 이석을 광물화하여 안정된 구조를 유지하는데 중요한 역할을 한다.[7-9] 2003년 Vibert 등이 처음으로 50세 이상 여성들을 대상으로 골밀도 감소와 이석증 사이의 연관성을 보고한 이후,[10] 많은 연구에서 골감소증이나 골다공증이 있는 환자에서 이석증의 유병률이 높음을 확인하였다.[11-14] 이러한 결과들을 고려할 때, 칼슘 항상성을 유지하고 정상적인 골대사를 유지하는 것이 이석증 예방에 도움이 될 수 있다.

## 두부 외상의 예방

외상성 이석증은 이차성 이석증의 가장 흔한 원인으로 보고되며,[15,16] 두개골에 가해진 외부 충격으로 인해 난형낭의 평형반으로부터 떨어져 나온 이석이 반고리관으로 들어가 발생한 것으로 추정된다.[17] 외상성 이석증은 특발성 이석증과 비교했을 때 재발할 가능성이 높다고 보고된다.[1,3,15] 이는 외상으로 인한 막미로의 박리나 미세출혈로 인해 떨어져 나온 이석이 응고물을 형성하는 생화학적 변화가 발생하여, 이석정복술을 성공적으로 시행한 후에도 새로운 이석 응고를 발생시키는 것으로 생각된다.[15,18] 따라서, 외상성 이석증의 위험을 줄이기 위해 오토바이, 자전거, 전동 킥보드와 같은 교통수단을 이용하거나 신체 접촉이 있는 운동을 할 경우 적절한 안전모를 선택하여 사용하고, 필요시 편타 손상 *whiplash injury* 을 예방하기 위해 경추 보호대를 사용하는 것이 권고된다.[1] 또한, 고령이나 거동이 어려운 경우 두부 외상의 흔한 원인인 낙상을 예방하는 것이 중요하다.

## 비타민 D 섭취

비타민 D는 장에서 칼슘의 흡수를 촉진하며 혈중 칼슘과 인산 농도를 유지하는 역할을 한다. 내이에서는 상피세포 내 칼슘 이온 채널들과 세포막의 칼슘 펌프가 내림프액에서 칼슘을 흡수하여 칼슘 농도를 조절하는데,[19] 내이의 상피세포에 위치한 비타민 D 수용체는 일부 칼슘 결합 단백질의 발현을 조절한다.[20-22] 그러므로 비타민 D 부족은 칼슘 대사의 이상을 유발하여 이석증의 발생과 재발에 영향을 줄 수 있다. 기존 연구들에 따르면 비타민 D가 부족하고 골밀도가 낮을 경우 이석증 유병률이 높다고 한다.[20,22,23] 국내 국민건강영양조사에 따르면 100명의 특발성 이석증 환자와 어지럼 병력이 없는 192명의 정상인을 비교했을 때, 이석증 환자에서 혈중 비타민 D 농도가 낮다는 연구 결과가 보고된다.[23] 하지만 이석증 병력이 없는 정상인도 혈중 비타민 D 농도가 정상 기준치보다 낮은 경우가 많아 혈중 비타민 D 농도가 이석증 유병률과 관련이 없다는 상반된 연구 결과들도 있다.[24] 국내에서 시행한 국민건강영양조사(2008~2014)에서도 혈중 비타민 D 농도를 측정한 결과 남성에서 65.7%, 여성에서 76.7%가 정상 기준치(serum 25-hydroxyvitamin D<50 nmol/L)보다 낮은 것으로 나타났다.[25] 그럼에도 불구하고, 혈중 비타민 D 농도가 낮은 경우 이석증 재발 빈도가 높게 보고되므로 비타민 D 섭취가 이석증 예방에 도움이 될 수 있다.[22,24]

국내에서 처음 시행된 무작위 배정연구에 따르면, 적절한 비타민 D 섭취가 이석증 재발 빈도를 감소시키는데 도움이 되는 것으로 보고된다.[26] 본 다기관 연구에서는 2013년부터 2017년까지 1050명의 이석증 환자를 비타민D 실험군(518명)과 대조군(532명)으로 무작위 배정한 뒤 1년간 재발 빈도를 비교하였다. 실험군 중 혈중 비타민 D 농도가 20 ng/ml 이하로 낮은 348명은 1년 동안 비타민 D 400 IU와 칼슘 500 mg을 매일 2회 섭취하도록 했고, 대조군은 일반적 치료를 하며 경과를 관찰했다. 그 결과, 대조군의 재발 빈도는 1.10에 달했지만 비타민 D를 섭취한 실험군에서는 0.83에 그쳐 비타민 D를 보충했을 때 이석증 재발 빈도가 약 27% 감소한 것으로 나타났다. 무작위 배정연구가 부족하여 근거수준이 약하나, 다양한 연구결과를 종합했을 때 적절한 비타민 D 섭취는 이석증 재발 빈도를 감소하는 것으로 보고된다(표 3-3).[24,26-31]

대부분은 비타민 D 요구량의 90% 이상을 햇빛(290~320 nm 파장의 자외선-UVB) 노출을 통한 체내합성으로 만들 수 있다. 그 외 달걀 노른자, 기름진 생선, 소고기 간 등 비타민 D 함량이 높은 음식을 섭취하거나 cholecalciferol (D3)과 Ergocalciferol (D2)와 같은 비타민 보충제를 섭취할 수 있다.[32] 이석증 재발을 예방하기 위해 비타민 D 보충제를 섭취하는 것은 연구자마다 섭취 기준과 용량이 달라 추가적인 연구가 필요하며, 칼슘 보충제와 혼합 복용에 대한 검토도 필요하다.[24,26-31] 고용량의 비타민 D 투여는 고칼슘혈증으로 인한 골감소,[33,34] 활성형 비타민 D 농도의 감소[35,36]를 야기시킬 수 있으므로, 일주일에 3~4회, 10~20분 정도 한낮에 햇볕을 쬐어 비타민 D 합성을 늘리고, 규칙적인 운동과 함께 비타민 D가 많다고 알려진 음식 섭취를 늘리는 것이 필요하다.

표 3-3 Effect of vitamin D supplementation in BPPV patients

| Author (Year) | Type of Study (Country) | Population | Age | Intervention | Comparator | FU (mo) | Outcome of treatment | Outcome of control |
|---|---|---|---|---|---|---|---|---|
| | | | | | | | No. of recurrence/ No. of participants | |
| Sheikhzadeh (2016) | Non-randomized controlled trial (Iran) | BPPV with at least 2 attacks over 6 mo, and with vitamin D deficiency | 36-59 | Cholecalciferol (50,000 IU weekly x 2 mo, then 50,000 IU monthly x 6 mo) + Epley maneuver | Epley maneuver | 6 | 4/27 | 26/27 |
| Talaat (2016) | Cohort (Saudi Arabia) | Unilateral, idiopathic, posterior canal BPPV with 25-OH D3 level ≤10 ng/ml | 28-70 | Cholecalciferol (50,000 IU 3 times/week x 1 mo, then 50, 000 IU once every 2 wks) + Calcium citrate 600 mg twice daily | | 18 | 4/28 | 28/65 |
| | | | | participants were found to have 25-OH D3 level increase ≥10 ng/ml | participants were found to have 25-OH D3 level increase <10 ng/ml | | | |
| Carneiro De Sousa (2019) | Nonrandomized controlled trial (Portugal) | Adults with at least two episodes of BPPV in the previous 2 yr | 52-82 | Cholecalciferol (5,000 IU daily if deficiency; 800 IU daily if insufficiency) | No supplementation | 12 | 0/5 | 5/5 |
| Califano (2019) | Non-randomized pre- and post-intervention trial (Italy) | Adults with non-traumatic BPPV | 36-85 | Cholecalciferol (10,000 to 50,000 IU, weekly, in relation to the laboratory data, with the overall limit of 600,000 IU in a year) | Same group, pretreatment | 12 | 13/68 | 28/68 |
| Jeong (2020) | Randomized controlled trial (South Korea) | BPPV with subnormal serum vitamin D levels | 28-94 | Vitamin D 400 IU and 500 mg of calcium carbonate twice a day | Vitamin D 400 IU and 500 mg of calcium carbonate twice a day | 12 | 168/512 | 239/168 |

## 폐경호르몬요법

혈중 에스트로겐은 뼈를 파괴하는 파골세포의 분화를 억제하고 자연사를 촉진해서 뼈의 흡수를 억제하는 반면, 뼈를 만드는 조골세포의 분화를 촉진하고 자연사를 억제해서 골형성을 유지한다.[37] 에스트로겐 수용체 2형은 구형낭과 난형낭에서도 발현하는데,[38] 양측 난소절제술을 받은 쥐에서 에스트로겐 결핍으로 인해 비정상적인 이석 형태와 이석의 구성 성분인 Otoconin-90과 Otolin의 감소를 관찰하였다.[39] 이석증은 고령에서 증가하지만, 중년 여성에서 특히 유병률이 높은 점[14]에서 에스트로겐 감소가 이석증 발병에 기여하는 것으로 생각된다. 폐경기 여성을 대상으로 한 여러 연구에서 혈중 에스트로겐이 감소된 경우 이석증의 유병률이 높게 보고되었다.[10,38-42]

에스트로겐 감소가 이석증 발생에 미치는 영향은 많이 보고되지만, 폐경호르몬요법이 이석증 재발을 줄이는지에 관한 임상연구는 아직까지 근거수준이 약하다.[43] 이석증을 가진 여성을 대상으로 코호트 연구를 시행했을 때, 설문조사에 응답한 168명 중 48.1%는 폐경기 후 이석증이 발병하였고, 폐경호르몬요법을 시행 받은 여성들은 9%에서만 폐경기 후 이석증이 발병하였다.[41] 대만 건강보험청구데이터를 이용한 또 다른 연구에서는, 폐경주변기(45~65세)와 폐경 후(65세 초과) 여성 모두 에스트로겐 대체 요법을 시행 받은 경우 이석증 유병률이 유의하게 낮게 보고되었다.[42] 이러한 결과들을 볼 때 폐경 후 재발성 이석증 환자에서 이석증 재발을 예방하기 위해 폐경호르몬요법을 고려할 수 있다. 다만, 폐경호르몬요법을 시행하기 전 환자의 상태와 위험정도를 파악하기 위한 검사가 필요하며, 에스트로겐 감수성이 높은 암과 골손실, 순환기질환, 뇌졸중, 정맥혈전색전증의 발생 여부에 대한 확인이 필수적이므로 하다고 적절한 호르몬제의 종류와 용량 등은 산부인과 의사와 상의할 필요가 있다.[44,45]

## 수면자세

대부분의 연구에서 이석정복술 후 자세제한은 이석증 재발 빈도를 감소시키지 않는 것으로 알려져 있지만,[46-51] 평소 한쪽으로만 머리를 베고 자는 경우 자는 방향의 귀에 이석증이 발생할 가능성이 높다.[52-57] 이석증 환자 150명을 대상으로 이석정복술 후 수면자세에 따른 이석증 재발 빈도를 비교했을 때, 이석증이 발생한 귀 쪽으로 머리를 베고 잔 경우 이석정복술 후 첫 주에 유의하게 이석증 재발률이 높았다.[52] 본 연구에서 수면자세를 지시했을 때 전반적으로 순응도가 높지 않았으나, 여러 방향으로 수면자세를 변경하는 경우 이석증 재발율이 가장 낮았다. 따라서, 이석증이 발생한 경우 이석이 발생한 방향으로 머리를 베고 자지 않도록 주의하고, 한 방향으로만 장시간 누워 자는 것보다 수면 자세를 변경하는 것이 재발 감소에 도움이 될 수 있다.

## 적절한 신체활동과 운동

신체활동이 부족하거나 장시간 누워있는 경우 이석증이 잘 생긴다.[58,59] 고령에서 이석증의 유병률이 증가하는데 특히, 여성의 경우 적절한 운동을 하지 않으면 이석증의 발생위험이 2.6배 정도 증가한다고 알려져 있다.[59] 운동에 의한 머리 움직임은 세반고리관 내 내림프의 움직임을 유발하여 퇴화에 의해 탈락된 이석이 용해되고 분산될 수 있다.[58] 또한, 노인에서 적절한 운동은 낙상을 예방하고,[60] 뼈에 무게가 실리는 체중 부하 운동과 근력운동은 골밀도를 높인다.[61]

집에서 스스로 시행하는 이석정복술이나 전정재활운동의 이석증 예방 효과에 대해서는 상반된 연구결과들이 보고된다. 뒤반고리관 이석증으로 이석정복술을 시행 받은 환자 309명을 대상으로 165명은 매주 집에서 스스로 동일한 이석정복술을 시행했을 때, 비치료군에 비해 1년 내 재발 빈도가 유의하게 감소하였다.[62] 또한, 이석기관에 장애가 동반된 뒤반고리관 이석증의 경우 2달간 전정재활운동(습관화운동 및 이석기관 운동)을 시행했을 때, 비치료군에 비해 유의하게 이석증 재발율이 감소하였다.[63] 반면에, 뒤반고리관 이석증으로 이석정복술을 시행 받은 후 매일 이석정복술을 시행한 연구와,[64] Brandt-Daroff 운동을 시행한 연구에서는[65] 비치료군에 비해 이석증 재발률에 유의한 차이는 보고되지 않았다.

## 생활습관관리

고지혈증, 고혈압, 당뇨와 같은 심혈관 관련 위험인자가 있는 경우 이석증의 재발 빈도가 증가하며,[16,66] 내이의 혈액순환에 장애로 인해 이석이 퇴화되어 떨어져 나오는 것으로 생각된다.[67,68] 이러한 재발인자를 감소시키기 위해 금연, 금주, 적절한 운동 등과 같은 생활습관 개선이 도움이 될 수 있다.

편두통과 메니에르병이 있는 경우 이석증의 재발 빈도가 증가한다.[16] 편두통은 내이의 혈관 수축을 일으켜 혈관 손상을 유발할 수 있으며,[69] 삼차신경의 자극으로 체액의 혈관 외 유출이 발생하여[70] 이석이 떨어질 수 있다. 메니에르병은 내림프 수종으로 인해 막미로가 반복적으로 팽창되면 이석이 떨어지게 되고, 세반고리관이 일부 허탈 되어 이석정복술 후에도 이석이 제자리를 찾기 어려워 재발 가능성이 높아질 수 있다.[71] 편두통과 메니에르병은 생활습관을 관리하는 게 중요한 질환으로, 스트레스를 줄이고 적절한 운동과 충분한 수면을 취하는 것이 좋다. 메니에르병의 경우 저염식이 중요하며, 편두통의 경우 두통을 유발할 수 있는 특정 음식이나 카페인 섭취를 피하는 것이 좋다.

## 심화 학습

**1. BPPV가 생겼던 쪽으로 눕지 않는 것이 예방에 도움이 되나요?**

– 네, "4. 수면자세"에서 기술한 바와 같이 여러 연구에서 옆으로 눕는 방향에 이석증이 발생할 가능성이 높으며, 이석증이 발생하지 않는 쪽으로 눕는 것도 도움이 되지만 여러 방향으로 자세를 변경해 주는 것이 이석 재발 빈도를 더 감소시킬 수 있습니다.[52]

**2. 물구나무서기나 요가가 이석증 예방에 안 좋은가요?**

– 요가의 특정 동작들(물구나무서기, 고양이 자세 등)은 이석증을 유발할 수 있습니다.[72,73] 물구나무서기로 떨어져 나온 이석이 반고리관으로 들어가거나,[72] 고개를 과도하게 젖히거나 재빠르게 움직이면서 두부나 경추에 손상을 유발하여 이석이 탈락되는 것으로 추정됩니다.[73] 요가 후 발생한 이석증의 증례는 많지 않기 때문에 몸을 과도하게 젖혀 머리가 아래로 향하는 동작 등을 주의한다면 요가를 제한할 필요는 없습니다.

**3. BPPV의 재발 관련 위험인자(여성, 당뇨, 고혈압, 고지혈증, 골다공증, vit D 등)를 치료하면 예방에 도움이 되나요?**

– 이석증 재발을 막는 뚜렷한 방법은 없기 때문에, 이석증 재발과 관련된 위험인자를 알면 이석증을 예방하는 데 도움이 될 수 있습니다. 알려진 재발 관련 위험인자는 여성, 고령, 외상, 골다공증, 비타민 D 결핍, 고혈압, 당뇨, 고지혈증, 편두통, 중이염 등이 있으며,[16,18,74] 최근에는 적절한 비타민 D 섭취가 이석증의 재발 빈도를 감소하는 것으로 보고됩니다.[26]

## 참고문헌


1. Bhattacharyya N, Gubbels SP, Schwartz SR, et al. Clinical Practice Guideline: Benign Paroxysmal Positional Vertigo (Update). *Otolaryngol Head Neck Surg* 2017;156(3_suppl):S1-S47. doi: 10.1177/0194599816689667
2. Baloh RW, Honrubia V, Jacobson K. Benign positional vertigo: clinical and oculographic features in 240 cases. *Neurology* 1987;37(3):371-8. doi: 10.1212/wnl.37.3.371
3. Katsarkas A. Benign paroxysmal positional vertigo (BPPV): idiopathic versus post-traumatic. *Acta Otolaryngol* 1999;119(7):745-9. doi: 10.1080/00016489950180360
4. Katsarkas A, Kirkham TH. Paroxysmal positional vertigo--a study of 255 cases. *J Otolaryngol* 1978;7(4):320-30.
5. Hughes CA, Proctor L. Benign paroxysmal positional vertigo. *Laryngoscope* 1997;107(5):607-13. doi: 10.1097/00005537-199705000-00010
6. Lim DJ. Otoconia in health and disease. A review. *Ann Otol Rhinol Laryngol Suppl* 1984;112:17-24. doi: 10.1177/00034894840930s404
7. Ross MD. Calcium ion uptake and exchange in otoconia. *Adv Otorhinolaryngol* 1979;25:26-33. doi: 10.1159/000402913
8. Preston RE, Johnsson LG, Hill JH, Schacht J. Incorporation of radioactive calcium into otolithic membranes and middle ear ossicles of the gerbil. *Acta Otolaryngol* 1975;80(3-4):269-75. doi: 10.3109/00016487509121327
9. Thalmann R, Ignatova E, Kachar B, et al. Development and maintenance of otoconia: biochemical considerations. *Ann N Y Acad Sci* 2001;942:162-78. doi: 10.1111/j.1749-6632.2001.tb03743.x
10. Vibert D, Kompis M, Hausler R. Benign paroxysmal positional vertigo in older women may be related to osteoporosis and osteopenia. *Ann Otol Rhinol Laryngol* 2003;112(10):885-9. doi: 10.1177/000348940311201010
11. Jeong SH, Choi SH, Kim JY, et al. Osteopenia and osteoporosis in idiopathic benign positional vertigo. *Neurology* 2009;72(12):1069-76. doi: 10.1212/01.wnl.0000345016.33983.e0
12. Jang YS, Kang MK. Relationship between bone mineral density and clinical features in women with idiopathic benign paroxysmal positional vertigo. *Otol Neurotol* 2009;30(1):95-100. doi: 10.1097/MAO.0b013e31818f5777
13. Byun H, Chung JH, Lee SH, et al. Increased risk of benign paroxysmal positional vertigo in osteoporosis: a nationwide population-based cohort study. *Sci Rep* 2019;9(1):3469. doi: 10.1038/s41598-019-39830-x.
14. Yamanaka T, Shirota S, Sawai Y, et al. Osteoporosis as a risk factor for the recurrence of benign paroxysmal positional vertigo. *Laryngoscope* 2013;123(11):2813-6. doi: 10.1002/lary.24099 [published Online First: 20130408]

15. Gordon CR, Levite R, Joffe V, Gadoth N. Is posttraumatic benign paroxysmal positional vertigo different from the idiopathic form? *Arch Neurol* 2004;61(10):1590-3. doi: 10.1001/archneur.61.10.1590

16. Chen J, Zhang S, Cui K, Liu C. Risk factors for benign paroxysmal positional vertigo recurrence: a systematic review and meta-analysis. *J Neurol* 2021;268(11):4117-27. doi: 10.1007/s00415-020-10175-0 [published Online First: 20200824]

17. Fife TD, Giza C. Posttraumatic vertigo and dizziness. *Semin Neurol* 2013;33(3):238-43. doi: 10.1055/s-0033-1354599 [published Online First: 20130921]

18. Li S, Wang Z, Liu Y, et al. Risk Factors for the Recurrence of Benign Paroxysmal Positional Vertigo: A Systematic Review and Meta-Analysis. *Ear Nose Throat J* 2022;101(3):NP112-NP34. doi: 10.1177/0145561320943362 [published Online First: 20200810]

19. Yamauchi D, Raveendran NN, Pondugula SR, et al. Vitamin D upregulates expression of ECaC1 mRNA in semicircular canal. *Biochem Biophys Res Commun* 2005;331(4):1353-7. doi: 10.1016/j.bbrc.2005.04.053

20. Rhim GI. Serum vitamin D and recurrent benign paroxysmal positional vertigo. *Laryngoscope Investig Otolaryngol* 2016;1(6):150-53. doi: 10.1002/lio2.35 [published Online First: 20161020]

21. Yang CJ, Kim Y, Lee HS, Park HJ. Bone mineral density and serum 25-hydroxyvitamin D in patients with idiopathic benign paroxysmal positional vertigo. *J Vestib Res* 2018;27(5-6):287-94. doi: 10.3233/VES-170625

22. Talaat HS, Abuhadied G, Talaat AS, Abdelaal MS. Low bone mineral density and vitamin D deficiency in patients with benign positional paroxysmal vertigo. *Eur Arch Otorhinolaryngol* 2015;272(9):2249-53. doi: 10.1007/s00405-014-3175-3 [published Online First: 20140629]

23. Jeong SH, Kim JS, Shin JW, et al. Decreased serum vitamin D in idiopathic benign paroxysmal positional vertigo. *J Neurol* 2013;260(3):832-8. doi: 10.1007/s00415-012-6712-2 [published Online First: 20121025]

24. Califano L, Salafia F, Melillo M, Mazzone S. Is hypovitaminosis D a risk factor for either the onset or the recurrence of Benign Paroxysmal Positional Vertigo. *Frontiera ORL* 2019

25. Park JH, Hong IY, Chung JW, Choi HS. Vitamin D status in South Korean population: Seven-year trend from the KNHANES. *Medicine (Baltimore)* 2018;97(26):e11032. doi: 10.1097/MD.0000000000011032

26. Jeong SH, Kim JS, Kim HJ, et al. Prevention of benign paroxysmal positional vertigo with vitamin D supplementation: A randomized trial. *Neurology* 2020;95(9):e1117-e25. doi: 10.1212/WNL.0000000000010343 [published Online First: 20200805]

27. Sheikhzadeh M, Lotfi Y, Mousavi A, et al. Influence of supplemental vitamin

D on intensity of benign paroxysmal positional vertigo: A longitudinal clinical study. *Caspian J Intern Med* 2016;7(2):93-8.

**28.** Talaat HS, Kabel AM, Khaliel LH, et al. Reduction of recurrence rate of benign paroxysmal positional vertigo by treatment of severe vitamin D deficiency. *Auris Nasus Larynx* 2016;43(3):237-41. doi: 10.1016/j.anl.2015.08.009 [published Online First: 20150916]

**29.** Carneiro de Sousa PJM, Abreu Pereira DM, Carneiro Melo Pereira de Magalhães P, et al. Vitamin D deficiency and benign paroxysmal positioning vertigo. *Hearing, Balance and Communication* 2019;17(2):179-81.

**30.** Hong X, Christ-Franco M, Moher D, et al. Vitamin D Supplementation for Benign Paroxysmal Positional Vertigo: A Systematic Review. *Otol Neurotol* 2022;43(7):e704-e11. doi: 10.1097/MAO.0000000000003586

**31.** Jeong SH, Lee SU, Kim JS. Prevention of recurrent benign paroxysmal positional vertigo with vitamin D supplementation: a meta-analysis. *J Neurol* 2022;269(2):619-26. doi: 10.1007/s00415-020-09952-8 [published Online First: 20200807]

**32.** Mostafa WZ, Hegazy RA. Vitamin D and the skin: Focus on a complex relationship: A review. *J Adv Res* 2015;6(6):793-804. doi: 10.1016/j.jare.2014.01.011 [published Online First: 20140208]

**33.** Marcinowska-Suchowierska E, Kupisz-Urbanska M, Lukaszkiewicz J, et al. Vitamin D Toxicity-A Clinical Perspective. *Front Endocrinol (Lausanne)* 2018;9:550. doi: 10.3389/fendo.2018.00550 [published Online First: 20180920]

**34.** Larsson K, Lindh E, Lind L, et al. Increased fracture risk in hypercalcemia. Bone mineral content measured in hyperparathyroidism. *Acta Orthop Scand* 1989;60(3):268-70. doi: 10.3109/17453678909149275

**35.** Dawson-Hughes B, Harris SS. High-dose vitamin D supplementation: too much of a good thing? *JAMA* 2010;303(18):1861-2. doi: 10.1001/jama.2010.598

**36.** Beckman MJ, Johnson JA, Goff JP, et al. The role of dietary calcium in the physiology of vitamin D toxicity: excess dietary vitamin D3 blunts parathyroid hormone induction of kidney 1-hydroxylase. *Arch Biochem Biophys* 1995;319(2):535-9. doi: 10.1006/abbi.1995.1328

**37.** Khosla S, Oursler MJ, Monroe DG. Estrogen and the skeleton. *Trends Endocrinol Metab* 2012;23(11):576-81. doi: 10.1016/j.tem.2012.03.008 [published Online First: 20120516]

**38.** Yang H, Gu H, Sun W, et al. Estradiol deficiency is a risk factor for idiopathic benign paroxysmal positional vertigo in postmenopausal female patients. *Laryngoscope* 2018;128(4):948-53. doi: 10.1002/lary.26628 [published Online First: 20170507]

**39.** Yang L, Xu Y, Zhang Y, et al. Mechanism Underlying the Effects of Estrogen

Deficiency on Otoconia. *J Assoc Res Otolaryngol* 2018;19(4):353-62. doi: 10.1007/s10162-018-0666-8 [published Online First: 20180423]

**40.** Han W, Fan Z, Zhou M, et al. Low 25-hydroxyvitamin D levels in postmenopausal female patients with benign paroxysmal positional vertigo. *Acta Otolaryngol* 2018;138(5):443-46. doi: 10.1080/00016489.2017.1416168 [published Online First: 20171222]

**41.** Ogun OA, Buki B, Cohn ES, et al. Menopause and benign paroxysmal positional vertigo. *Menopause* 2014;21(8):886-9. doi: 10.1097/GME.0000000000000190

**42.** Liu DH, Kuo CH, Wang CT, et al. Age-Related Increases in Benign Paroxysmal Positional Vertigo Are Reversed in Women Taking Estrogen Replacement Therapy: A Population-Based Study in Taiwan. *Front Aging Neurosci* 2017;9:404. doi: 10.3389/fnagi.2017.00404 [published Online First: 20171212]

**43.** Guerra J, Devesa J. Causes and treatment of idiopathic benign paroxysmal positional vertigo based on endocrinological and other metabolic factors. *J Otol* 2020;15(4):155-60. doi: 10.1016/j.joto.2020.04.001 [published Online First: 20200601]

**44.** Academic Committee of the Korean Society of M, Lee SR, Cho MK, et al. The 2020 Menopausal Hormone Therapy Guidelines. *J Menopausal Med* 2020;26(2):69-98. doi: 10.6118/jmm.20000

**45.** 권대휘, 신정호. 폐경 후 여성의 호르몬요법에 대한 최신 치료가이드라인. *Journal of the Korean Medical Association* 2019;62(3):145-49.

**46.** Fyrmpas G, Rachovitsas D, Haidich AB, et al. Are postural restrictions after an Epley maneuver unnecessary? First results of a controlled study and review of the literature. *Auris Nasus Larynx* 2009;36(6):637-43. doi: 10.1016/j.anl.2009.04.004 [published Online First: 20090501]

**47.** Casqueiro JC, Ayala A, Monedero G. No more postural restrictions in posterior canal benign paroxysmal positional vertigo. *Otol Neurotol* 2008;29(5):706-9. doi: 10.1097/MAO.0b013e31817d01e8

**48.** Moon SJ, Bae SH, Kim HD, et al. The effect of postural restrictions in the treatment of benign paroxysmal positional vertigo. *Eur Arch Otorhinolaryngol* 2005;262(5):408-11. doi: 10.1007/s00405-004-0836-7 [published Online First: 20040915]

**49.** Marciano E, Marcelli V. Postural restrictions in labyrintholithiasis. *Eur Arch Otorhinolaryngol* 2002;259(5):262-5. doi: 10.1007/s00405-001-0445-7 [published Online First: 20020319]

**50.** Nuti D, Nati C, Passali D. Treatment of benign paroxysmal positional vertigo: no need for postmaneuver restrictions. *Otolaryngol Head Neck Surg* 2000;122(3):440-4. doi: 10.1016/S0194-5998(00)70070-2

**51.** Mostafa BE, Youssef TA, Hamad AS. The necessity of post-maneuver postural restriction in treating benign paroxysmal positional vertigo: a meta-analytic study. *Eur Arch Otorhinolaryngol* 2013;270(3):849-52. doi: 10.1007/s00405-012-2046-z [published Online First: 20120516]

52. Li S, Tian L, Han Z, Wang J. Impact of postmaneuver sleep position on recurrence of benign paroxysmal positional vertigo. *PLoS One* 2013;8(12):e83566. doi: 10.1371/journal.pone.0083566 [published Online First: 20131218]

53. Shim DB, Kim JH, Park KC, et al. Correlation between the head-lying side during sleep and the affected side by benign paroxysmal positional vertigo involving the posterior or horizontal semicircular canal. *Laryngoscope* 2012;122(4):873-6. doi: 10.1002/lary.23180 [published Online First: 20120216]

54. Lopez-Escamez JA, Gamiz MJ, Finana MG, et al. Position in bed is associated with left or right location in benign paroxysmal positional vertigo of the posterior semicircular canal. *Am J Otolaryngol* 2002;23(5):263-6. doi: 10.1053/ajot.2002.124199

55. Cakir BO, Ercan I, Cakir ZA, et al. Relationship between the affected ear in benign paroxysmal positional vertigo and habitual head-lying side during bedrest. *J Laryngol Otol* 2006;120(7):534-6. doi: 10.1017/S002221510600082X

56. Korres SG, Papadakis CE, Riga MG, et al. Sleep position and laterality of benign paroxysmal positional vertigo. *J Laryngol Otol* 2008;122(12):1295-8. doi: 10.1017/S0022215108002168 [published Online First: 20080403]

57. Sato G, Sekine K, Matsuda K, Takeda N. Effects of sleep position on time course in remission of positional vertigo in patients with benign paroxysmal positional vertigo. *Acta Otolaryngol* 2012;132(6):614-7. doi: 10.3109/00016489.2012.655860 [published Online First: 20120304]

58. Fu CY, Zhang ZZ, Chen J, et al. Unhealthy Lifestyle Is an Important Risk Factor of Idiopathic BPPV. *Front Neurol* 2020;11:950. doi: 10.3389/fneur.2020.00950 [published Online First: 20201015]

59. Bazoni JA, Mendes WS, Meneses-Barriviera CL, et al. Physical activity in the prevention of benign paroxysmal positional vertigo: probable association. *Int Arch Otorhinolaryngol* 2014;18(4):387-90. doi: 10.1055/s-0034-1384815 [published Online First: 20140825]

60. Sherrington C, Fairhall N, Kwok W, et al. Evidence on physical activity and falls prevention for people aged 65+ years: systematic review to inform the WHO guidelines on physical activity and sedentary behaviour. *Int J Behav Nutr Phys Act* 2020;17(1):144. doi: 10.1186/s12966-020-01041-3 [published Online First: 20201126]

61. Benedetti MG, Furlini G, Zati A, Letizia Mauro G. The Effectiveness of Physical Exercise on Bone Density in Osteoporotic Patients. *Biomed Res Int* 2018;2018:4840531. doi: 10.1155/2018/4840531 [published Online First: 20181223]

62. Ismail EI, Morgan AE, Abdeltawwab MM. Home particle repositioning maneuver to prevent the recurrence of posterior canal BPPV. *Auris Nasus Larynx* 2018;45(5):980-84. doi: 10.1016/j.anl.2018.02.005 [published Online First: 20180308]

63. Hoseinabadi R, Pourbakht A, Yazdani N, et al. The Effects of the Vestibular Rehabilitation on the Benign Paroxysmal Positional Vertigo Recurrence Rate in Patients with Otolith Dysfunction. *J Audiol Otol* 2018;22(4):204-08. doi: 10.7874/jao.2018.00087 [published Online First: 20180719]

64. Helminski JO, Janssen I, Hain TC. Daily exercise does not prevent recurrence of benign paroxysmal positional vertigo. *Otology & Neurotology* 2008;29(7):976-81.

65. Helminski JO, Janssen I, Kotaspouikis D, et al. Strategies to prevent recurrence of benign paroxysmal positional vertigo. *Arch Otolaryngol Head Neck Surg* 2005;131(4):344-8. doi: 10.1001/archotol.131.4.344

66. D'Silva LJ, Staecker H, Lin J, et al. Retrospective data suggests that the higher prevalence of benign paroxysmal positional vertigo in individuals with type 2 diabetes is mediated by hypertension. *Journal of vestibular research* 2015;25(5-6):233-39.

67. Tan J, Deng Y, Zhang T, Wang M. Clinical characteristics and treatment outcomes for benign paroxysmal positional vertigo comorbid with hypertension. *Acta Otolaryngol* 2017;137(5):482-84. doi: 10.1080/00016489.2016.1247985 [published Online First: 20161114]

68. D'Silva LJ, Staecker H, Lin J, et al. Retrospective data suggests that the higher prevalence of benign paroxysmal positional vertigo in individuals with type 2 diabetes is mediated by hypertension. *J Vestib Res* 2016;25(5-6):233-9. doi: 10.3233/VES-150563

69. Ishiyama A, Jacobson KM, Baloh RW. Migraine and benign positional vertigo. *Ann Otol Rhinol Laryngol* 2000;109(4):377-80. doi: 10.1177/000348940010900407

70. Vass Z, Steyger PS, Hordichok AJ, et al. Capsaicin stimulation of the cochlea and electric stimulation of the trigeminal ganglion mediate vascular permeability in cochlear and vertebro-basilar arteries: a potential cause of inner ear dysfunction in headache. *Neuroscience* 2001;103(1):189-201. doi: 10.1016/s0306-4522(00)00521-2

71. Kutlubaev MA, Xu Y, Hornibrook J. Benign paroxysmal positional vertigo in Meniere's disease: systematic review and meta-analysis of frequency and clinical characteristics. *J Neurol* 2021;268(5):1608-14. doi: 10.1007/s00415-019-09502-x [published Online First: 20190813]

72. Koçak İ, Gökler O, Aydoğan E, et al. Can yoga cause benign paroxysmal positional vertigo? *The Turkish Journal of Ear Nose and Throat* 2017;27(4):159-63.

73. Soh S-H, Lee HS. Benign Paroxysmal Positional Vertigo after Yoga Practice.

*Research in Vestibular Science* 2019;18(3):78-82.

**74.** Sfakianaki I, Binos P, Karkos P, et al. Risk Factors for Recurrence of Benign Paroxysmal Positional Vertigo. A Clinical Review. *J Clin Med* 2021;10(19) doi: 10.3390/jcm10194372 [published Online First: 20210924]

# 4

# 근거 중심 이석증 진료

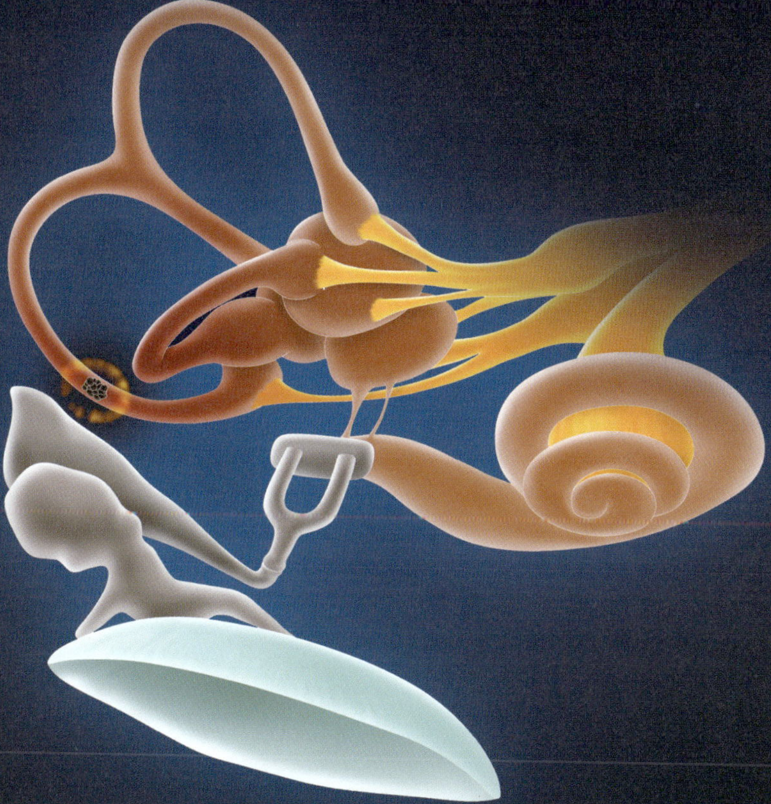

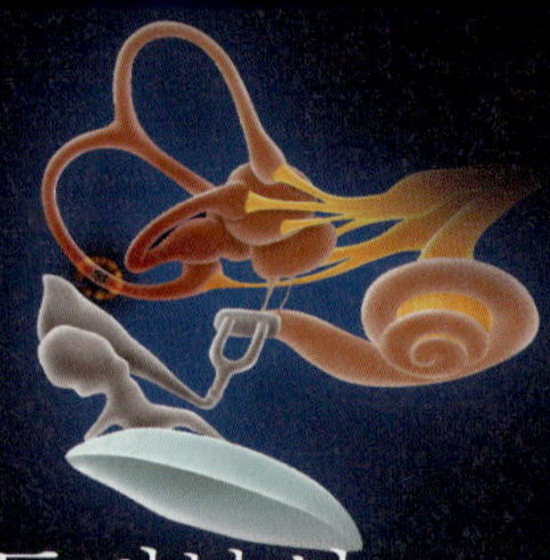

# 4.1

# 2017년 미국 이비인후-두경부외과학회 임상진료지침 분석

성균관대학교 김민범/인하대학교 김규성

## 1.1 소개

2017년 미국이비인후-두경부외과학회(American Academy of Otolaryngology-Head and Neck Surgery, 이하 AAO-HNS)는 새로운 이석증 임상 진료 지침을 발표하였으며, 이는 기존 2008년 진료 지침의 개정안이다. 본 임상 진료 지침은 18세 이상의 환자들이 대상이며, 진료 지침의 목적으로는 1) 이석증 진단의 정확성과 효율성을 높이기 위함, 2) 전정억제제의 불필요한 남용을 줄이기 위함, 3) 불필요한 보조 검사들의 시행(영상 의학 검사 등)을 줄이기 위함, 4) 적절한 치료적 이석정복술의 이용을 독려하기 위함 등이 있다. 2017년 AAO-HNS 임상 진료 지침에서는 뒤반고리관 *posterior semicircular canal* 과 가쪽반고리관 *lateral semicircular canal* 의 이석증을 대상으로 기술되어 있으며, 앞반고리관 *anterior semicircular canal* 이석증의 경우 진단의 희소성과 불명확한 병태생리를 고려하여 진료 지침에서 제외하였다. 또한 Oxford Centre for Evidence-Based Medicine 의 근거 수준을 기반으로 하여, 진료 지침상 권고 수준을 1) 강력 권고 *Strong recommendation* 2) 권고 *Recommendation* 3) 선택 *Optional* 사항으로 구분해 제시하였다.

## 1.2 이석증의 진단

### 뒤반고리관 이석증의 진단

뒤반고리관 이석증은 환측에 Dix-Hallpike 수기를 시행하였을 때 현훈 *vertigo* 과 함께 회선성 상향 안진이 발생한 경우 진단하게 되며, 처음 시도한 방향에서 특이 소견이 보이지 않았을 경우 반대측에서 Dix-Hallpike 수기를 재 시행해 보아야 한다. **(강력 권고, strong recommendation)**

뒤반고리관 이석증은 1) 환자가 중력 방향의 두위 변환과 연관되어 반복적인 발작성 현훈을 호소하는 경우 2) Dix-Hallpike 수기에서 특징적인 안진이 발생하는 경우에 진단이 이루어진다. 뒤반고리관 이석증의 원인은 대부분의 경우 유리된 이석 조각들이 이환된 반고리관 *semicircular canal* 내에 부유 상태로 돌아다니는 것이나, 일부 드물게 유리된 이석 조각이 이환된 반고리관의 팽대부릉정에 부착되기도 하며 이 경우 1분 이상 장기간의 안진이 발생한다. 전자의 경우 반고리관결석증 *canalolithiasis*, 후자의 경우 팽대부마루결석증 *cupulolithiasis* 이라고 명명한다.

어지럼증은 침대에서 돌아 눕거나 고개를 들어 위를 보는 행위 등과 같은 일상적인 행동으로도 쉽게 유발되며, 많은 경우 1분 이내의 짧고 강렬한 현훈을 경험하게 된다. 그러나 모든 경우에서 강렬한 현훈을 경험하는 것은 아니며 일부에서는 현기증 *light-headness*, 오심, 불균형감 *imbalance* 등의 증상으로 발현된다. 또한 절반 정도의 뒤반고리관 이석증 환자들은 현훈 삽화간 사이 기간에 주관적인 불균형감을 경험한다고 알려져 있다. 일부 연구들에서는 1) 이석증에 합당한 병력을 보이지만 2) Dix-Hallpike 수기에서 이석증에 합당한 안진이 관찰되지 않는 경우 주관적 이석증 *subjective BPPV* 이라고 명명한 바 있으나, 2017 AAO-HNS 임상 진료 지침에 따르면 이석증은 병력과 이에 합당한 신체검사 소견이 모두 충족되어야 하며, 병력 만으로 이석증을 진단하는 것은 부적절하다고 명시되어 있다.

Dix-Hallpike 수기를 통해 관찰되는 뒤반고리관 이석증 안진은 대표적으로 두가지 특징이 있는데, 1) 안진 유발 수기 후 실제로 안진이 발생하는 시점 사이에는 5~20초 가량의 잠복기가 있으며 2) 주관적 현훈과 더불어 발생한 뒤반고리관 특이적 안진(상향 회선)은 1분이하의 시간에 걸쳐 사라지며, 안진의 지속시간 동안에는 안진의 강도가 강해졌다가 점차 약해지는 양상(crescendo-decrescendo nystagmus)을 보인다는 것이다. 안진이 가라앉은 후 환자를 다시 일으켜 세우게 되면 처음과 반대 방향의 안진이 관찰될 수 있다.

뒤반고리관 이석증 안진의 또 다른 특징으로는 반복되는 Dix-Hallpike 수기로 인해 안진의 반응이 줄어드는 피로 *fatigue* 가 있다. 그러나 안진의 피로 현상을 확인하기 위해 Dix-Hallpike 수기를 반복하는 것은 권고되지 않으며, 2017 AAO-HNS 임상 진료 지침에서도 뒤반고리관 이석증 안진의 특징으로 피로 현상이 있다는 것은 명시하였으나 이를 진단 기준에 포함시키지는 않았다.

Dix-Hallpike 수기 시행 후 매우 드물게 환측으로 하향 회선 안진이 관찰될 수 있는데, 이는 앞반고리관 이석증을 의심할 수 있는 소견이다. 그러나 앞반고리관 이석증은 유병률이 극히 드물며(1~3%) 체위성 하향 안진은 뇌간이나 소뇌 병변을 시사할 수 있기 때문에 주의를 요한다.

Dix-Hallpike 수기의 시행방법은 Chapter 2-2에 소개되어 있다.

## 가쪽반고리관 이석증의 진단

환자의 병력상 이석증이 의심되면서 Dix-Hallpike 수기에서 안진이 관찰되지 않거나 수평 안진이 관찰되는 경우, 임상의는 가쪽반고리관 이석증 진단을 위해 누워머리돌리기 검사 *Supine Roll test* 를 시행하거나 혹은 시행할 수 있는 임상의에게 의뢰하여야 한다. **(권고, recommendation)**

가쪽반고리관 이석증은 뒤반고리관 이석증에 이어 두번째로 흔한 타입이라고 알려져 있다. 하지만 가쪽반고리관 이석증은 뒤반고리관 이석증에 비해 자연 회복 이 더 잘되기 때문에 환자가 증상 발현 후 병원에 얼마나 빨리 내원할 수 있었는지에 따라 실제 의료기관의 체감 빈도는 다양할 수 있다.

가쪽반고리관 이석증은 뒤반고리관 이석증에 대한 이석정복술 *canalith*

*repositioning procedure; CRP* 을 시행하는 중에도 발생할 수 있으며, 이는 뒤반고리관에 부유 상태로 있던 이석 조각들이 가쪽반고리관으로 이동하였을 때 발생하는 것으로 추측된다.

가쪽반고리관 이석증은 뒤반고리관 이석증과 두 가지의 중요한 차이점을 가지는데 1) 누워머리돌리기 검사에 의해 발현되는 가쪽반고리관 이석증의 안진은 (수직 혹은 회선성 안진이 아닌) 수평 안진이라는 것 2) 가쪽반고리관 이석증의 현훈과 안진은 (Dix-Hallpike 수기로 유발되는 것이 아닌) 누운 자세에서 고개를 좌우로 돌릴 때 발생한다는 것이다.

누워머리돌리기 검사의 시행방법은 Chapter 2-3에 소개되어 있다.

2017 AAO-HNS 임상 진료 지침에서는 가쪽반고리관 이석증의 아형으로 1) 향지형 안진을 보이는 반고리관결석증, 2) 원지형 안진을 보이는 팽대부마루결석증, 두 가지 타입을 명시하고 있다. 향지형 타입이 더 흔하며 치료에도 반응이 좋다고 알려져 있지만, 20% 정도의 경우에서는 병변 측의 방향이 명확하게 진단되지 않을 수 있다. 이러한 경우 1) 임상의는 한 쪽 반고리관 이석증 치료를 먼저 시도해 본 뒤 반대쪽 반고리관 이석증 치료를 이어서 시도해 보거나 2) Bow and Lean Test를 시행하여 병변측 진단에 도움을 받을 수 있다.

## 이석증의 감별진단

임상의는 이석증의 진단을 위해 불균형감, 어지럼증, 현훈을 유발할 수 있는 다른 원인들로부터 이석증을 감별하여야 하며, 필요시 이를 감별할 수 있는 다른 임상의에게 의뢰하여야 한다. **(권고, recommendation)**

2017 AAO-HNS 임상 진료 지침은 이석증의 오진을 줄이고 진단의 정확도를 높이기 위해 상기 문구를 권고 사항으로 명시하였다. 이석증과 감별하여야 하는 주요 질환들은 다음과 같다(표 4-1).

이석증 환자들 중 체위성 현훈이 아닌 현기증이나 비특이적 어지럼증 *Nonspecific dizziness* 을 호소하는 경우도 종종 있으므로, 임상의는 최소 두 개 이상의 감별 질환 목록들을 유념한 채 이석증 환자의 진료에 임해야 한다. 최근 연구들에서는 이석증 환자들의 병력 청취시 전정 증상 *vestibular*

**표 4-1** 이석증과 감별하여야 하는 주요 질환 목록

| 신경이과학적 원인 *Neuro-otologic disease* | 그 외 |
|---|---|
| 메니에르병 *Meniere's disease* | 불안 및 공황장애 *Anxiety or panic disorder* |
| 전정신경염 *Vestibular neuritis* | 경추성현훈 *Cervicogenic vertigo* |
| 내이염 *Labyrinthitis* | 약제부작용 *Medication side effects* |
| 위반고리관피열증후군 *Superior canal dehiscence syndrome* | 기립성저혈압 *Postural hypotension* |
| 외림프누공 *Perilymphatic fistula* | 외상 후 현훈 *Posttraumatic vertigo* |
| 전정편두통 *Vestibular migraine* | 내과적 원인 *Various medical conditions (toxic, infectious and metabolic conditions)* |
| 탈수초질환 *Demyelinating disease* | |
| 중추신경장애 *Central nervous system lesions* | |
| 추골뇌동맥부전 *Vertebrobasilar insufficiency* | |
| 후방순환혈행장애 *Posterior circulation transient ischemic attack and stroke* | |

*syndrome* 의 시점 *timing* 과 유발상황 *triggers* 에 초점을 맞출 것을 강조하고 있다. 어지럼증의 시점이란 급성 *acute* , 발작성 *episodic* , 만성 *chronic* 으로 구분되며 유발상황은 발작성 어지럼증의 하위 개념으로 뚜렷한 유발상황 *discrete triggers* 과 자발적인 유발상황 *spontaneous triggers* 으로 구분된다. 즉, 임상의는 1) 급성 전정 증상 *Acute vestibular syndrome* 2) 뚜렷한 유발상황이 있는 발작성 전정 증상 *Discretely triggered episodic vestibular syndrome* 3) 자발적으로 유발되는 발작성 전정 증상 *Spontaneously triggered episodic vestibular syndrome* 4) 만성 전정 증상 *Chronic vestibular syndrome* , 이렇게 네 가지의 큰 분류로 이석증 의증 환자들이 어지럼증을 구분해 볼 수 있겠다. 각 분류에 해당되는 주요 질환들은 2017 AAO-HNS 임상 진료 지침에 소개되어 있다(표 4-2).

## 이석증에 영향을 줄 수 있는 인자 평가

임상의들은 이석증 환자 개개인의 치료에 영향을 끼칠 수 있는 다양한 인자들을 평가하여야 한다. 이러한 인자들로는 운동 능력 저하, 균형 감각 저하, 동반 중추 질환, 사회적 지원 부족, 낙상 위험 증가 등이 있다. **(권고, rec-**

표 4-2 전정 증상의 시점과 유발상황으로 구분한 주요 질환 목록

| 1. 급성 | 2. 뚜렷한 유발상황이 있는 발작성 |
|---|---|
| 전정신경염 *Vestibular neuritis* | 이석증 *Benign paroxysmal positional vertigo* |
| 내이염 *Labyrinthitis* | 기립성저혈압 *Postural hypotension* |
| 후방순환혈행장애 *Posterior circulation transient ischemic attack and stroke* | 외림프누공 *Perilymphatic fistula* |
| 탈수초질환 *Demyelinating disease* | 위반고리관피열증후군 *Superior canal dehiscence syndrome* |
| 외상 후 현훈 *Posttraumatic vertigo* | 추골뇌동맥부전 *Vertebrobasilar insufficiency* |
|  | 중추신경장애 *Central nervous system lesions* |
| **3. 자발적으로 유발되는 발작성** | **4. 만성** |
| 전정편두통 *Vestibular migraine* | 불안 및 공황장애 *Anxiety or panic disorder* |
| 메니에르병 *Meniere's disease* | 약제부작용 *Medication side effects* |
| 후방순환혈행장애 *Posterior circulation transient ischemic attack and stroke* | 외상 후 현훈 *Posttraumatic vertigo* |
| 약제부작용 *Medication side effects* | 후두개와 종양 *Posterior fossa mass lesions* |
| 불안 및 공황장애 *Anxiety or panic disorder* | 경추성현훈 *Cervicogenic vertigo* |

**ommendation)**

고령일수록 이석증의 발병률이 증가함을 고려하였을 때 이석증 환자들의 치료 및 관리는 환자에게 동반된 기저 질환, 사회 경제적 제약, 의료기관으로의 접근도 등의 역할이 또한 중요하다고 할 수 있다. 한 단면연구에 의하면 이석증 환자들에게서 더 높은 비율로 고혈압, 당뇨, 불안, 두부 외상의 과거력, 편두통, 뇌졸중의 과거력들이 동반되었다고 하였으며 이러한 영향들은 이석증 환자들의 치료에 있어 같이 고려되고 관리되어야 할 사항들이다. 특히 이석증 환자들에게 있어 낙상과 부상의 위험은 사회 경제적으로 주요한 문제이다. 2017 AAO-HNS 임상 진료 지침에서도 고령의 이석증 환자들의 낙상 위험에 대하여 따로 명시를 하고 있으며, 반대로 반복되는 낙상 위험에 노출된 고령 환자들에게서 미처 진단되지 못한 이석증의 가능성을 고려해 보아야 함을 기술하고 있다. 또한 뇌졸중의 과거력이 있거나 당뇨가 동반된 경우 말초 신경 장애로 인해 보행 *gait*, 균형 *balance*, 고유감각 *proprioception*, 시력 *visual* 기능이 저하되어 있을 수 있으며 이는 적절한 보

상을 방해하여 낙상의 위험도를 더욱 높이는 요인이 된다. 추가적으로 이석증과 골다공증 *osteoporosis* 과의 연관성은 낙상 시 골절에 대한 우려를 증가시킨다.

일부 난치성 혹은 지속성 *refractory or persisting* 이석증 환자들의 경우 동반된 정신의학적 psychological 혹은 사회 기능적 social-functional 결함이 내재되어 있을 수 있으며, 중추성질환(예, 탈수초질환)의 일부에서 급작스러운 현훈의 형태로 질병이 발현되기도 한다. 이석증에 동반된 다른 질환들이 많을수록 이석증 치료는 어려워지게 되며, 이를 극복하기 위한 적절한 사회적인 지원이 필요하다.

## 1.3 이석증 진단을 위한 기타 검사

(1) 이석증으로 설명되지 않는 다른 증상이나 소견이 없으며, 이석증 진단에 합당한 증상과 이학적 검사 소견을 보이고 있는 환자들에게서 영상의학적 검사는 시행되지 않아야 한다. **(권고하지 않음, recommendation against)**

불필요한 영상의학적 검사는 이석증의 진단 및 치료의 통일성과 효율성을 저해한다. 병력과 이학적 검사만으로 이미 이석증의 진단 기준에 부합하는 경우 일상적인 영상 검사는 시행되지 않아야 하며, 이는 이석증의 진단에 도움이 되는 영상의학적 검사 소견은 없기 때문이다. 이 외에 기타 다른 중추신경학적 혹은 이과적 증상을 동반하는 경우나 이학적 검사에서 전형적이지 않은 *atypical* 안진이 관찰되는 경우에서는 추가적인 영상검사가 필요할 수 있다. 만약 추가적인 영상검사가 필요하다면 일반적으로 자기 공명 영상 *magnetic resonance imaging; MRI* 이나 전산화 단층 촬영 *computed tomography; CT* 가 시행된다. 이석증과 비슷한 양상의 현훈을 유발할 수 있는 중추신경 병변으로는 뇌혈관질환 *cerebrovascular disease* , 탈수초질환 *demyelinating disease* , 중추신경계 종양 *intracranial mass* 등이 있으며 이러한 병변들의 주요 위치로는 뇌간 *brainstem* , 소뇌 *cerebellum* , 시상 *thalamus* , 대뇌 피질 *cortex* 등이 있다. 그러나 이러한 질환들의 유병율은 매우 낮고, 단독 체위성 현훈만으로 발현되는 경우도 매우 드물기 때문에 이석증과의 감별을 위하여 일상적인 영상의학적 검사의 시행은 비용-효율 적인 측면에서 권고되지 않는다.

(2) 이석증으로 설명되지 않는 다른 증상이나 소견이 없으며, 이석증 진단에 합당한 증상과 이학적 검사 소견을 보이고 있는 환자들에게서 추가적인 전정기능 검사는 시행되지 않아야 한다. **(권고하지 않음, recommendation against)**

2017 AAO-HNS 임상 지침에 따르면 이석증에 합당한 병력과 이학적 검사 소견을 보이는 환자들의 경우 추가적인 전정기능 검사는 시행되지 않아야 한다. 여기서 전정기능 검사는 내이 자극 그리고/혹은 자발적으로 발생하는 안진 반응을 기록하기 위한 전문적 검사를 의미하며, 보다 구체적으로는 체위 변화 *position change* , 온도 자극 *caloric stimulation* , 회전 운동 *rotational movement* , 정적 체위 *static positions (sitting and supine)* 로 내이의 전정기능 이상을 측정하는 모든 검사이다. 대표적인 예로는 온도안진검사 *caloric test* , 회전의사검사 *rotatory chair test* , 자세안정성평가 *postural stability test* , 전정유빌근진위 *vestibular evoked myogenic potential* , 두부충동검사 *video head impulse test* 등이 있다.

주의할 점으로는 이러한 전정기능 검사들이 전형적인 *typical* 이석증의 병력과 이학적 검사 소견을 보이고 있는 환자에게는 도움이 되지 않겠지만, 비디오안진검사 *video-oculographic technology* 가 필요한 상황(예; 이석증의 병력이 불명확한 경우, 이학적 검사상 명확한 타입의 이석증 안진이 보이지 않는 경우, 이석증의 외에 다른 추가적인 전정 증상을 호소하는 경우, 동반된 다른 말초성 전정 질환이 의심되는 경우)에서 임상의는 전정기능 검사의 시행을 망설이지 말아야 한다는 것이다. 또한 임상의가 이석증의 진단에 확신이 없는 경우에도 비디오안진검사를 통해 보다 자세하게 안진을 관찰하여 도움을 얻을 것이 권유된다. 추가적으로, 이석증이 의심되는 환자에게서 이석정복술을 시행하였으나 정복에 실패하거나 자꾸 재발하는 이석증 환자에게서는 추가적인 전정검사를 시행해 볼 수 있다. 그 이유로는 이석증 환자들의 경우 동반된 전정기능이상 *vestibular pathology* 가 동반되어 있을 확률이 높으며, 이는 자세한 전정기능 검사들을 통해서 밝혀낼 수 있고, 이를 통해 이석증 환자가 경험하는 어지럼증의 치료 목표를 재설정하는데 도움을 받을 수 있기 때문이다.

## 1.4 이석정복술(canalith repositioning procedure; CRP)

(1) 임상의는 뒤반고리관 이석증이 의심되는 환자에게 이석정복술을 시행하거나, 혹은 시행할 수 있는 의료진에게 의뢰하여야 한다. **(강력 권고, strong recommendation)**

이석정복술은 뒤반고리관 이석증이나 가쪽반고리관 이석증이 의심되는 환자들에게 초기 치료로 시행되어야 하며, 이석정복술은 현훈을 해소해줄 수 있을 뿐 아니라 이석증 환자들의 삶의 질을 높이고 낙상의 위험도를 낮추는데 도움이 된다.

뒤반고리관 이석증의 정복 방법으로는 대표적으로 (1) 에플리 수기 *Epley Maneuver* 와 (2) Semont의 이석유리술 *Semont liberatory maneuver* 이 있다. 이 두가지 정복술은 반고리관내 유리 이석들에 직접적으로 작용하여 이석들을 전정기관 내로 정복시키는 방법으로서, 뒤반고리관 이석증 정복에는 그 효과가 충분히 입증되어 있고 가쪽반고리관 이석증에서의 정복 효과도 점차 인정받고 있다. 일반적으로 에플리 수기와 Semont의 이석유리술 사이에 치료 효과는 차이가 없는 것으로 알려져 있다.

그동안 적절한 이석정복술의 횟수에 대해서는 통일된 합의가 이루어 지지 않았으며, 임상의에 따라 정복 성공 유무와 관계없이 1회만 시행하기도 하였고, 이석 정복이 될 때까지 반복해서 이석정복술을 시행하기도 하였었다. 이후 2014년도에 발표된 systematic review에서 결론 내린 바로는, 최적의 이석정복술 횟수를 단정할 수는 없지만 초회 이석정복술 시행 후 지속적인 안진을 보이는 환자들에게서 이석정복술을 반복하는 것은 이득이 있다고 하였다.

비록 권고 수준을 명시하지는 않았지만, 2017 AAO-HSN 임상 지침에서는 가쪽반고리관 이석증에 효과가 있는 정복술로 바비큐 회전 수기 *Barbeque roll maneuver*, 구포니 수기 *Gufoni maneuver*, 강제지속자세법 *Forced prolonged positioning* 을 언급하고 있다. 가쪽반고리관 이석증의 경우 병변의 방향을 결정하는 것이 수월하지 않아 아직 이석정복술의 효과에 대한 판단이 명확치 않지만 추후 개정될 임상 진료 지침에서는 가쪽반고리관 이석정복술에 대한 진료 지침도 추가될 것으로 기대한다고 하였다.

(2) 뒤반고리관 이석정복술 후 체위 제한은 시행하지 않아야 한다. **(강력 권고하지 않음, strong recommendation against)**

반고리관에서 전정으로 정복된 이석이 다시 반고리관으로 이동하는 일을 막기 위하여 임상의들은 종종 이석정복술 후 체위 제한 *Postprocedural restriction* 을 교육한다. 그러나 구체적으로 어떤 자세를 얼마나 오랫동안 제한하여야 하는지에 대한 근거는 빈약했으며 실제로 효과가 있는지에 대한 여부도 불분명 하였다.

2017 AAO-HNS 임상 진료 지침에서는 뒤반고리관 이석증 정복술 후 체위 제한의 효과에 대해서는 근거가 불충분하다고 명시하였다. 그러나 체위 제한에 관한 연구들의 절대적인 수가 부족하고, 양측성 *bilateral* 혹은 다발성 이석증 *multicanal BPPV* 에 대해서는 연구된 바 없기 때문에, 뒤반고리관 이석증에 한해서 제한적으로 체위 제한의 효과가 없다고 명시하였다.

(3) 임상의들은 이석증의 초기 치료로 경과관찰 후 통원 치료를 제시할 수 있다. **(선택, optional)**

경과관찰은 주의 관찰 *watchful waiting* 혹은 초기에 치료적 중재 *therapeutic interventions* 를 시행하지 않는 것을 의미한다. 경과관찰은 이석증의 증상이 점차 호전 추세이거나 심하지 않은 경우 주로 고려될 수 있다. 하지만 낙상 등으로 인한 부상의 위험은 환자에게 고지되어야 하며, 증상이 완전히 사라지거나 다음 통원 치료 전 까지는 과격한 신체활동은 피하도록 교육하여야 한다. 이석증은 연구자에 따라 27~50%까지 보고되고 있으며, 신체활동이 활발하지 않은 고령(60세 이상의 노인들에게서 이석증 발병의 위험이 18~39

세 사이의 성인 보다 7배 이상 증가됨) 에게서 주로 발생하기 때문에 주의 깊은 경과관찰 만으로도 이석증의 호전을 기대할 수 있다.

이석정복술시 주의점으로 1) 이석정복술 중 오심 2) 경추 문제로 인한 술기의 어려움 3) 이석정복술 후 발생하는 경부 통증 및 두통 등이 드물게 보고가 되고 있기 때문에, 이러한 문제가 있는 환자들의 경우 초치료로 경과관찰을 선택할 수 있다.

2017년 AAO-HSN 임상 진료 지침에 따르면 적절한 경과관찰의 시기는 아직 논란의 여지가 있으며, 일부 특수한 경우를 제외하고는 이석정복술을 시행하는 것이 경과관찰을 선택하는 것 보다 더 우수하다고 하였다. 또한 만약 초기 치료로 경과관찰을 선택하는 경우 경과 관찰의 제한점과 기간 중 주의점에 대해 적절한 환자 교육이 수반되어야 할 것이라고 하였다.

## 1.5 전정재활(vestibular rehabilitation; VR)

임상의는 이석증의 치료 방법으로 전정재활을 제시할 수 있다. **(선택, optional)**

전정재활은 오랫동안 말초 전정기능 손상을 회복시키기 위한 효과적인 방법으로 이용되어 왔다. 근래의 전정재활 개념은 이석정복술 그 자체뿐 아니라 습관화 운동, 안구움직임 안정화 운동, 감각과 운동 기능의 통합화를 통한 평형 기능 훈련, 보행 훈련, 낙상 방지, 완화 훈련, 기능과 작업 훈련, 그리고 환자와 보호자 교육까지 아주 광범위한 내용을 포괄한다. 그러나 2017 AAO-HNS 임상 진료 지침에서 명시한 이석증에서의 전정재활은 1) 초기 이석정복술로 치료에 실패한 이석증 환자들 2) 이석정복술을 시행하지 못하는 환자들 3) 이석증 외 다른 손상이 있는 환자들 4) 이석정복술을 거부한 환자들에게 추가적으로 시행되는 치료들을 의미한다.

두가지 대표적인 운동-습관화를 기반으로 한 전정재활 방법으로 1) Cawthorne-Cooksey 운동 요법 *Cawthorne-Cooksey exercises* 과 2) Brandt-Daroff 운동요법 *Brandt-Daroff exercise* 이 있다. 이 전정재활들은 어지러운 자극의 습관화를 통해 말초 평형 기능 손상에 대한 피로를 유발하며 중추신경계의 보상을 촉진한다. 본 임상 지침에서는 여러 코크란 리뷰들을 통해 내린 결론으로, 전정재활은 초기치료로서 이석정복술의 효과를 대신할 수는 없지만, 장기적인 관점에서의 기능적 회복의 촉진은 도움을 줄 수 있다고 하였다. 또한 이석정복술 단독으로 치료를 받은 환자군들 보다 이석정복술 후 전정재활을 같이 시행한 환자들의 경우 보행과 평형기능의 안정성이 더욱 높았다는 보고도 있다.

전정재활은 개인화된 맞춤치료로 발전하고 있는데, 1) 가정에서 할 수 있는 표준 프로그램과 2) 더욱 전문적이고 구체화된 개인화 프로그램 *customized VR* 으로 나눌 수 있다. 가정용 표준 프로그램은(예, Cawthorne-Cooksey 운동 요법) 일반적으로 인쇄된 종이물의 형태로 환자에게 배포되며 환자 교육이나 안내 과정이 비교적 수월한 반면, 개인화 프로그램의 경우 환자마다의 특정한 평형 기능 손상을 파악하고 전문가가 직접 개입하며 정규적인 경과 확인을 도모하는 방법이다. 현재까지의 연구들로는 개인화 전정재활 프로그램이 가정용 표준 프로그램보다 다양한 측면에서 더욱 우수하다고 보고되어 있다. 특히 동반된 척추관절질환(예, 다운 증후군, 류마티스 관절염, 경부 손상, 비만, 강직성 척수염, 요추 손상 등) 이나, 이신경학적 손상이 있는 경우 개인화 전정재활 프로그램으로 더욱 큰 도움을 받을 수 있다.

## 1.6 약물 치료(medical therapy)

임상의들은 이석증 환자들에게 전정억제제(예, 항히스타민제, 벤조디아제핀)를 일상적으로 처방하지 말아야 한다. **(권고하지 않음, recommendation against)**

많은 임상의들이 이석증 환자들의 1) 빙글빙글 도는 현훈 그 자체 증상을 줄이기 위해 2) 동반되는 멀미 관련 증상 (오심, 구토, 설사 등과 같은 자율신경계 증상들) 을 억제하기 위해 전정억제제 *vestibular suppressant medication* 를 투여하곤 한다. 가장 흔하게 처방되는 약제들로는 항히스타민제 *antihistamine* 와 벤조디아제핀계열 *benzodiazepines* 약물들이 있다. 벤조디아제핀계열 약물들의 경우(예, 클로나제팜 *clonazepam* , 디아제팜 *diazepam* ) 장기적으로 지속되는 어지럼증에 대하여 증상을 경감시킬 수 있지만, 중추 보상을 저해하는 요인이 되기도 한다. 항히스타민제(예, 메클리진 *meclizine* , 디펜히드라민 *diphenhydramine* )의 경우 구토 중추에 직접 작용하여 멀미에 동반되는 오심과 구토 증상을 완화한다. 이 외 흔하게 처방되는 약물들로는 세로토닌 길항제 *ondansetron* , 항콜린제 *anticholinergic* 등이 있다.

전정억제제는 위해한 효과가 존재하는데, 모든 전정억제제들은 기면 *drowsiness* , 인지 저하 *cognitive deficits* , 운전 혹은 기계 작업의 방해 *interference with driving or operating machinery* 들이 그것이다. 또한 벤조디아제핀계열 약물들의 경우 낙상의 위험도를 높이는 대표적인 약물로 알려져 있다. 추가적으로, 노인 인구들은 기존 질환들로 복용하고 있는 약물들이 많으므로 무분별한 전정억제제의 복용은 부가적인 위험에 환자들을 노출시킬 수 있어 주의를 요한다.

벤조디아제핀계열 약물들과 항히스타민제들은 평형 기능 손상에 대한 중추 보상 작용을 저해시킬 수 있다. 전정억제제의 복용은 이학적 검사 소견을 모호하게 만들 수 있으며, 노인들의 경우 항히스타민제 복용시 인지기능저하, 위장관 운동 이상, 배뇨 장애, 시야 장애 그리고 구갈 등의 위험성이 증가될 수 있다.

더욱 중요한 것은, 현재까지의 연구들의 결과로 비추어 보았을 때 이러한 전정억제제들이 이석증의 초기 치료나 이석정복술을 대체할 수 있을만한 치료로서 근거가 매우 부족하다는 점이다. 오히려 몇몇 연구들은 이석정복술이나 전정훈련의 치료 효과가 전정억제제 투여보다 더 우수하다는 결과를 주장하고 있다. 또한 이석정복술 후 전정억제제를 추가적으로 복용하였던 군과 복용하지 않았던 군들 사이에 어지럼 장애 설문 결과 dizziness handicap inventory score 과 차이가 없었다는 보고도 있다. 현재까지 전정억제제의 이득 효과로 밝혀진 내용들은 어지럼 장애 설문 상 기능적 *functional* 과 감정적 *emotional* 항목의 개선에 도움이 되었거나, 일부 선택적인 조건의 50세 이상 환자들에게서 증상 경감에 효과가 있었다는 정도이다.

결론적으로, 2017 AAO-HNS 임상 진료 지침에서는 전정억제제의 일상적인 처방을 권하지 않고 있으며, 일부 아주 심한 자율신경계 증상(오심, 구토 등)이나 어지럼증을 호소하는 환자들에게서만 선택적으로 시도해볼 것을 권유하고 있다. 대표적인 상황으로 이석증에 의한 어지럼증이 심하지만 이석정복술과 같은 적극적 치료를 거부하는 환자들에게서나, 이석정복술 후 어지럼증 증상이 더 심해진 경우들이 있다. 전정억제제 처방시 임상의는 환자들에게 인지 저하, 낙상, 약물간 교차반응, 운전 혹은 기계 작업 기능의 저하 등의 가능성에 대하여 환자들에게 미리 고지하여야 한다.

## 1.7 치료반응의 평가(outcome assessment)

(1) 임상의는 초기 치료 후 1달 이내에 환자 상태를 재평가하여야 한다. **(권고, recommendation)**

이석증 진단의 정확성, 초기 진단 전 증상의 지속 기간, 환자의 치료 순응도 등에 따라 이석증의 치료 효과는 다양하기 때문에, 임상의들은 이석증 환자의 상대를 재평가할 필요가 있다. 선행연구들에서 이용된 이석증 치료 효과 평가 기간으로는 40시간, 2주, 1달 그리고 길게는 6달 까지도 보고가 된 바 있는데, 가장 흔하게 이용되었던 기간은 1달 이내이며, 1달내 이석증의 자연 호전율이 20~80%가 되기 때문에 본 진료 지침에서는 1달을 권고하고 있다. 만약 초기 치료가 실패한다면 우선 이석증이 정말로 맞는지에 대하여 재평가할 필요가 있는데, 초기 이석증 치료가 실패한 환자들의 1.1~3%에서는 중추신경계 병변이 발견되었다는 보고도 있다. 역으로, 이석정복술 등과 같은 초기 이석증 치료 시도의 성공은 이석증이 올바른 진단이었다는 점을 반증한다.

이석증 치료의 성공을 판단할 수 있는 대표적인 방법으로 Dix-Hallpike 술기에서 안진과 증상이 유발되지 않는 것을 확인하는 것이 있다. 이 방법은 객관적이고 정확하지만, 환자가 다시 병원에 방문하여야 하는 불편함이 있으며, 이는 사회적인 비용을 유발한다. 대체방법으로 증상의 호전정도를 원격으로 평가(전화, 인터넷 등) 하는 방법도 가능하며, 이 경우에는 이석증 증상이 정말로 호전된 것인지 혹은 환자가 어지럼증을 유발하는 자세를 피하고 있어서 증상이 호전된 것으로 느끼고 있는 것뿐인지에 대한 세심한 평가가 필요하다.

(2) 임상의는 초기 치료 후 증상이 지속되거나 치료에 실패한 이석증 환자들 및 동반된 말초 전정 질환 혹은 중추 신경 질환들이 있는 환자들을 재평가하고 체계적으로 관리하여야 하며, 그렇지 않다면 가능한 의료기관으로 의뢰하여야 한다. **(권고, recommendation)**

초기 치료로서 이석정복술 및 전정재활의 치료 실패율은 8~50% 까지 보고되고 있으며, 이 경우 지속성 이석증 *persistent BPPV* 라고 명명하기도 한다. 초기 치료가 실패한 경우 이학적 평가를 재실시하여 이석증 진단의 정확성을 다시 확인해보아야 하며, 만약 여전히 이학적 검사상 이석증에 합당한 소견을 보이고 있는 경우 이석정복술을 재 실시하여야 한다. 이 경우 지속적인 이석정복술의 시도를 통해 90~98%의 치료 성공률을 얻을 수 있다고 보고되어 있다. 특히 가쪽반고리관 이석증의 경우 많게는 6% 정도에서 뒤반고리관으로 이석이 이동하게되는 현상인 반고리관 변환 *canal conversion* 이 일어날 수 있기 때문에, 지속되는 가쪽반고리관 이석증의 경우 세심한 재평가가 필요하다.

이석증 치료 성공률은 동반된 평형 기능 저하에 의해서도 영향 받을 수 있다. 외상 후 발생한 이석증이나 전정신경염 *vestibular neuritis* 에 동반된 이석증의 경우 치료 실패율이 더 높다고 보고된 바 있으며, 이석증 발생률이 더 높다고 알려져 있는 메니에르병 *Meniere's disease* 이나 편두통 *migraine* 환자들의 경우 이석증 증상의 지속기간이 더 연장되고, 이석증 재발률이 증가하며, 고령환자들의 낙상 위험도가 증가되었다는 보고가 있다. 만약 동반된 평형 기능 질환이 확인 된 경우, 해당 질환 확인을 위한 추가적인 검사(예, 메니에르병 확인을 위한 청력검사 등)가 시행되어야 하며, 합당한 치료가 병행되어야 한다. 한편, 동반된 뚜렷한 이신경학적 질환의 증거가 없다고 하더라도 환자 개개인의 잔여 평형 기능은 증상의 지속에 영향을 끼칠 수 있으며 치료 반응 평가에 고려되어야 할 것이다.

결론적으로, 검사 소견이나 증상이 전형적이지 않거나 치료에 잘 반응하지 않는 이석증의 경우, 진단의 정확성을 재평가하여어야 하며 동반된 기타 말초성 평형 기능 장애나 중추 신경 변경 등에 대한 가능성이 고려되어야 한다. 만약 검사 소견이나 증상이 이석증에 합당하지만 초기 치료에 반응하지 않았던 경우, 반복적인 이석정복술과 같은 적극적인 개입이 필요하며, 이를 통해 치료 성공률을 높일 수 있다.

## 1.8 교육(education)

임상의는 환자들에게 이석증의 위험성, 재발의 가능성 그리고 추적 관찰의 필요성에 대하여 교육하여야 한다. **(권고, recommendation)**

이석증은 다양한 치료 방법이 존재하며, 한번의 치료로 꼭 해결되는 것은 아니며, 재발의 가능성이 있는 질환임을 환자들에게 설명하여야 한다. 특히 낙상 위험성의 증가와 같이 이석증 자체로 인한 위험성 또한 고지되어야 한다.

이석증 교육의 주된 목적은 환자들의 이석증에 대한 이해도를 높이는 것이다. 갑작스러운 현훈은 환자와 가족들에게 있어 큰 충격으로 다가올 수 있지만, 일련의 신경학적 검사와 이학적 검사(예, Dix-Hallpike 수기)만으로도 이석증을 진단할 수 있으며 불필요한 약제나 영상검사들을 줄일 수 있기 때문이다. 이 사실을 환자들에게 설명하는 것 만으로도 그들을 안심시킬 수 있고, 진단에 대한 신뢰를 얻을 수 있다.

장기간 추적 관찰에 대한 연구는 부족하지만, 6개월 동안 이석증 환자들을 추적 관찰해 보았을 때 5~13.5%에서 재발이 발생하였다는 보고가 있다. 또한 외상 후 발생한 이석증의 경우 재발율이 더 높다고 알려져 있다. 따라서 임상의는 환자들에게 재발의 가능성에 대하여 설명을 하여야 하며, 이는 추후 재발시 환자들이 신속하게 의료기관에 내원하여 이석정복술이나 전정재활과 같은 적합한 치료를 받을 수 있도록 도와준다. 또한, 재발 가능성에 대한 설명을 통해 환자의 불안감을 상쇄시키고, 이석증 재발시 환자들이 적절하게 대처할 수 있도록 한다.

이석증으로 인한 낙상 위험성의 증가 또한 설명되어야 한다. 특히 고령 환자들의 이석증의 경우 낙상의 위험성이 뚜렷하게 증가하며, 고령의 경우 낙상으로 인한 심각한 부상 발생의 위험이 높기 때문에 이 점에 대하여 환자 및 보호자들이 인지하고 있어야 한다. 특히 처음 이석증을 진단 받은 후 이석증 치료를 위해 타 기관으로 의뢰되는 환자들의 경우, 그 사이 기간에 낙상 발생 위험률이 높아 주의를 요한다.

마지막으로, 추적 관찰의 중요성이 환자들에게 설명되어야 한다. 만약 초기 치료로 경과 관찰을 시행하였던 환자들의 경우 이석증이 자연 회복되지 않는다면 이석정복술 등의 적극적인 치료가 필요하기 때문이며, 비전형적인 증상들(청력저하, 심한 보행 장애, 체위와 관계 없이 지속되는 현훈 등) 발생시 다른 말초 평형 질환들이나 중추신경병변 등에 대한 추가적인 평가가 필요하기 때문이다.

## 1.9 미래 연구의 방향(research needs)

2017 AAO-HNS 임상 진료 지침에서는 향후 이석증 연구가 이루어져야 할 18가지 방향성을 제시하였다. 이들을 소개하며 본 챕터를 마친다.

1) 이석증의 의심되는 병력과 이학적 검사 결과들을 기반으로, 어떤 특정한 상황들에서 진단을 위한 추가적인 전정기능검사 그리고/혹은 영상의학검사가 시행되어야 하는지에 대한 비용–효과성 연구가 수행되어야 한다.
2) 이석증의 진단을 위한 청력검사의 유용성과 비용–효과성 평가가 이루어져야 한다.
3) 이석증 진단 기준의 교육과 적용 이후 실제 임상에서 이석증 진단을 위한 불필요한 검사들이 줄어들었는지 확인하여야 한다.
4) 뒤반고리관 이석증에서 적절한 이석정복술의 횟수와 이석정복술 사이의 간격에 대하여 추가적인 연구가 필요하다.
5) 이석정복술을 통한 이석증의 조기 진단, 조기 치료 그리고 조기 증상 경

감의 비용-효과성 평가가 필요하다.

6) 재발 혹은 낙상과 같은 이석증의 합병증을 줄이기 위한 이석정복술 및 장기적인 전정재활의 효용성에 대한 장기 추적 코호트 연구가 필요하다.
7) 일부 환자들에서 이석정복술 단독 대비 이석정복술 후 추가적인 전정 치료가 이득이 있는지에 대한 연구가 필요하다.
8) 주거, 직장, 운전상황 등 사회기능적인 측면에 끼치는 이석증의 영향에 대한 연구가 필요하다.
9) 이석증의 원인과 진단에 따라 낙상의 위험성을 평가하는 역학 연구가 진행되어야 한다.
10) 전반적인 삶의 질 *general quality of life* 과 어지럼증 특이적인 삶의 질 *dizziness-specific quality of life* 에 이석증이 끼치는 영향에 대한 연구가 필요하다.
11) 이석증 치료 평가를 위한 이석증 특이 삶의질 척도 *disease-specific quality of life measure for BPPV* 의 개발이 필요하다
12) 이석증 환자들의 추적 관찰시 구조화된 *structured* 추적 관찰 스케쥴과 필요시 방문하는 *as needed* 추적 관찰 스케쥴 사이의 효과 비교가 진행되어야 한다.
13) 이석정복술 간 의미있는 효과 비교를 위하여 다양한 가쪽반고리관 이석정복술 명칭들의 통일이 이루어져야 한다.
14) 이석증 치료에서 유양동 진동 *mastoid vibration* 술기의 효과 평가가 필요하다.
15) 골다공증, 치과 치료, 마사지나 전동 칫솔 과 같이 두개 진동을 유발하는 기구 등 이석증 발생에 영향을 끼칠 수 있는 다양한 인자들에 대한 역학 연구가 이루어져야 한다.
16) 난치성 이석증에 기여하는 환자 요인과 치료 요인들에 대한 연구가 필요하다.
17) 앞반고리관 이석증의 진단 및 이환된 방향(좌 우)을 판단할 수 있는 검사 방법과 이에 대한 민감도, 특이도, 예측도 등에 대한 분석이 필요하다.

18) 뒤반고리관과 가쪽반고리관 이석증 진단 술기에 대한 진단 정확도 평가가 이루어져야 하며, 전문가가 없는 진료 환경 *nonspecialty settings* 에서 치료 성공률에 대한 평가가 이루어져야 한다.

## 심화학습

### 1. 전정기능검사는 권고하지 않는다고 하는데 그렇게 해야하나요?

앞에서 서술한 3번 항목의 "이석증 진단을 위한 기타검사"에서도 설명하였지만, 이석증에서 전정기능검사는 권고하지 않음 Recommendation against 이기는 하지만 주의를 요한다. 전형적인 typical 이석증의 병력과 이학적 검사 소견을 보이고 있는 환자에게는 추가적인 전정기능검사가 큰 도움이 되지 않는 것은 맞다. 하지만 몇 가지 경우에서는 전정기능검사가 도움이 될 수 있다. 1) 이석증 병력이 불명확 하고, 이학적 검사상 전형적인 이석증 안진이 아닌 경우, 2) 청력저하, 자세 불균형이 매우 심하거나 걸기 *gait* 가 제대로 되지 않는 경우, 3) 자발안진 등 동반된 다른 말초성 전정질환이 의심되는 경우, 4) 이석증이 의심되는 환자에게서 이석정복술을 시행하였으나 정복에 실패하거나 자꾸 재발하는 이석증 환자 등에는 비디오 안진검사 *video-nystagmography* 를 포함하는 추가적인 전정기능검사가 필요하고 임상의는 전정기능 검사의 시행을 망설이지 말아야 한다. 또한 임상의가 이석증의 진단에 확신이 없는 경우에도 추가 검사를 통해 자세하게 안진을 관찰하여 도움을 얻을 것이 권유된다.

### 2. 이석증에서 전정재활이 도움이 되나요?

이석증에서의 전정재활은 1) 초기 이석정복술로 치료에 실패한 이석증 환자들, 2) 이석정복술을 시행하지 못하는 환자들, 3) 이석증 외 다른 손상이 있는 환자들, 4) 이석정복술을 거부한 환자들에게 추가적으로 시행될 수 있다. 임상 지침에서는 두가지 대표적인 운동-습관화를 기반으로 한 전정재활 방법으로 1) Cawthorne-Cooksey 운동 요법 *Cawthorne-Cooksey exercises* 과 2) Brandt-Daroff 운동요법 *Brandt-Daroff exercise* 를 소개하고 있고, 이 전정재활들은 어지러운 자극의 습관화를 통해 말초 평형 기능 손상에 대한 피로를 유발하며 중추신경계의 보상을 촉진한다고 하였다. 여러 연구들을 종합해서 내린 결론은, 전정재활은 초기치료로서 이석정복술의 효과를 대신할 수는 없지만, 장기적인 관점에서의 기능적 회복의 촉진은 도움을 줄 수 있다고

하였다. 최근에는 전문적이고 구체화된 개인화 프로그램 *customized VR* 에 대한 연구들이 시도되고 있다.

### 3. 내과적 치료 (항히스타민제 등)는 왜 권고하지 않는 건가요?

여러 가지 전정 억제제 *vestibular suppressant* 들은 장기적으로 지속되는 어지럼증에 대하여 증상을 경감시킬 수 있지만, 중추 보상을 저해하는 요인이 되기도 한다. 또한 노인 환자들에서 기존 기저 질환을 악화시킬 수 있기 때문에, 주의해야 한다. 이석증에서 약물 치료는 매우 심한 자율신경계 증상(구토, 구역 등)을 완화시키는 데 단기적으로는 도움이 되지만 일상적인 사용은 연구 근거가 부족하며 제한적으로 사용해야 한다.

## 참고문헌


1. 반재호, 최현진. 양성 돌발성 두위현훈의 전정 재활치료. 대한평형의학회지 2007;6:100-110
2. 심대보. 이석증: 진단 기준과 진단의 최신 지견. Research in Vestibular Science 2020;19
3. Amor-Dorado JC, Barreira-Fernández MP, Aran-Gonzalez I, et al. Particle repositioning maneuver versus Brandt-Daroff exercise for treatment of unilateral idiopathic BPPV of the posterior semicircular canal: a randomized prospective clinical trial with short- and long-term outcome. Otol Neurotol 2012;33:1401-1407
4. Asawavichianginda S, Isipradit P, Snidvongs K, et al. Canalith repositioning for benign paroxysmal positional vertigo: a randomized, controlled trial. Ear Nose Throat J 2000;79:732-734, 736-737
5. Bhattacharyya N, Baugh RF, Orvidas L, et al. Clinical practice guideline: benign paroxysmal positional vertigo. Otolaryngol Head Neck Surg 2008;139:S47-81
6. Bhattacharyya N, Gubbels SP, Schwartz SR, et al. Clinical Practice Guideline: Benign Paroxysmal Positional Vertigo (Update). Otolaryngol Head Neck Surg 2017;156:S1-s47
7. Brandt T, Dieterich M. Vestibular falls. J Vestib Res 1993;3:3-14
8. Burton MJ, Eby TL, Rosenfeld RM. Extracts from the Cochrane Library: modifications of the Epley (canalith repositioning) maneuver for posterior canal benign paroxysmal positional vertigo. Otolaryngol Head Neck Surg 2012;147:407-411
9. Froehling DA, Bowen JM, Mohr DN, et al. The canalith repositioning procedure for the treatment of benign paroxysmal positional vertigo: a randomized controlled trial. Mayo Clin Proc 2000;75:695-700
10. Furman JM, Cass SP. Benign paroxysmal positional vertigo. N Engl J Med 1999;341:1590-1596
11. Han S-J, Kim CY, Shim DB, et al. Analysis of risk factors for recurrence of benign paroxysmal positional vertigo: an 11-year nationwide population-based study. Korean Journal of Otorhinolaryngology-Head and Neck Surgery 2018;62:15-22
12. Haynes DS, Resser JR, Labadie RF, et al. Treatment of benign positional vertigo using the semont maneuver: efficacy in patients presenting without nystagmus. Laryngoscope 2002;112:796-801
13. Hien le TT, Cumming RG, Cameron ID, et al. Atypical antipsychotic medications and risk of falls in residents of aged care facilities. J Am Geriatr Soc 2005;53:1290-1295
14. Hillier SL, Hollohan V. Vestibular rehabilitation for unilateral peripheral

vestibular dysfunction. Cochrane Database Syst Rev 2007:Cd005397

15. Horak FB, Jones-Rycewicz C, Black FO, et al. Effects of vestibular rehabilitation on dizziness and imbalance. Otolaryngol Head Neck Surg 1992;106:175-180

16. Jung HJ, Koo JW, Kim CS, Kim JS, Song JJ. Anxiolytics reduce residual dizziness after successful canalith repositioning maneuvers in benign paroxysmal positional vertigo. Acta Otolaryngol 2012;132:277-284

17. Lee JB, Han DH, Choi SJ, et al. Efficacy of the "bow and lean test" for the management of horizontal canal benign paroxysmal positional vertigo. Laryngoscope 2010;120:2339-2346

18. Lynn S, Pool A, Rose D, et al. Randomized trial of the canalith repositioning procedure. Otolaryngol Head Neck Surg 1995;113:712-720

19. Monobe H, Sugasawa K, Murofushi T. The outcome of the canalith repositioning procedure for benign paroxysmal positional vertigo: are there any characteristic features of treatment failure cases? Acta Otolaryngol Suppl 2001;545:38-40

20. Nunez RA, Cass SP, Furman JM. Short- and long-term outcomes of canalith repositioning for benign paroxysmal positional vertigo. Otolaryngol Head Neck Surg 2000;122:647-652

21. Oghalai JS, Manolidis S, Barth JL, et al. Unrecognized benign paroxysmal positional vertigo in elderly patients. Otolaryngol Head Neck Surg 2000;122:630-634

22. Roberts RA, Gans RE, DeBoodt JL, et al. Treatment of benign paroxysmal positional vertigo: necessity of postmaneuver patient restrictions. J Am Acad Audiol 2005;16:357-366

23. von Brevern M, Bertholon P, Brandt T, et al. Benign paroxysmal positional vertigo: Diagnostic criteria. J Vestib Res 2015;25:105-117

24. Kim MK, Kim HR, Jun HW, et al. Risk Factors and Clinical Features of Recurrent Benign Paroxysmal Positional Vertigo. Korean Journal of Otorhinolaryngology-Head and Neck Surgery 2019;62:562-567

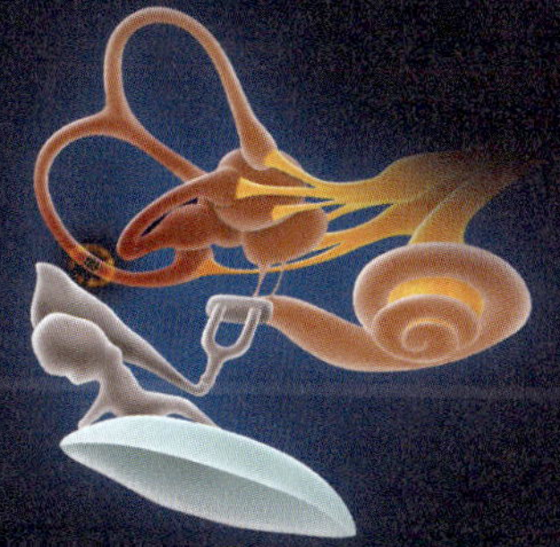

# 4.2

# 최근의 메타분석 및 체계적 문헌고찰 리뷰

단국대학교 이민영/단국대학교 정재윤

이석증의 진단과 치료는 이 전 챕터에서 설명된 2017년 미국이비인후과학회에서 제시한 가이드라인을 참고하는 것이 바람직하다. 하지만2017년 출판된 가이드라인을 참고 하여도 아직 의료진 혹은 환자들의 궁금증을 모두 해결하기에는 부족한 점이 있을 수 있다. 이석증의 경우 많은 환자가 처음 겪어 보는 아주 심한 어지럼증을 경험하기 때문에 예를 들어 '왜 이 질환이 발생하는지?' 아니면 '재발을 방지하기 위해 어떠한 방법이 있는지?' 등에 대한 질문을 자주 하곤 하지만 이 에 관련한 명확한 답을 주기는 어렵다. 또한 가이드라인의 발간 이후 상당한 시간이 흘러 최신 연구들을 반영하지 못하는 점도 고민해야할 부분이다. 그렇다면 2017년 이후 주목할 만한 연구나 보고들이 있었는지 살펴봐야 하는데 최근 여러 연구를 복합적으로 분석하는 메타분석 들과 여러 조건을 갖추어 객관성을 확보한 전향적 연구들이 여러 인기를 끌었고 이러한 연구들이 거의 모든 분야에서 많이 진행되었다는 점은 최근 연구들을 보다 관심있게 살펴봐야할 만한 이유일 것이다. 따라서 본 챕터에서는 이석증 관련 최근(2017년 이후) 메타분석 *Meta-analysis* 과 체계적인 리뷰 *Systemic Review* , 전향성 연구 *Randomized controlled trial; RCT* 들의 결과들을 분석해 보고자 한다.

## 1.1 이석증의 위험인자(6메타분석, 1체계적인 리뷰)

서두에서 언급 했듯이 이석증 환자들이 매우 궁금해 하는 두 가지는 우선 '환자들이 왜 이 질환이 발생했는지?' 와 '재발을 어떤 경우에 하게 되는지?' 라고 생각된다. 이 두 가지 질문과 관련된 메타 분석 보고들이 있다. 우선 첫 번째 이 질환의 발생과 관련된 위험 인자에 대한 최근 메타 분석이 있었다. 2000년부터 2020년까지 20년간 PubMed, EMBASE, Cochrane Library를 검색하여 19개 연구 총 2618명을 포함하였다. 이 연구에 의하면 여성, 비타민D부족, 골다공증, 편두통, 두부 외상, 고 콜레스테롤이 위험 인자로 보고 되었다.[3] 질환의 발생보다 환자들이 궁금해 하는 부분은 본인이 경험하게 된 이 증상이 또 다시 재발할지 에 대한 여부가 아닐까 한다. 발생과 관련된 신뢰할 만한 최근 메타 연구는 하나 였지만 재발과 관련된 메타연구는 그간 두가지의 보고 가 있었다. 두 연구 모두 각각10년간 3060명 그리고 2019년 이전 연구에서 36646명의 환자를 포함시킨 대규모 연구 였다. 이 두가지 연구에서 모두 공통적으로 보고된 위험 인자만 소개를 하면 위험 인자는 여성, 고혈압, 당뇨, 고지혈증, 골다공증 이었다.[5,16] 이 위험인자들은 두 대규모 연구에서 모두 위험인자로 보고되므로 이석증의 재발과 관련성이 높다고 여겨질 수 있겠다. 발생과 재발에 관련 있는 위험 인자를 비교해 보면 이 두가지 위험인자에 고령이 포함되어 있지 않은 점이 흥미롭다. 하지만 엄밀히 말하면 재발에 대한 분석을 한 메타 분석 두 가지 중 하나에는 포함되어 있었다. 그렇기에 고령과 관련된 연구들을 조금 더 깊게 살펴 볼 이유가 있겠다.

환자들의 나이 분포를 보면 알 수 있지만 이석증 같은 경우 환자들이 나이가 많은 경우가 많다. 이석증의 특성상 다수가 적절한 치료를 받게 되면 빠른 시간안에 증상이 호전되는 경우가 많기 때문에 모든 환자들에게 비교적 좋은 예후를 설명하게 되는 경우가 많다. 하지만 최근 연구에 의하면 고령의 경우 그 치료 결과가 좋지 않을 수 있음을 보고하였다. Sim들은 메타 분석을 통해서 고령의 경우 동정 균형 검사와 설문지 등에서 호전되는 정도가 적다고 보고하였고,[25] 그 이후에 보고된 Laurent 등의 연구에 의하면 치료율은 같아도 더 많은 이석 정복술이 필요할 수 있다고 제시하였다.[13] 종합해 보면 고령의 경우 발병의 위험인자는 아닐 가능성이 있지만 치료 경과가 좋지 않을 가능성이 있겠다.

이석증의 많은 경우 그 이유를 알고 있지 못하는 경우가 많지만 이유를 추측해 볼 수 있는 경우 가장 흔한 이유는 두부 외상이다. 발병과 재발관련 메타 분석을 살펴보면, 고령과는 반대로 두부 외상은 발생의 위험인자로 포함되었지만, 재발의 위험 인자로는 포함되지 않았다. 하지만 두부 외상이후에 발생한 질환의 경우 치료가 더 어렵다고 주장되고 있다. 이를 뒷받침하는 메타 연구가 있었고 그 연구 결과 역시 외상성 질환의 경우 더 많은 이석 정복술이 필요하였고 재발이 더 많이 발생한다고 보고되었다.[4] 결국 두부 외상에 의한 이석증의 경우 이에 대한 연구 결과가 일관적이지 않아 결론을 내리기에는 충분하지 않은 것 같다.

별개로 재발이 아닌 치료 이후 잔존하는 어지럼증이 있을 수 있는 위험인자에 대한 보고도 있었고, 여성, 이차성 질환, 치료 전 증상 이환 기간이 길었던 경우, 경부/안구 VEMP (Vestibular Evoked Myogenic Potential) 검사가 이상을 보이는 경우, Dizziness Handicap Index (DHI)가 치료 전 높았던 경우, 골다공증, 겨울 발생 그리고 재발성 질환 등이 있다.[11] 종합해 보면, 발생, 재발, 잔존 어지럼증의 위험 인자에 여성과 골다공증이 모두 포함되는 것으로 보인다. 이 두 인자 중 골다공증은 예방 과 치료도 가능한 인자기에 자세히 알아볼 필요가 있겠다.

## 1.2 이석증과 골다공증/비타민D(6메타분석, 2체계적인 리뷰, 1전향적 연구)

위의 이석증의 위험 인자에 관련된 메타 분석들을 고려하면 골다공증은 이석증과 밀접한 관련이 있는 것으로 추측된다. 실제로 2019년도에 보고된 골밀도에 집중한 메타연구에 의하면 이석증 환자들은 골 밀도T점수가 낮고 골다공증의 위험도가 높다는 증거가 발견되었다.[8] 하지만 보다 최근에 발표된 체계적 리뷰에서는 이 상관관계가 약하다고 결론을 내고 있다.[14] 이러한 결론의 불일치는 골다공증이 아닌 질환의 원인 인자이고 교정가능한 인자인 비타민D와 이석증과의 상관 관계로 내용을 발전시키게 되면 더 확연해 진다. 2018년도에 이석증과 비타민D결핍의 상관관계를 메타분석한 논문이 발표되었고 이 연구에서는 상관관계를 확인하지 못했다.[1] 하지만 2019년과 2020년에 연이어 발표된 혈중 요산 수치 혹은 비타민D와 이 질환의 연관성 메타 분석에서는 비타민D의 경우 독립적인 위험 인자가로 판단되었다.[29,30] 이 두가지 연구의 서로 다른 결론으로 비타민 D부족과 이석증의 밀접한 연관성은 증명하기는 어려워졌다.

그렇다면 이석증 재발에 비타민D의 복용이 효과가 있을까? 2020년과 2021년에 보고된 메타분석과 잘 구성된 전향적 연구에 의하면 가능성이 보인다. 2020년에 비타민D복용이 재발성 이석증 환자에서 효과가 있다고 보고 했고,[10] 이를 반영하듯 2021년 메타분석에서 비타민D복용이 재발을 줄일 수 있다고 보고 됐다.[31] 2022년의 체계적인 리뷰 발표에서는 긍정적인 결론이었으나 조심스럽게 추가 연구들이 필요하다고 제시하였다.[9] 아직 쉽게 단정하기는 이르지만, 비타민D복용이 질환의 재발과 연관 가능성은 적지 않은 것 같다. 그렇다면 질환의 발생은 관련이 없고 재발만 관련이 있는 것일까? 혈중 비타민D연구가 결과가 다양한 이유는 무엇일까? 확언할 수 없지만, 이석증의 일부가 비타민D부족으로 인해 발생하고 이 경우 재발이 잦아서 비타민D의 복용이 이 질환 발생이 아닌 재발에 효과가 있을 가능성이 있겠다. 2023년 추가된 메타분석에서 이른 나이에 발생한 골다공증이 질환의 가능성을 높이는 것으로 보고된 것[7] 등이 비타민D부족으로 발생하는 이석증의 비율이 어느정도 있는 것을 시사하고 위에 언급된 전향적 연구에서도 비타민D가 부족한 경우 효과가 높다고 언급한 점들이 그 근거가 된다(표 4-3).

## 1.3 전정기능 및 그 외의 검사(7메타분석)

이석증의 잔존 어지럼증의 위험 인자에는 전정기능 검사 중 VEMP에서 이상을 보이는 경우가 포함이 되어 있다. 이런 주장이 나올 수 있는 근거는

표 4-3 The meta-analysis, systemic reviews and randomized controlled study about vitamin D, bone metabolism disorder and BPPV.

| BMD or Serum VitD or VitD supplements | Journal type (Meta-Analysis/ systemic review/RCT) | Year | First Author | Journal name | Outcome |
|---|---|---|---|---|---|
| BMD | Meta-analysis | 2019 | He | Eur Arch Otorhionlaryngol | **Strong evidence** |
| BMD2 | Systemic Review | 2021 | Lee | Ear Hear | *Only weak evidence* |
| BMD | Meta-analysis | 2023 | Garcia | Ann Otol Rhinol Laryngol | **Early onset osteoporosis and BPPV incidence** |
| Serum VitD | Meta-analysis | 2018 | Al Garni | Eur Arch Otorhionlaryngol | *Failed to establish relationship* |
| Serum VitD | Meta-analysis | 2020 | Yang | Eur Arch Otorhionlaryngol | **Independent risk factor** |
| VitD supplements | RCT | 2020 | Jeong | Neurology | **VitD and calcium for recurrence** |
| VitD supplements | Meta-analysis | 2021 | Yang | Sci Prog | VitD for BFPV recurrence |
| VitD supplements | Systemic Review | 2022 | Hong | Otol Neurotol | **VidD for subnormal VitD /** *paucity of high-quality study* |

BMD: Bone mineral density; BMD2: Bone metabolism disorder; VitD: Vitamin D; RCT: Randomized Controlled Trial;
Bold: positive opinions; Italic: negative opinion or inconclusive

VEMP가 이석기관의 기능을 반영한다고 생각되기 때문이다. 이석기관에 병변이 있는 경우 이석이 분리되어 세반고리관으로 이동하고 이 경우 이석증이 발생할 가능성이 높아질 것이다. 혹은 이석기관 병변으로 이석이 지속적으로 이탈하여 이동하는 경우는 재발성 이석증의 훌륭한 가설이 된다. 이에 VEMP와 질환 연관성 관련 3개의 메타분석이 있어 소개하려 한다. 우선 건측과 병변 측을 비교한 연구에서 VEMP의 차이가 확인되었다.[19] 이 연구에서는 경부VEMP와 안구VEMP가 모두 비교되었다. 하지만 이 연구는 동일 대상의 양측을 비교한 연구이고 실제 검사의 이상소견이 아니라 차이점을 확인하였다는 단점이 있었다. 이를 보완하기 위해 Chen 등은 메타분석을 통해 질환의 발병과 구형낭의 병변을 시사하는 경부VEMP의 이상소견 연관성을 분석하여 연관성의 가능성을 확인하였고, 나아가서는 안구VEMP와 경부VEMP를 비교하여 난형낭의 병변 즉 안구VEMP의 이상 소견이 이석증과 더 관련성이 두드러지는 것으로 발표 했다.[3] 이석증이 전정기능 검사에 영향을 줄 수 있을 것으로 생각되는 검사가 더 있다. 이석이 세반고리관으로 이동하여 환자의 자세와 중력에 의해 세반고리관의 내림프의 흐름에 영향을 주는 경우 *Positional Jam* 두부 충동 검사에서 기능 저하 결과가 보일 수 있다는 가설이 제기되었다.[2] 이 가설은 다양한 연구들이 이석증에서 두부충동검사의 이상 소견을 보고했기 때문에 제시되었고, 여러 문헌들을 메타 분석한 연구에서는 비디오두부충동검사가 특히 뒤반고리관 이석증의 진단에 도움이 될 수 있을 것으로 제시했다.[6]

전정기능 검사 외에 진단을 위한 biomarker나 이를 발견하기 위한 차세대 유전자 검사들에 대한 메타 분석도 있었다. 우선 otolin-1은 이석의 적절한 형성을 위한 골격 당단백질이다. 또한 혈액-미로 장벽 통과가 가능하기에 말초혈액 검사가 가능하다. 동물 모델에서 연구가 진행되어 어느정도 biomarker로의 가능성이 제시되었지만 종합적인 연구가 필요한 상황이었다. 그렇기에 otolin-1을 종합한 메타 분석이 진행되었고 585명의 참가자를 분석한 연구에서 질환을 가진 환자 들에서 정상인에 비해 혈청 otolin-1이 유의하게 증가한 것이 확인되었다.[17] 이러한 biomarker들은 질환의 진단과 분류 등에 활용될 가능성이 높고 추가적인 인자들을 발견하는 과정 역시 중요하다. 또한 가족력이 있는 재발성 이석증의 경우 질환의 원인 유전자를 찾는다면 그 원인 분석과 치료에도 도움이 될 것이다. 그리하여 메타분석을 이용하여 ZNF91, OTOGL 그리고 OTOP1이 그 가능성이 있는 것으로 소개되었고,[26] 향후 이 유전자들의 추가 연구들이 기대된다.

## 1.4 이석증의 치료(2메타분석 11전향적 연구)

질환의 진단도 중요하지만, 이석증은 증상이 급격히 발생하고 환자들의 일상생활에 큰 영향을 주게 된다. 그렇기에 조속한 치료가 필요하며 가이드라인에서 제시하듯 이석정복술이 매우 중요하다. 하지만 모든 이석증이 한번에 치료되지는 않는다 어떤 경우 수주 혹은 수개월 지속되기도 하고 팽대부릉에 이석이 부착된 cupulolithiasis같은 경우 치료에 더 많은 시간이 걸리게 된다. 이에 보다 효과적인 새로운 치료법 등이 꾸준히 연구되고 있다. 이 중 체계화된 전임상 임상 연구들과 메타 분석을 소개하고자 한다.

우선 당연히 가장 다수로 소개된 전향적 임상 연구들은 새로운 이석정복술 *Canalolith repositioning therapy: CRT* 을 개발하여 임상 적용한 내용들이다. Forced prolonged position의 경우 가쪽반고리관 질환에 효과가 있고,[18] The Semont Plus maneuver는 뒤반고리관 질환에서 기존 치료법에 비해 향상된 치료 결과를 보였다.[27] 이 두 연구는 100명 이상의 대상자를 포함시킨 대규모 체계적 임상 분석이기에 그 의의가 있다. 하지만 Forced prolonged position연구의 경우 기존의 다른 치료법과 비교하지 않았기 때문에 아직까지는 비교적 단순한 방법으로 치료 효과를 볼 수 있는 경우라 하겠다. 그렇기에 최근 연구 중 체계화된 방법으로 진행된 연구 중 기존 치료에 비해 우월한 결과를 보인 이석정복술은 The Semont Plus maneuver가 유일하다고 하겠다. 이 치료법의 방법은 다음과 같다. 환자가 침대에 걸터앉아서 병변 반대측으로 고개를 45도 회전시키고 안전을 위해 병변측 수평방향을 뻗은 후 150도 상체를 병변측으로 눕히게 된다. 이 자세로 60초 지속한 이후, 다시 몸(상체)을 병변 반대측으로 240도 눕혀 60초를 유지한 이후 다시 원래 자세로 돌아가는 것이다. 이 방법으로 하루에 총 9회(아침3회

점심3회 저녁3회) 치료하는 것이 권유되었다(https://edhub.ama-assn.org/jn-learning/video-player/18794331?widget=personalizedcontent&previousarticle=18794329).

이와는 대조적으로 최근 여러 연구들이 기존 치료법에 비해 효과적일 것으로 생각되었지만 그 효과가 기존 치료법과 통계적인 차이가 없는 경우들이 있었다. Li quick repositioning,[15] Mastoid oscillation[12] 등이 이에 해당한다. 그렇다 하더라도 이들은 모두 기존의 치료법들과는 동등한 효과를 보여 주어 기존 치료 방법을 적용할 수 없는 경우 대체 치료 법으로 고려해 볼 수 있겠다.

또한 무작위 전향연구로 전정재활치료를 기존 치료에 추가로 진행한 임상시험들이 긍정적인 효과를 보고했다. 뒤반고리관 질환을 대상으로 한 연구에서는 긍정적인 결과를 보지 못했으나,[28] 만성 질환과 전체 질환을 종합으로 비교한 연구에서는 증상 등의 호전이 확인되었다.[21,22,20] 이러한 임상 연구들이 보다 최적의 질환 치료를 위해 필요할 것으로 판단된다. 하지만 제한점은 이러한 전정재활치료의 임상 연구들이 무작위화 된 체계적인 연구이지만 단편적이고 많은 연구가 소규모 연구라는 점이다(대규모 연구가 1례 있으나 일반 전정재활이라기 보다는 맞춤형 자가 치료법임). 그렇기에 보다 객관적인 결과를 위해서는 대규모 연구 혹은 메타분석이 필요할 것으로 보인다.

추가로 기존의 가이드라인에서 추천과 같이 전정억제 약물들이 이석증에 효과가 없다는 것을 다시 확인한 연구가 있었는데[24] 이 연구는 무작위 전향적 연구들의 메타분석해서 그 과학적 증거가 높다고 볼 수 있어 의미가 있겠다. 흥미로운 점 하나는 약물 치료로는 Betahistine을 기존 치료에 추가하여 호전될 결과를 보고한 전향 연구가 있었다.[23] 후 반고리관 질환 100명을 대상으로 유의하게 어지럼증 척도가 감소한 것을 확인하였다. 비록 기존의 가이드라인에서는 약물 치료를 하지 않는 것을 권고 하지만 이석정복술과 함께 시해할 수 있는 약물의 잠재적인 후보가 될 수 있을 것이다(표 4-4).

## 1.5 요약

- 이석증의 재발 위험인자로 공통적으로 제시되고 있는 인자는 여성, 고혈압, 당뇨, 고지혈증, 골다공증이고, 추가적으로 고령을 고려해 볼 수 있음
- 골다공증 등 골 대사질환이 이석증과 관련이 있을 수 있고, 비타민D수치가 모든 질환과 관련이 있는 것은 명확하지 않지만, 경우에 따라 특히 비타민D수치가 낮은 경우 보완 약물 치료의 효과 가능성이 있음
- VEMP특히 안구VEMP의 이상 소견이나 비디오 두부충동검사 중 뒤반고리관 이상 소견, 혈중Otolin-1수치의 상승이 이석증 진단에 도움을 줄 수 있음

  Forced prolonged position은 가쪽반고리관 질환에 효과가 있는 치료 법일 수 있고, The Semont-Plus 법은 기존의 치료 보다 뒤반고리관 질환에 우월한 치료법일 수 있음
- 전정억제 약물들은 치료에 효과가 없고, 전정재활치료 혹은 Betahistine의 추가 치료를 고려해 볼 수 있음

표 4-4 The meta-analysis and randomized controlled study regarding treatment for BPPV.

| Types | Treatment for BPPV | Journal type (Meta-Analysis/ RCT) | Year |
|---|---|---|---|
| VRT | Balance VRT add on | RCT (n=14) | 2017 |
| CRT | Mastoid oscillation vs. Gufoni maneuver | RCT (n=209) | 2017 |
| CRT | Post-maneuver restriction | Meta-analysis (n=739) | 2018 |
| CRT | Li quick repositioning | RCT (n=120) | 2018 |
| VRT | VRT add on | RCT (n=32) | 2019 |
| VRT | Home treatment add on | RCT (n=106) | 2019 |
| CRT | Cupulolith repositioning maneuver | RCT (n=49) | 2020 |
| CRT | Forced prolonged position | RCT (n=221) | 2021 |
| VRT | VRT add on to CRT | RCT (n=36) | 2021 |
| medication | Betahistine add-on | RCT (n=100) | 2022 |
| medication | Vestibular suppressant | RCT of Meta-analysis (5 studies, n=296) | 2023 |
| CRT | The Semont-Plus maneuver | RCT (n=195) | 2023 |

VRT: Vestibular rehabilitation therapy; RCT: Randomized Controlled Trials; CRT: Canalolith Repositioning Therapy; VAS: Visual analogue scale; DHI: Dizziness Handicap Index; HC: Horizontal canal
Bold: positive opinions; Italic: negative opinion or inconclusive

| First Author | Journal name | Outcome |
|---|---|---|
| Ribeiro | Disabil Rehabil | **Better dynamic balance than CRT Chronic BPPV** |
| Kim | J Neurol | *Equivocal for apogeotropic HC BPPV* |
| Cromwell | Otol Neurotol | *No statistical difference* |
| Li | Acta Otolaryngol | *Not superior to barbecue maneuver for geotropic HC BPPV* |
| Rodrigues | Otol Neurotol | **Lower dizziness and lower recurrence** |
| Piromchai | Otol Neurotol | **Effective for reducing symptom** |
| Kong | Acta Otolaryngol | *Not superior to other maneuvers in apogeotrophic HC BPPV* |
| Mandalà | Laryngoscope | **Better than sham therapy** |
| Taçalan | J Bodyw Mov Ther | *No improvement in posterior BPPV* |
| Sayin | Braz J Otorhinolaryngol | **Improved VAS, DHI in posterior BPPV** |
| Sharif | Acad Emerg Med | *No effect* |
| Strupp | JAMA Neurol | **Earlier recovery compared to Epley maneuver in posterior BPPV** |

## 심화학습

**1. 이석증의 가이드라인 보다 본 챕터의 내용을 더 믿어야 할까요?**

답) 아닙니다. 본 챕터의 리뷰에서 비록 객관성이 높은 RCT, 메타 분석을 많이 인용하여 설명을 하였지만 새로운 가이드라인이 소개되지 전까지는 2017년도의 가이드라인이 가장 신뢰도가 높은 자료라고 보시면 될 것 같습니다. 다만 가이드라인으로 설명이 부족하거나 환자분이 보다 심도 있는 설명을 원하시는 경우 최근에 이런 연구들도 있으니 참고하시거나 새로운 치료를 권유 드려 볼 수 도 있을 것 같습니다.

**2. 그렇다면 이석증의 재발 위험 인자는 무엇일까요?**

답) 이 질환의 재발 위험 인자는 두 메타 연구를 고려했을 때, 두 가지 연구 모두에서 발병인자 로 확인된 것들은 그래도 실제 이석증의 재발과 관련이 있을 것 같습니다. 이는 여성, 고혈압, 당뇨, 고지혈증, 골다공증이 되겠습니다.

**3. 이석증을 재발을 치료하기 위해 비타민 D를 복용하는 것이 좋을까요?**

답) 비타민 D의 보충이 이석증 발생을 줄이는 것은 아직 근거가 부족하지만, 이석증 재발을 줄이는 효과는 있는 것으로 보입니다. 최근에 비타민 D를 복용한 이석증 환자 실험군과 비타민 D 복용을 안 한 대조군을 비교한 다기관연구에서 비타민 D를 보충했을 때 이석증 재발 빈도가 약 27% 감소했음을 보고했습니다. 이석증이 자주 재발하는 환자들에게는 재발률을 줄이기 위해서 비타민 D 보충을 권고하는 것은 의미가 있을 것으로 보입니다.

**4. 체위안진검사 외에 이석증의 진단을 도울 수 있는 다른 전정기능검사는 없을까요?**

답) 현재까지 이 질환의 진단은 주로 체위안진검사를 통해서 진단을 하는 것이 가장 정확하며 또한 신속합니다. 하지만 몇 가지 추가 검사를 선택한다면 VEMP와 두부충동검사를 시행해 볼 수 있겠습니다. 이 검사들의 유용성은 아직 근거가 부족하고, 모든 경우에서 검사의 이상 소견이 발견되는 것은 아닙니다. 이 두 검사에서는 이석증이 있는 경우 비정상 결과들이 확인될 수 있습니다.

### 4. 이석증을 보다 잘 치료하는 혁신적인 방법은 없을까요?

답) 아직까지 반복적으로 재현이 된 우월한 이석정복술은 없는 것 같습니다. 하지만 아주 최근 소개된 The Semont Plus방법(https://edhub.ama-assn.org/jn-learning/video-player/18794329)은 아직까지 하나의 보고이긴 하지만, 내용이 신뢰 가능하고 대규모로 진행된 연구로 판단됩니다.

### 5. 이석증에 전정재활 치료나 약물 치료는 어떤 효과가 있을까요?

답) 이 질환에 기존에 알려진 이석정복술을 대신해서 다른 치료를 하는 것은 추천되지 않습니다. 그리고 전정억제 약물들은 환자의 증상에 효과가 없는 것으로 다시한번 확인되었습니다. 하지만 전정재활치료와 Betahistine 약물 치료를 이석정복술과 같이 진행하는 것은 최근 추가된 연구들을 보면 고려해볼 만한 방안인 것 같습니다. 하지만 치료법으로 소개되기에는 추가 연구들이 필요해 보입니다.

## 참고문헌


1. AlGarni MA, Mirza AA, Althobaiti AA, Al-Nemari HH, Bakhsh LS. Association of benign paroxysmal positional vertigo with vitamin D deficiency: a systematic review and meta-analysis. Eur Arch Otorhinolaryngol 2018;275:2705-2711
2. Castellucci A, Malara P, Martellucci S, Armato E, Califano L. Possible pathomechanism behind the transient hypofunction of the affected canal in BPPV. Letter to the editor regarding "Clinical significance of video head impulse test in benign paroxysmal positional vertigo: a meta-analysis" by Elsherif M et al. European Archives of Oto-Rhino-Laryngology (2021);278(12):4645-4651. Eur Arch Otorhinolaryngol 2022;279:1117-1118
3. Chen G, Dai X, Ren X, et al. Ocular vs. Cervical Vestibular Evoked Myogenic Potentials in Benign Paroxysmal Positional Vertigo: A Systematic Review and Meta-Analysis. Front Neurol 2020;11:596454
4. Chen G, Li Y, Si J, et al. Treatment and recurrence of traumatic versus idiopathic benign paroxysmal positional vertigo: a meta-analysis. Acta Otolaryngol 2019;139:727-733
5. Chen J, Zhang S, Cui K, Liu C. Risk factors for benign paroxysmal positional vertigo recurrence: a systematic review and meta-analysis. J Neurol 2021;268:4117-4127
6. Elsherif M, Eldeeb D, Eldeeb M. Clinical significance of video head impulse test in benign paroxysmal positional vertigo: a meta-analysis. Eur Arch Otorhinolaryngol 2021;278:4645-4651
7. García A, Rivera S, Alvear-Veas B, Goss D, Castillo-Bustamante M, Garcia JM. Association Between Early-Onset Osteoporosis With Hearing Loss and Benign Paroxysmal Positional Vertigo (BPPV): A Systematic Review and Meta-Analysis. Ann Otol Rhinol Laryngol 2023;132:855-864
8. He LL, Li XY, Hou MM, Li XQ. Association between bone mineral density and benign paroxysmal positional vertigo: a meta-analysis. Eur Arch Otorhinolaryngol 2019;276:1561-1571
9. Hong X, Christ-Franco M, Moher D, et al. Vitamin D Supplementation for Benign Paroxysmal Positional Vertigo: A Systematic Review. Otol Neurotol 2022;43:e704-e711
10. Jeong SH, Kim JS, Kim HJ, et al. Prevention of benign paroxysmal positional vertigo with vitamin D supplementation: A randomized trial. Neurology 2020;95:e1117-e1125
11. Ke Y, Ma X, Jing Y, Diao T, Yu L. Risk factors for residual dizziness in patients with benign paroxysmal positional vertigo after successful repositioning: a systematic review and meta-analysis. Eur Arch Otorhinolaryngol 2022;279:3237-3256
12. Kim HA, Park SW, Kim J, et al. Efficacy of mastoid oscillation and the Gufoni

maneuver for treating apogeotropic horizontal benign positional vertigo: a randomized controlled study. J Neurol 2017;264:848-855

13. Laurent G, Vereeck L, Verbecque E, Herssens N, Casters L, Spildooren J. Effect of age on treatment outcomes in benign paroxysmal positional vertigo: A systematic review. J Am Geriatr Soc 2022;70:281-293

14. Lee A, Hassannia F, Bergin MJ, Al Zaabi K, Micale P, Rutka JA. The Relationship Between Disorders of Bone Metabolism and Benign Paroxysmal Positional Vertigo: A Systematic Review. Ear Hear 2021;42:1462-1471

15. Li J, Zou S, Tian S. A prospective randomized controlled study of Li quick repositioning maneuver for geotropic horizontal canal BPPV. Acta Otolaryngol 2018;138:779-784

16. Li S, Wang Z, Liu Y, et al. Risk Factors for the Recurrence of Benign Paroxysmal Positional Vertigo: A Systematic Review and Meta-Analysis. Ear Nose Throat J 2022;101:Np112-np134

17. Liu X, Han K, Zhou M, Wu Y. Association between otolin-1 and benign paroxysmal positional vertigo: A meta-analysis. Front Neurol 2022;13:950023

18. Mandalà M, Califano L, Casani AP, et al. Double-Blind Randomized Trial on the Efficacy of the Forced Prolonged Position for Treatment of Lateral Canal Benign Paroxysmal Positional Vertigo. Laryngoscope 2021;131:E1296-e1300

19. Oya R, Imai T, Takenaka Y, et al. Clinical significance of cervical and ocular vestibular evoked myogenic potentials in benign paroxysmal positional vertigo: a meta-analysis. Eur Arch Otorhinolaryngol 2019;276:3257-3265

20. Piromchai P, Eamudomkarn N, Srirompotong S, Ratanaanekchai T, Yimtae K. The Efficacy of a Home Treatment Program Combined With Office-Based Canalith Repositioning Procedure for Benign Paroxysmal Positional Vertigo-A Randomized Controlled Trial. Otol Neurotol 2019;40:951-956

21. Ribeiro KM, Freitas RV, Ferreira LM, Deshpande N, Guerra RO. Effects of balance Vestibular Rehabilitation Therapy in elderly with Benign Paroxysmal Positional Vertigo: a randomized controlled trial. Disabil Rehabil 2017;39:1198-1206

22. Rodrigues DL, Ledesma ALL, Pires de Oliveira CA, Bahmad F, Jr. Effect of Vestibular Exercises Associated With Repositioning Maneuvers in Patients With Benign Paroxysmal Positional Vertigo: A Randomized Controlled Clinical Trial. Otol Neurotol 2019;40:e824-e829

23. Sayin I, Koç RH, Temirbekov D, Gunes S, Cirak M, Yazici ZM. Betahistine add-on therapy for treatment of subjects with posterior benign paroxysmal positional vertigo: a randomized controlled trial. Braz J Otorhinolaryngol 2022;88:421-426

24. Sharif S, Khoujah D, Greer A, Naples JG, Upadhye S, Edlow JA. Vestibular suppressants for benign paroxysmal positional vertigo: A systematic review and meta-analysis of randomized controlled trials. Acad Emerg Med

2023;30:541-551

**25.** Sim E, Tan D, Hill K. Poor Treatment Outcomes Following Repositioning Maneuvers in Younger and Older Adults With Benign Paroxysmal Positional Vertigo: A Systematic Review and Meta-analysis. J Am Med Dir Assoc 2019;20:224.e221-224.e223

**26.** Skuladottir AT, Bjornsdottir G, Nawaz MS, et al. A genome-wide meta-analysis uncovers six sequence variants conferring risk of vertigo. Commun Biol 2021;4:1148

**27.** Strupp M, Mandala M, Vinck AS, et al. The Semont-Plus Maneuver or the Epley Maneuver in Posterior Canal Benign Paroxysmal Positional Vertigo: A Randomized Clinical Study. JAMA Neurol 2023;80:798-804

**28.** Taçalan E, İnal HS, Şentürk MN, Mengi E, Alemdaroğlu-Gürbüz İ. Effectiveness of the Epley maneuver versus Cawthorne-Cooksey vestibular exercises in the treatment of posterior semicircular canal benign paroxysmal positional vertigo (BPPV): A randomized controlled trial. J Bodyw Mov Ther 2021;28:397-405

**29.** Yang B, Lu Y, Xing D, et al. Association between serum vitamin D levels and benign paroxysmal positional vertigo: a systematic review and meta-analysis of observational studies. Eur Arch Otorhinolaryngol 2020;277:169-177

**30.** Yang X, Yang B, Wu M, et al. Association Between Serum Uric Acid Levels and Benign Paroxysmal Positional Vertigo: A Systematic Review and Meta-Analysis of Observational Studies. Front Neurol 2019;10:91

**31.** Yang Z, Li J, Zhu Z, He J, Wei X, Xie M. Effect of vitamin D supplementation on benign paroxysmal positional vertigo recurrence: A meta-analysis. Sci Prog 2021;104:368504211024569

# 5

## 이석증 Q&A

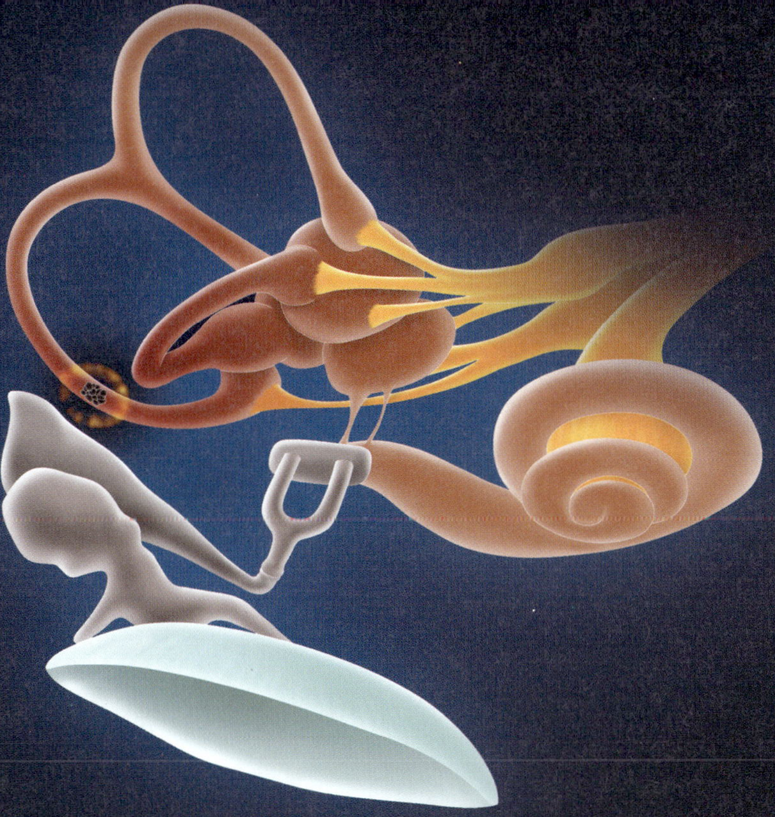

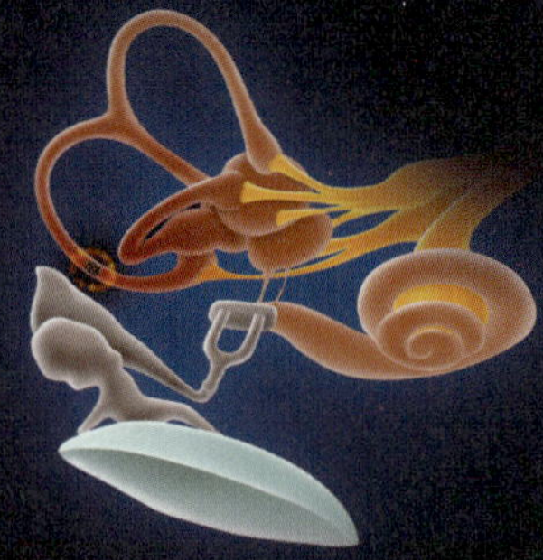

# 5.1 이석증에 관한 흔한 질문과 답변

고신대학교 이환호/성균관대학교 정원호

## 1.1 이석증의 원인

### 1. 스트레스가 이석증을 유발할 수 있습니까?

스트레스, 불안 및 우울증 자체는 BPPV의 일반적인 원인으로 알려져 있지 않지만 연관성이 있을것으로 추정합니다. 불안이 있을 경우 BPPV의 상대위험도가 3.19며 BPPV환자의 27%가 불안을 느낍니다.

BPPV의 빈도는 대조군에 비해서 기분장애 *mood disorder* 환자에서 더 많습니다(3.2% vs. 2.1%, P < .001).

또한 스트레스, 불안, 우울증이 이석증에 영향을 미칠 수 있습니다.

1) 이석증에 걸릴 위험이 약간 증가합니다.
2) 이석증의 증상을 증폭시킬 수 있습니다.
3) 이석증을 해결하는 데 더 오래 걸릴 수 있습니다.
4) 이석증이 사라진 후에도 장기적으로 잔류 현기증이 발생할 수 있습니다.

## 1.2 이석증의 진단

### 1. 이석증에서 보통 나타나는 증상은 무엇인가요?

이석증 환자는 보통 현훈(눈 앞이 빙글거리는 양상의 어지럼)이 머리를 움직이거나 체위를 변경하는 상황에서 발생합니다. 또한 발생한 현훈이 1~2분 가량 지속되다가 안정을 취하면 호전되는 양상을 보입니다. 증상이 심할 경우 멀미와 유사한 구역 및 구토가 동반할 수 있습니다.

일반적으로 이석증 환자가 어지럼을 호소하는 상황은

- 침대나 잠자리에서 일어나거나 누울 때
- 침대나 잠자리에 누워서 좌우로 돌아눕거나 고개를 좌우로 돌릴 때
- 고개를 들어 올리는 경우(높은 곳의 물체를 보거나, 높은 선반 위의 물건을 집는 경우 등)
- 고개를 숙이는 경우(세수하기, 샤워하기, 바닥의 물건 집기) 등이 있습니다.

앞선 증상 외 다른 이명, 청력저하와 사지 근력 저하, 체간실조 등 신경학적 증상들이 동반한다면 추가적인 검사가 필요하겠습니다.

### 2. 안진 유발 검사에서 안진이 발생하여 이석증으로 이석 정복술을 수 차례 시행하였지만 호전이 되지 않을 때, 추가적으로 해야 될 검사 및 질환에 대해 알고 싶습니다.

이석증 외에도 전정신경염, 메니에르병, 돌발성난청이 대표적으로 어지러움과 안진을 유발할 수 있습니다. 이외에도 내이의 출혈, 염증, 측두골 골절과 같은 외상성 병변, Aminoglycoside, Loop diuretics. Salicylic acid와 같은 이독성 약물로 인한 가능성 역시 확인하여야 하며, 소뇌종양, 뇌출혈, 뇌경색, 다발경화증, 척추뇌바닥혈류부전경우에도 이석증과 유사한 양상의 어지러움이 동반될 수 있습니다.

이석증의 경우 진단이 올바르게 이루어졌음에도 불구하고 수 차례의 정복술에도 반응하지 않는 경우가 존재할 수 있습니다. 가능한 다른 질환으로

는 앞서 언급한 질환들을 비롯하여 노화나 소뇌변성, 아놀드-키아리 기형(소뇌의 기형) 등을 의심해 볼 수 있습니다. 이 경우 기본적으로 정확한 문진 및 귀 내시경 검사와 더불어 두부충동검사, 비디오안진검사, 전기와우도검사, 전정유발근전위검사 등을 필요에 따라 추가로 시행하여 전정기관의 문제를 감별해볼 수 있겠으며, 중추의 문제가 의심되는 경우 신경학적 검사와 MRI 또는 CT 등의 영상 검사가 필요할 수 있습니다.

**3. 이석증으로 진단한 환자에서 약한 안진은 지속되고 환자의 증상은 호전되었을 경우, 더 이상 경과를 보지 않아도 될런지요?**

정복술을 시행한 후에도 이석의 일부가 정복되지 않고 남아 그 진폭과 빈도가 감소된 안진이 지속될 수 있습니다. 그러나 이석증의 재발여부를 확인하고 다른 병변을 감별하고 재발유무를 확인하기 위해서 경과를 확인하는 것은 필요하겠습니다.

**4. 자주 재발하는 전형적인 이석증이 3회 이상 발생할 때에도 다른 영상 촬영 없이 수 년이고 경과 관찰 및 치료를 해도 큰 문제는 없을런지요? 아니면 한 번쯤은 뇌영상 촬영을 권고하는 것이 맞는 것인지요?**

비전형적인 이석증의 경우에 고해상도 MRI에서 반고리관의 이상소견이 발견되었다는 증례보고도 있어 뇌영상 촬영을 고려해 볼 수도 있습니다. 재발성, 난치성 이석증이 있는 경우는 전정신경염, 등골수술 같은 이신경학적인 배경이 있을 수 있고 드물지만 청신경초종이 발견된 증례도 있습니다. 이석증 이후에 만성적인 어지럼을 호소하는 환자들의 경우에 증상 발현 당시의 MRI검사에서 뇌위축 소견이 확인되는 경우도 있어 장기예후 예측에 도움을 줄 수 있습니다.

이미 영상학적 검사를 통해 뇌의 병변이 없음을 확인한 경우 다른 신경학적 증상이 전혀 없고 정복술에 반응이 좋아 어지러움 및 안진이 완전 소실된다면 경과관찰을 하여 볼 수는 있습니다.

하지만 중추성 어지러움 역시 이석증과 유사한 양상의 어지러움을 보이므로 증상만으로 이석증이 재발하였다고 단정할 수 없다는 것을 환자에게 교육하실 것을 권해드립니다. 또한 한번도 뇌 영상 촬영을 해보지 않은 경우 재발하는 어지러움이 있다면 한번쯤은 검사를 받아 보시도록 권유하실 것을 권해드립니다.

**5. 이석증을 치료함에 있어서 이런 경우에는 반드시 영상을 촬영해야 된다는 임상 소견들은 어떤 것들이 있는지요?**

HINTS검사에서 중추성 병변이 의심되는 안진소견이 보일 때는 영상학적인 검사가 필요합니다.

또한 동반증상을 확인하여 어지러움 외에 두통, 운동 장애나 감각 이상, 의식 저하 등 신경학적 이상이 발생하는 경우에는 반드시 영상 촬영을 시행하여 중추성 병변을 감별하는 것이 필요합니다. 또한 난청, 이명, 이충만감 등의 청각증상이 동반되는 경우 돌발성 난청이나 메니에르병 외에도 소뇌 경색 역시 감별하여야 하므로 영상 촬영이 필요하겠습니다.

**6. 이석증으로 진단하고 치료하였으나 증상의 호전이 없을 때, 얼마 정도의 증상이 지속될 때 MRI 같은 영상 촬영을 권고드리는지요?**

체위 안진이 있는 경우는 이석증이 의심되더라도 중추성 병변이 있을 수 있으므로, 신경학적 징후나 자세 검사에서 심한 불균형을 보이는 경우 방사선 영상 촬영을 고려할 수 있습니다.

중추성 병변에 대한 HINTS 검사의 유용성은 민감도 96~100%, 특이도 96~98%로 중추성 어지럼을 감별하는데 아주 유용하지만 HINTS 검사를 할 수 있는 숙련된 검사자가 없는 경우는 영상검사에 의존할 수밖에 없습니다.

**7. 잘 치료되지 않는 이석증 환자에서 뇌CT를 촬영한 환자에게 뇌MRI를 추가로 찍어봐야 될런지요?**

어지러움을 유발하는 중추성 병변으로는 뇌경색, 뇌출혈, 동맥류, 일과성 뇌허혈발작, 추골동백 순환부전, 뇌동맥 다발경화증, 수막염, 뇌종양 등이 있습니다. 대부분의 질환에서 CT보다 MRI 또는 MRA의 진단적 가치가 우월하므로 해당 경우를 정확히 감별하기 위해서는 MRI가 필요하겠습니다.

## 1.3 이석증의 치료

### 1. 이석증 진단 받았습니다. 치료기간이 어떻게 되는지요?

이석증은 이석정복술을 시행하지 않아도 대부분의 경우에 자연 회복이 가능합니다. 이석정복술 없이 발병 후 자연회복 기간은 뒤반고리관 이석증은 39일, 가쪽반고리관(canalolithiasis 이석증) 이석증은 16일, 가쪽반고리관(cupulolithiasis 이석증)이석증은 13일이 걸린다는 연구결과가 있습니다. 또한 최근의 연구결과는 가쪽반고리관 이석증은 자연회복 기간이 7일 이내로 훨씬 짧은 자연회복기간을 발표하고 있습니다. 이석정복술을 시행한다면 회복 기간을 단축시킬 수 있습니다.

물리 치료를 위한 병원 방문 횟수는 주 1회에서 최대 주 2회까지 다양할 수 있습니다.

치료 기간 또한 상황에 따라 한달 내의 총 1~2회 방문에서 최대 수개월까지 다양할 수 있습니다.

재발성 BPPV 환자는 다른 내이 문제 및 뇌 장애로 인한 현기증이 있는 사람보다 방문 횟수가 적습니다.

### (2) 요가나 필라테스 강사를 직업으로 하시는 이석증 환자 분들이 있으십니다. 이런 경우 치료 이후 얼마나 시간이 지난 이후에 복귀를 하시라고 교육을 해야 될런지요?

증상이 완전 소실된 경우 일상생활 및 업무로의 복귀에 지장은 없겠으나 재발의 가능성을 염두에 두고 어지러움에 의한 이차적 사고에 유의하는 것이 필요하겠습니다.

## 1.4 이석증의 재발 및 예방

### 1. 이석증이 나중에 재발할 수 있나요?

연구에 따르면 이석증의 재발률은 대략 30% 정도로 알려져 있습니다. 그러나 이석 정복술, 약제 등을 통해서 쉽게 치료가 가능하며 후유증이 남지 않아 재발 시에는 다시 적절한 치료를 하면 됩니다.

재발을 많이 하는 경우나 어지럼 및 안진의 양상이 비특이적인 경우 다른 원인을 감별하기 위해 정밀 진단이 필요할 수 있습니다.

또한 장기적인 치료에도 반응을 보이지 않는 난치성 이석증의 경우 수술적인 치료를 고려할 수 있습니다.

### 2. Vitamin D를 많이 복용하면 이석증 재발 방지에 도움이 되나요?

이석 *Otolith* 의 주된 성분은 칼슘이며, Vitamin D가 칼슘 대사에 관련이 있어, 앞선 많은 논문들에서 이에 대한 연구가 진행되었습니다. Vitamin D의 부족이 이석증 재발과 통계학적으로 연관성이 있다는 보고는 있으나, 실제 어떤 기전으로 연관이 있는지는 추가적인 연구가 필요한 실정입니다. 일반적으로 경구 복용 Vitamin D와 실제 체내에서 활성화 되는 Vitamin D는 구조의 차이가 있어 경구 Vitamin D가 이석증 재발 방지에 도움이 된다고는 아직 단정지을 수 없습니다.

### 3. 이석증 치료 후에 주의사항이 있는지요?

수일 동안은 가능하다면 신체활동을 자제하며 지내는 것이 좋습니다. 고개를 돌릴 때는 평소처럼 돌리지 말고 몸 전체를 천천히 돌리는 것도 하나의 방법입니다. 어지럼이 심한 경우에는 반드시 보호자와 같이 지내도록 하고, 호전되는 중이더라도 보행 시에는 주변의 물체를 잡거나 보행 보조 기구를 사용하는 것이 권고됩니다. 재발할 경우에는 다시 내원하셔서 검사 및 치료를 받으시면 됩니다.

또한 사지 마비, 구음장애 등의 신경계 증상이 발생할 시에는 즉시 내원하여 중추성 원인을 감별해야 합니다. 난청이 발생하는지도 주의하여 확인해야 합니다. 난청도 발생 시에는 최대한 빨리 내원하여 청력 검사 등을 시행해야 합니다.

이석증은 머리의 자세 및 움직임에 따라 유발될 수 있으므로 머리를 격하게 움직이거나 부딪히는 등 충격이 가해질만 한 동작을 삼가는 것이 좋습니다. 또한 이석증으로 치료받은 뒤에는 4일 가량 머리를 30도 가량 높게 하고 자는 것이 좋으며, 이석증이 발생한 쪽의 반대쪽으로 몸을 돌리고 수면을 취하는 것도 재발 방지에 도움이 됩니다.

재발이 잦은 경우 Brandt-Daroff 습관화 운동을 통해 전정신경계를 적응하는 훈련을 함으로써 증상 경감에 도움을 줄 수 있습니다.

## 심화질문

### 1. 자세유발 안진이 이석증이 아닐 가능성도 있나요?

일반적으로 이석증의 경우에는 특정한 두위에 따른 특징적인 안진이 있어 진찰 상 명확하게 보인다면 아닐 가능성은 적습니다. 다만, 노화나 이에 따른 소뇌, 뇌간병변 등에서도 비슷한 안진을 보일 수 있기 때문에 경과를 잘 살펴봐야 합니다. 소뇌나 뇌간에 뇌졸중, 종양, 탈수초화, 퇴화성 또는 자가면역 질환 그리고 전정편두통이 있는 경우에도 관찰됩니다. 또한 드물게 이석증과 돌발성 난청, 중추성 원인 등과 같이 다른 질환이 동시에 있을 가능성도 완전히 배제할 수 없기 때문에 어지럼이 지속되거나 다른 증상이 발생한다면 병원에 내원하여 면밀한 진찰 및 검사가 필요합니다.

### 2. 외래에서 이석정복술을 시행한 환자에게 가정에서 forced prolonged position (FPP) 같은 자세를 유지하는 기간을 얼마나 해야 하는지요?

수평반고리관이석증의 경우 수면 동안에 FPP을 12시간 이상 유지하는 것만으로도 이석 정복술의 효과를 볼수 있으며, 대게 3일 가량 병변의 반대쪽(어지럼, 안진이 약한쪽)으로 몸을 90도 돌려 유지할 것을 권합니다. 최근의 연구에서 shortened forced position (SFP)으로 1시간 정도로 자세를 유지를 해도 효과가 있다는 보고도 있습니다.

### 3. 이석증 후 잔존어지럼이 지속되는 경우에 영향을 미치는 인자는 무엇인지요?

이석증 이후에 잔존어지럼의 빈도는 31~61%까지 보고되며 특히 노인에서 많이 나타납니다. 노인에서 잔존어지럼이 있는 경우는 불안감, 당뇨, 비만이 동반될 경우가 많으며 잔존어지럼이 수주이상 지속되기도 합니다. 당뇨는 전정장애를 동반할 가능성이 높으며 말초성 신경병증, 당뇨성 망막증을 동반하므로 당뇨가 없는 군에 비해서 2배이상 낙상 위험이 높습니다. 노인에서 잔존어지럼은 균형장애, 낙상, 손상 등을 일으킬 수 있기 때문에 잔존어지럼을 호전시키기 위한 기존 위험 인자에 대한 치료가 필요하며, 단순히 이석정복술 이외에도 전정재활치료를 병행하는 것이 회복에 도움이 된다고 보고하고 있습니다.

## 참고문헌


1. Baloh RW, Honrubia V, Jacobson K. 1987. *Benign positional vertigo: clinical and oculographic features in 240 cases.. Neurology*. Mar;37(3):371-8. doi: 10.1212/wnl.37.3.371.
2. Brandt T, Daroff RB. Physical Therapy for Benign Paroxysmal Positional Vertigo. *Arch Otolaryngol.* 1980; 106(8):484–485.
3. Bhattacharyya N, Baugh RF, Orvidas L, et al. Clinical Practice Guideline: Benign Paroxysmal Positional Vertigo. *Otolaryngology–Head and Neck Surgery.* 2008; 139(5):47-81.
4. Bhattacharyya N, Gubbels SP, Schwartz SR, et al. 2017. Clinical Practice Guideline: Benign Paroxysmal Positional Vertigo(Update). *Otolaryngol Head Neck Surg*. Mar;156(3_suppl):S1-S47.
5. Büki B, Ecker M, Jünger H, Lundberg YW. Vitamin D deficiency and benign paroxysmal positioning vertigo. *Med Hypotheses.* 2013 Feb ;80(2):201-4.
6. Byun H, Chung JH, Lee SH, et al. 2019. *Increased risk of benign paroxysmal positional vertigo in osteoporosis: a nationwide population-based cohort study. Sci Rep.* 9(1):3469. doi: 10.1038/s41598-019-39830-x
7. Carnevale C, Til Pérez G, Arancibia Tagle D, et al. 2019. *Identification of Factors Related to Cases of Benign Paroxysmal Positional Vertigo Refractory to Canalicular Repositioning Maneuvers and Evaluation of the Need for Magmetic Resonance Imaging in their Management: Retrospective Analusis of a Series of 176 Cases. Int Arch Otorhinolaryngol.* Apr;23(2):196-202
8. Çetin YS, Çağaç A, Düzenli U, et al. 2022. *Residual Dizziness in Elderly Patients after Benign Paroxysmal Positional Vertigo. ORL J Otorhinolaryngol Relat Spec.* 84(2):122-129
9. Cha WW, Song K, Yu IK et al. 2017. *Magnetic resonance imaging predicts chronic dizziness after benign paroxysmal positional vertigo. Am J Otolaryngol.* Jul-Aug;38(4):428-432
10. Chen J, Zhang S, Cui K, Liu C. 2020. *Risk factors for benign paroxysmal positional vertigo recurrence: a systematic review and meta-analysis. J Neurol.* doi: 10.1007/s00415-020-10175-0.
11. Chen ZJ, Chang CH, Hu LY, et al. Increased risk of benign paroxysmal positional vertigo in patients with anxiety disorders: a nationwide population-based retrospective cohort study. BMC psychiatry. 2016; 16: 1-7.
12. Dallan I, Bruschini L, Neri E, et al. 2007. *The role of high-resolution magnetic resonance in atypical and intractable benign paroxysmal positional vertigo: our preliminary experience. ORL J Otorhinolaryngol Relat Spec.* 69(4):212-7
13. Giannoni B, Pecci R, Pollastri F, et al. 2023. *Treating benign paroxysmal positional vertigo of the lateral semicircular canal with a shortened forced position. Front Neurol.* Apr 6;14:1153491.

14. Hagr A. Comorbid psychiatric conditions of benign paroxysmal positional vertigo. Int J Health Sci 2009; 3: 23-28.

15. Hanley K, O'Dowd T, Considine N. A systematic review of vertigo in primary care. *Br J Gen Pract.* 2001 Aug; 51(469):666-71.

16. Hanna J, Malhotra A, Brauer PR, et al. 2019. *A comparison of benign positional vertigo and stroke patients presenting to the emergency department with vertigo or dizziness. Otolaryngol.* Nov-Dec;40(6):102263

17. Horii A, Kitahara T, Osaki Y, et al. Intractable benign paroxysmal positioning vertigo: long-term follow-up and inner ear abnormality detected by three-dimensional magnetic resonance imaging. *Otol Neurotol.* 2010 Feb;31(2):250-5.

18. Imai T, Inohara H. 2022. *Benign paroxysmal positional vertigo. Auris Nasus Larynx.* Oct;49(5):737-747

19. Imai T, Takeda N, Ito M et al. 2011.*Natural course of positional vertigo in patients with apogeotropic variant of horizontal canal benign paroxysmal positional vertigo. Auris Nasus Larynx.* Feb;38(1):2-5

20. Jorge CK, Arun VT, David ZW, et al. 2009. *HINTS to diagnose stroke in the acute vestibular syndrome: three-step bedside oculomotor examination more sensitive than early MRI diffusion-weighted imaging.* Nov;40(11):3504-10. doi:10.1161/STROKEAHA.109.551234. Epub 2009 Sep 17.

21. Kim HJ, Park J, Kim JS. 2021. *Update on benign paroxysmal positional vertigo. J Neurol.* May;268(5):1995-2000.

22. Kim SK, Hong SM, Park IS, Lee HJ, et al. 2021. *Mood Disorders are Associated With Increased Risk of BPPV: A National Sample Cohort. Laryngoscope.* Feb;131(2):380-385

23. Lemos J, Strupp M. 2022. *Central positional nystagmus: an update. Neurol.* Apr;269(4):1851-1860.

24. Martellucci S, Pagliuca G, de Vincentiis M, et al. Features of residual dizziness after canalith repositioning procedures for benign paroxysmal positional vertigo. Otolaryngol Head Neck Surg. 2016; 154: 693-701.

25. Mendel B, Bergenius J, Langius A. Dizziness symptom severity and impact on daily living as perceived by patients suffering from peripheral vestibular disorder. Clin Otolaryngol Allied Sci. 1999; 24: 286-293.

26. Monzani D, Genovese E, Rovatti V, et al. Life events and benign paroxysmal positional vertigo: a case-controlled study. Acta Otolaryngol. 2006; 126: 987-992.

27. Neuhauser HK. 2016. *The epidemiology of dizziness and vertigo. Handb Clin Neurol.* 137:67-8

28. Power L, Murray K, Szmulewicz DJ. 2020. *Characteristics of assessment and trearment in Benign Paroxysmal Positional Vertigo(BPPV).* J *Vestib Res.* 30(1):55-62.

**29.** Schratzenstaller B, Wagner-Manslau C, Alexiou C, et al. 2001. *High-resolution three-dimensional magnetic resonance imaging of the vestibular labyrinth in patients with atypical and intractable benign positional vertigo. ORL J Otorhinolaryngol Relat Spec.* May-Jun;63(3):165-77

**30.** Shih CP, Wang CH, Chung CH, et al. 2018. *Increased risk of benign paroxysmal positional vertigo in patients with non-apnea sleep disorders: a nationwide, population-based cohort study. J Clin Sleep Med.* 14(12):2021–2029.doi: 10.5664/jcsm.7528.

**31.** Shim DB, Ko KM, Lee JH, et al. 2015. Natural history of horizontal canal benign paroxysmal positional vertigo is truly short. *J Neurol.* Jan;262(1):74-80

**32.** Shu Y, Liao N, Fang F, et al. The relationship between psychological conditions and recurrence of benign paroxysmal positional vertigo: a retrospective cohort study. BMC neurol. 2023; 23: 1-13.

**33.** Tan F, Bartels C, Walsh RM. 2018. *Our experience with 500 patients with benign paroxysmal positional vertigo:Reexploring aetiology and reevaluating MRI investigation. Auris Nasus Larynx.* Apr;45(2):248-253

**34.** Vaduva C, Estéban-Sánchez J, Sanz-Fernández R, et al. Prevalence and management of post-BPPV residual symptoms. Eur Arch Otorhinolaryngol. 2018; 275: 1429-1437.

**35.** von Brevern M, Radtke A, Lezius F, et al. Epidemiology of benign paroxysmal positional vertigo: a population based study. *Journal of Neurology, Neurosurgery & Psychiatry.* 2007; 78:710-715.

**36.** Wei W, Sayyid ZN, Ma X, et al. Presence of anxiety and depression symptoms affects the first time treatment efficacy and recurrence of benign paroxysmal positional vertigo. Front Neurol. 2018; 9: 178.

**37.** Yeo BSY, Toh EMS, Lim NE, et al. 2023. *Assocoation of Benign Paroxysmal Positional Vertigo with Depression and Anxiety-A Systematic Review and Meta-Analysis. Laryngoscope.* Aug 10. doi: 10.1002

**38.** You P, Instrum R, Parnes L. Benign paroxysmal positional vertigo. *Laryngoscope Investig Otolaryngol.* 2018 Dec 14; 4(1):116-123.

# 이석증 정복하기

BENIGN PAROXYSMAL POSITIONAL VERTIGO

**첫째판 1쇄 인쇄** | 2024년 4월 1일

**지은이** 대한이과학회 어지럼 연구회
**발행인** 최재영(대한이과학회 회장)/
남성일(대한이과학회 어지럼 연구회 회장)
**편집인** 김민범 (편찬위원장)
**출판사** 세종의학
(우) 07711 서울시 강서구 화곡로 111, 6층(화곡3동, 스카이빌딩)
**전화** (02) 2604-5323 | **팩스** (02) 2603-5323
**이메일** pjy5322@naver.com
**홈페이지** www.sjmedi.com



ISBN : 979-11-89316-18-1 (93510)

정가 38,000원